아동건강교육

오미경 이은미 공저

KNOWLEDGE COMMUNITY 공동체

머리말

현대사회의 다양한 변화로 인해 영유아의 생활이 예전에 비해 많은 위험에 노출되어 있다. 또한 가족구조가 변화되고 여성의 사회진출이 늘어남에 따라 영유아들이 머무는 장소가 가정뿐만 아니라 유아교육기관으로 전이되고, 머무는 시간이 많아짐에 따라 교사들은 영유아의 건강, 영양, 안전 교육에 대한 전문적인 지식을 가지고 있어야 한다. 영유아를 질병이나 안전사고 등의 위험으로부터 보호하며 사고를 예방할 수 있는 계획과 대처방법에 대해 관심을 갖고 영유아에게 건강한 생활습관을 형성할 수 있도록 지도해야 한다.

본 교재의 구성은 크게 제1부 건강교육, 제2부 영양교육, 제3부 안전교육, 제4부 실제편으로 이루어져 있다.

각 장의 구체적인 내용을 소개하면 다음과 같다.

제1부 건강교육편 제1장에서는 아동건강교육의 개념과 중요성을 설명하고, 아동건강에 영향을 미치는 요인을 유전적 요인과 환경적 요인으로 나누어 살펴보았다. 제2장에서는 건강교육 내용을 표준보육과정과 누리과정으로 나누어 살펴보았다. 제3장에서는 건강과 질병 관리를 설명하였고, 영유아교육기관에서 실시하는 건강관찰, 건강검진, 감염병 관리, 질병관리, 예방접종에 대해 살펴보았다. 제4장에서는 정신건강의 개념과 정신건강에 영향을 미치는 요인으로 기질적 요인, 심리적 요인, 사회문화적 요인으로 나누어 살펴보았고, 아동정신건강 문제를 살펴보았다.

제2부 영양교육편 제5장에서는 영양교육의 개념과 중요성 및 필요성을 설명하였다. 기본 영양소의 종류와 기능을 알아보았고, 연령별 영양 권장섭취기준과 영유아 영양섭취기준 및 영유아 영양 · 식생활 지도를 다루었으며, 부모교육의 내용과 가정연계를 통한 지도를 살펴보았다. 제6장에서는 건강교육 지도계획과 지도방법을 설명하고 영유아 건강교육과정의 가정 및 지역사회의 연계를 통한 지도를 살펴보았다.

제3부 안전교육편 제7장에서는 안전교육의 개념과 필요성을 알아보고, 안전교

P R E F A C E

육의 내용과 안전교육활동의 계획을 제시하였다. 제8장에서는 놀이안전교육의 개념과 필요성을 알아보고, 놀이안전교육의 내용과 교육활동의 계획을 제시하였다. 제9장에서는 교통안전교육의 개념과 필요성을 알아보고, 교통안전교육의 내용과 교육활동의 계획을 제시하였다. 제10장에서는 화재와 재난안전교육의 개념과 필요성을 알아보고, 화재와 재난안전교육의 내용과 교육활동의 계획을 제시하였다. 제11장은 대인관계 안전교육으로 실종 · 유괴 안전교육 및 성폭력 안전교육의 개념과 필요성을 알아보고, 실종 · 유괴 안전교육 및 성폭력 안전교육의 내용과 교육활동의 계획을 제시하였다. 또한 아동학대 안전교육에 관하여 제시하였다. 제12장에서는 약물오남용 안전의 개념과 필요성을 알아보고, 약물오남용 안전교육의 내용과 교육활동의 계획을 제시하였다. 제13장에서는 응급처치의 개념과 필요성을 알아보고, 응급처치의 요령과 교육활동의 계획을 제시하였다.

제4부 건강교육 실제편에서는 유아교육기관에서 활용할 수 있는 연령별 건강교육활동을 영아(만 0~2세) 건강교육활동 실제와 유아(만 3~5세) 건강교육활동 실제로 구분하여 제시하였다.

본 교재가 유아교육기관의 교사, 자녀의 건강과 안전 및 영양에 관심을 가지고 있는 부모님들과 유아교육기관, 유아교육과 아동보육을 공부하는 예비교사들에게 활용될 수 있기를 바란다. 또한 영유아의 건강과 영양교육 및 안전예방을 위하여 하루 일과 생활 속에서 영유아의 건강교육, 영양교육, 안전교육이 실천될 수 있도록 하는 데 목적을 두었다.

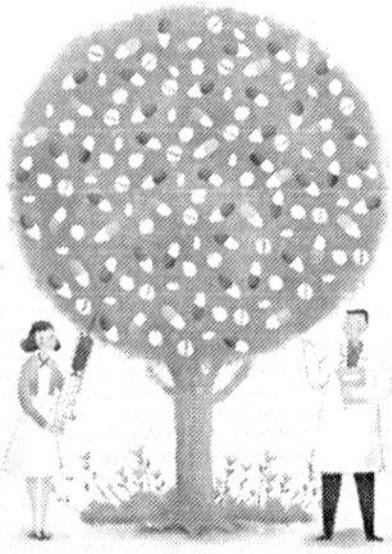

끝으로 본 저서가 출판되기까지 유아교육현장에서 건강교육활동의 자료수집과 사진자료 협조에 도움을 주신 유치원과 어린이집 선생님들과 영유아에게 감사를 드리고, 출판을 도와주신 공동체 가족 여러분께 깊은 감사를 드립니다. 우리에게 지혜와 명철을 주셔서 부족하지만 뜻을 모아 완성할 수 있도록 도와주신 하나님께 감사와 영광을 올려 드립니다.

2024년 5월

저자일동

차례

CONTENTS

CONTENTS

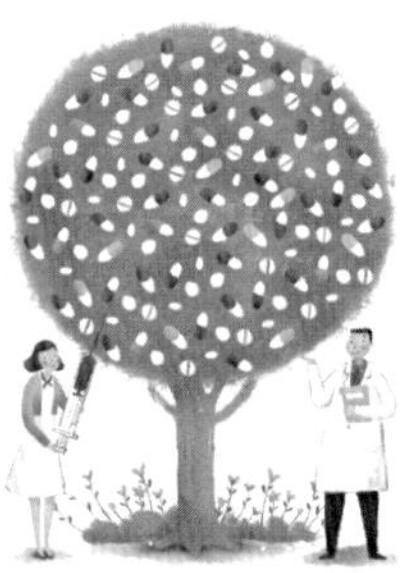

CONTENTS

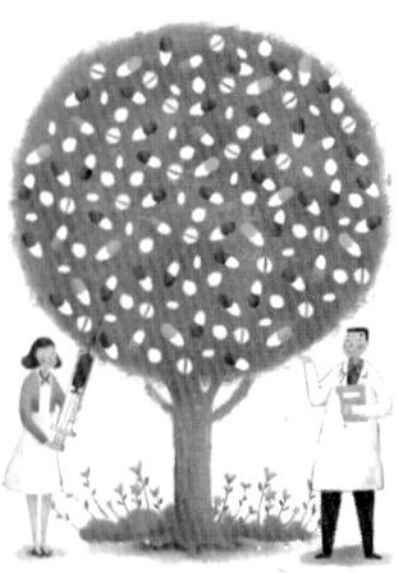

PART 01

건 강

CHAPTER 01

건강교육의 이해

1. 아동건강교육의 개념
2. 아동건강교육의 중요성
3. 아동건강에 영향을 미치는 요인

CHAPTER

01 건강교육의 이해

생의 초기 단계인 영유아기는 신체적 · 인지적 · 사회정서적 발달의 결정적 시기로서 이 시기의 건강은 아동기부터 성인기까지 전 생애 건강을 유지하는 기반이 된다. 영유아기는 신체적 발달속도가 급격하게 이루어지는 반면, 면역력이 약하고 자신의 건강을 스스로 조절하는 능력이 아직 미숙하기 때문에 질병에 취약하다. 부모나 교사는 영유아가 건강에 대한 올바른 태도와 습관을 형성할 수 있도록 교육하고 관리할 책임이 있다. 이에 이 장에서는 아동건강교육의 개념과 중요성 및 아동건강에 영향을 미치는 요인에 대해서 살펴봄으로써 아동건강교육에 대한 중요성을 강조하고, 부모나 교사의 역할이 매우 중요함을 인식할 수 있도록 한다.

1 아동건강교육의 개념

건강이란 인간의 생명과 가치에 대한 근본이며, 이를 기초하여 모든 인간 활동이 이루어진다. 아동은 미래 사회의 자산으로서 무한한 가능성을 가지고 태어나며 잠재력을 최대한 발휘하면서 건강한 성인으로 성장, 발달할 권리가 있다.

UN의 「아동권리에 관한 국제협약」에서는 아동의 4대 권리를 인정하고 있다. ① 적절한 생활수준을 누릴 권리나 의료서비스를 받을 수 있는 권리 등의 생존의 권리, ② 교육발달의 권리, ③ 각종 착취와 학대, 가족과의 인위적인 분리, 형법 등의 폐습으로부터 보호받을 권리 등의 보호의 권리, 그리고 ④ 자신의 의사를 표현할 자유와 자기 생활에 영향을 주는 일에 대하여 말할 수 있는 권리와 책임감 있는 어른이 되기 위해 아동 자신의 능력에 부응하여 적절한 사회활동에 참여할 기회를 가질 권리이다. 이 중 생존의 권리와 발달의 권리가 아동의 건강교육과 밀접한 관련이 있다. 즉, 아동의 건강은 아동이 누려야 할 기본 권리라고 할 수 있다(김일옥 외, 2012).

세계보건기구(WHO)는 건강의 정의에 대하여 "건강은 신체적으로 질병이 없거나 허약하지 않은 상태뿐 아니라 신체적 · 정신적 · 사회적으로 완전히 양호한 상태"라고 서술한다. 영양이나 질병 위주의 신체적 개념에서 정신적 · 사회적 개념까지를 포함하며, 이는 정신적으로 건강하다고 인정되는 삶의 가치관, 정서적 균형상태, 사회적 차원에서의 대인관계기술, 긍정적 사고 및 사회적 역할까지를 의미하는 것이다(허혜경, 2009). 즉, 아동이 건강하다는 것은 개인이 모든 차원에서 평안한 상태를 유지하기 위해 내 · 외적 환경에 적응하는 상태이므로 개인의 사회적인 역할과 임무를 효과적으로 수행할 수 있는 최적의 상태라 할 수 있다.

오늘날 건강의 개념은 단지 질병이 없는 상태가 아닌 건강에 대한 교육을 중시하고 있다. 건강교육은 인간의 삶의 질과 건강에 대한 지각을 강조하며, 건강한 삶을 영위하는 데 필요한 모든 행위를 가르치고 배움으로써 바람직한 인간을 형성하여 개인-가정-사회생활에서 좀 더 행복하고 가치 있는 삶을 유지할 수 있도록 돕고 안내하는 과정이다. 미국 건강교육협회는 개인의 건강 행동에 적극적으로 영향을 미치기 위해 건강교육을 '건강과 관련된 지식과 태도, 기능과 행동을 증진시키는 것'이라고 정의하고 있다(조미환, 2019). 따라서 아동건강교육은 안전하고 건강한 환경을 유지, 보호, 증진하기 위해 필수적이며, 바람직한 식생활 습관, 규칙적인 운동, 건전한 몸가짐 등과 같이 한 인간의 평생 삶에 영향을 미치는 생활습관 형성의 기초가 되므로 이 시기부터 건강을 관리하는 것이 중요하다고 할 수 있다.

2 아동건강교육의 중요성

영유아기 건강교육은 건강 관련 행동 및 태도의 기초를 형성한다는 면에서 다른 어떤 생애주기보다 높은 교육효과를 기대할 수 있다. 또한 영유아기에 올바른 건강교육이 이루어지지 않으면 성인이 된 후 이를 보완하거나 교정하기가 매우 힘들고 사회적 비용도 많이 들기 때문에 영유아 건강교육은 매우 중요하다. 유아기는 질병에 대한 면역이나 저항력이 취약함은 물론 환경적인 변화에 대한 적응력도 성인에 비해 약하다. 자신의 건강문제를 확인하고 이에 대해 능동적으로 대처할 수 있는 능력도 매우 부족하다(조미환, 2019). 따라서 영유아가 스스로 건강한 생활을 해나갈 수 있도록 발달수준에 맞는 건강교육이 필요하다. 부모나 교사는 영유아의 건강한 성장 · 발달을 위해 필요한 지식과 기술을 적극적으로 교육하고 지도해야 한다. 건강한 생활습관과 태도를 길러주어 영유아가 건강한 일생을 보낼 수 있도록 해야 한다. 이러한 맥락에서 영유아의 건강교육에 대한 중요성을 다음의 네 가지 측면에서 살펴보고자 한다.

첫째, 인간의 성장과 발달에 있어 기본적인 틀은 태아기부터 12세까지 거의 완전하게 결정된다. 신체발달과 함께 인지적 · 사회적 · 정서적 발달이 급속하게 일어나는 시기에 건강을 해치게 되면 건강하지 못한 성인으로 성장 · 발달하여 제 역할을 할 수 없게 될 위험이 높으며, 나아가 성인기의 건강에도 막대한 영향을 미칠 수 있다.

둘째, 건강은 치료가 아닌 예방에 초점을 두는 것이 가장 효과적이다. 인간이 질병에 노출되거나 몸이 쇠약해진 이후에 회복하려면 더 많은 시간과 노력이 요구된다. 따라서 태어나서 자라는 동안 스스로 건강 유지와 예방에 관심을 갖도록 하는 것은 삶의 질을 향상시키는 가장 경제적이고 효과적인 방법이다.

셋째, 영유아는 자신의 잠재력을 최대한 발휘하여 성장할 권리가 있고, 사회나 가정은 건강하게 자라도록 지켜줄 의무와 책임이 있다. 그러나 어린 시기에는 모체로부터 받은 면역능력이 소실되어 질병에 대한 감수성이 높다. 하지만 신체적으로나 정신적으로 미성숙하여 자신의 건강을 유지하는 데 필요한 지식이나 기술이 부족하여 스스로 건강을 관리할 수 없으므로 교사나 부모의 세심한 건강교육이 필요하다.

넷째, 영유아의 건강은 미래의 건강한 시민으로 성장하기 위한 국가적 차원과 관계가 있다. 건강하지 못한 영유아는 불안정한 정서를 가질 수 있고, 이것은 학습에 지장을 받게 되어 결국 이후의 발달에 부정적으로 작용할 수 있다. 반면 건강한 영유아는 정신적으로 안정되어 더 행복하고 활발하게 놀 수 있고, 더 나은 학습을 통하여 국가의 유지 및 발전을 위한 인적 자원의 토대가 되므로 국가 경쟁력 강화를 위해서도 중요한 의미를 지닌다(임미혜 외, 2013).

3 아동건강에 영향을 미치는 요인

인간의 건강과 수명은 유전적인 요인과 환경적인 요인에 의해 결정된다. 두 요인은 서로 역동적으로 작용하여 건강상태에 영향을 미친다. 모든 인간의 현재 모습은 부모로부터 물려받은 유전적 요인과 그간 살아온 환경적 요인의 복합적 산물이다. 타고난 유전적 요인은 자기 의지와는 무관하게 결정되지만 환경적 요인은 조절이 가능하다. 따라서 타고난 유전적 요인을 바탕으로 가장 적절한 환경적 요인을 제공해 주는 것이 무엇보다 중요하다.

이에 영유아의 건강을 관리하는 부모나 교사는 영유아의 건강에 영향을 미치는 요인들을 미리 알아둠으로써 영유아의 건강을 유지하고 영유아 스스로 건강을 지켜나갈 수 있도록 교육시키는 데 활용할 수 있다.

영유아의 건강에 영향을 미치는 유전적 요인과 환경적 요인을 구체적으로 살펴보면 다음과 같다.

1) 유전적 요인

수정 시 부모로부터 받은 여러 가지 유전인자들은 개인의 특성과 건강상태를 결정하는 기본적인 요소이다. 유전인자는 영유아 건강의 잠재력을 결정짓는 데 중요한 역할을 하는데 신장이나 외모, 비만도, 식품에 대한 알레르기(allergy), 질병에 대한 예민성은 물론이고, 성격, 우울증상, 특정 정신질환이나 지체 등의 정신적인 측면에 영향을 준다. 특히 심장병, 암, 당뇨병, 혈우병, 겸상 적혈구 빈혈 등은 가족력(family history)이 큰 변수로 작용한다. 따라서 혈연관계를 타고 전해지는 질병 가계도 조사 등의 방법으로 건강에 영향을 미치는 유전적 조건을 찾아서 정기 검진과 생활 관리 등을 통해 예방과 치료를 할 수 있다.

2) 환경적 요인

환경은 한 개인의 사고방식과 행동양식에 영향을 미치는 신체적 · 사회적 · 경제적 · 문화적 요인이다. 유전적 요인이 건강의 기초를 형성한다면 주어진 기초 위에서 얼마나 지속적으로 건강한 심신을 발달시킬 수 있는지는 환경적 요인에 의해서 결정된다. 또한 경우에 따라서는 유전적으로 이미 형성된 심신의 기초가 환경적 요인에 의해서 변할 수도 있다(조미환, 2019).

영유아의 건강에 영향을 미치는 환경적 요인은 영양, 수면과 휴식, 위생적인 환경과 생활습관, 정서적 안정, 정기적 건강진단 및 건강문제의 조기 발견과 치료, 치아 건강관리, 적절한 운동 등 다양하다. 이를 구체적으로 나누어 살펴보면 다음과 같다.

(1) 영양

영유아기는 평생 건강의 기초를 세울 수 있는 중요한 시기이다. 영유아기는 성인에 비해 신체적 발달속도가 빠르게 이루어지며 면역력이 약하기 때문에 질병에 취약한 시기이다. 따라서 영유아가 과체중이나 비만 혹은 영양실조와 같은 불균형 현상을 보이지 않도록 평상시 음식 섭취에 유의하도록 지도해야 한다. 어린 시절의 체격 발달은 성인이 된 후의 체격에도 많은 영향을 미치므로 적당한 체격을 유지하도록 지도하는 것이 필요하다. 영아기는 제1의 급성장기이며, 유아기는 신체의 성장뿐 아니라 활동량이 크게 늘어난다. 또한 에너지와 영양소 필요량이 증가하는 시기이며, 음식 선택능력이 생기고 식품기호도가 확실해지는 등 점차 식습관이 형성되는 시기이다(이연숙 외, 2003).

영유아기는 신체의 성장 · 발육이 왕성하게 일어나며 단위체중당 소모되는 영양소 열량이 성인에 비해 훨씬 높다. 이는 영유아들의 신체가 성장하고, 활발하게 몸을 움직이며, 인지발달과 정서발달에 소요되는 영양이 더 필요하기 때문이다. 이때 필요한 영양이 충분히 공급되지 않으면 영양장애 또는 영양결핍이 될 수 있고 여러 가지 질병을 유발하게 된다. 나아가서는 일생 동안 건강한 신체를 가질 수 없게 되기도 한다. 최근 아침을 불규칙하게 먹거나 취침 전에 패스트푸드를 섭취하는 영유아가 늘어가고 있는 것은 큰 문제점으로 지적된다. 따라서 부모와 교사는 평상시 음식섭취에 유의하여 지도하고 영유아가 충분한 영양을 섭취할 수 있도록 균형 잡힌 식사를 제공해야 한다.

(2) 수면과 휴식

수면과 휴식은 영유아에게 하루의 피로를 회복할 수 있도록 도와주고 에너지를 재충전하여 최상의 몸 상태를 유지하기 위해서 꼭 필요한 생리적인 기제로 인간 삶의 ⅓을 차지하면서 생명 유지에 필수적인 부분 중의 하나이다. 영유아기 수면은 신체적 성장과 두뇌 발달에 중요한 역할을 한다. 수면이 부족하면 단순히 피곤한 것에 그치지 않고 기억력 · 집중력이 떨어지는 것은 물론 깊은 수면단계에서 왕성하게 분비되는 성장 · 면역 호르몬에도 영향을 미치게 된다. 또한 비만 · 고혈

암 · 당뇨병 · 뇌졸중 같은 질환 위험도 높아진다. 그뿐만 아니라 영유아의 수면문제는 가족의 삶, 어머니의 피로감, 우울, 양육 스트레스와 관련이 있으며, 아동학대로 이어질 위험도 있다. 영유아기의 수면 시간은 개인차가 있을 수 있으나 일반적으로 2~3세 영아의 경우 하루 낮잠시간을 포함하여 12~15시간, 4~5세 유아는 10~12시간의 수면이 필요하다.

건강을 유지하기 위해서는 충분한 휴식을 취하는 것도 중요한 일이다. 성인은 피곤하면 스스로 쉴 수 있지만, 영유아는 재미있는 일에 몰두하게 되면 피곤한 것도 잊어버리고 노는 경우가 자주 있다. 그러므로 부모나 보육교사는 놀이 후에는 적절한 휴식을 취하여야 한다는 것을 영유아들이 이해하고 실천할 수 있도록 도와주어야 한다(김일옥, 2012).

낮잠은 휴식을 제공하고 피로를 회복할 수 있도록 도와줌과 동시에 유아의 하루 수면량을 충족시킨다. 낮잠지도의 원칙과 낮잠지도 시 교사의 역할은 다음과 같다(오경숙 외, 2018).

① 낮잠지도의 원칙

- 규칙적으로 잠자는 습관을 길러준다.
  매일 일정한 시간에 잠자리에 들고 깨어날 수 있도록 해야 한다. 수면리듬이 한 번 깨어지면 다시 회복하기 어렵다.
- 필요한 만큼 자도록 한다.
  유아들의 낮잠은 오전 생활에서 쌓인 피로를 풀고 활기찬 오후 생활을 위해 꼭 필요한 것으로 낮잠을 취하는 시간은 유아들마다 개인차가 있을 수 있으나 종일반을 기준으로 했을 때, 3세 유아는 1~2시간, 4~5세 유아는 30분~1시간 30분 정도가 적당하다.
- 낮잠은 유아의 요구와 낮잠 패턴에 맞추어 준다.
  낮잠에 대한 요구는 보통 눈을 비빈다든가, 놀이에 흥미를 보이지 않거나, 교사에게 투정부리거나, 엄지손가락을 빨거나, 머리를 바닥에 댄다든가, 분명한 이유 없이 짜증을 내는 등의 행동으로 나타난다.

- 숙면을 취할 수 있는 환경을 만들어 준다.

  유아들이 숙면을 취하기 위해서는 실내 온도가 너무 덥거나 춥지 않게 하고, 조명의 밝기를 낮추거나 부분조명을 이용하여 유아들이 무서워하지 않으면서 아늑한 분위기를 만들어 주어야 한다. 외부의 소음, 특히 다른 유아들이 재미있게 노는 소리나 텔레비전 소리 등도 들리지 않게 해준다.

② 낮잠지도 시 교사의 역할

- 유아들이 누울 수 있도록 매트를 미리 깔아두고 이불을 준비해 놓는다.
- 유아들이 잠을 자는 방의 조명은 약간 어둡게 하고 조용한 음악을 미리 준비해 놓는다.
- 유아들에 따라서 개별적인 낮잠시간이나 습관이 다르므로 개별 유아들의 낮잠 습관을 미리 부모에게 물어보아서 알아둔다.
- 특별히 잠을 자기 어려워하는 유아가 있는 경우 눕게 하고 등을 토닥여 준다.
- 유아들이 잠을 자는 동안 곁을 떠나지 말고, 이불을 잘 덮어주며, 특히 영아인 경우에는 이불을 뒤집어쓰지 않도록 지켜보아야 한다.
- 잠에서 깨어나면 가벼운 운동을 함께 하도록 하고, 화장실에 가고 싶은지 묻는다.
- 모든 유아들이 잠에서 깨어난 경우, 다시 한번 잠자는 방을 정리하고, 유아들이 정리한 이불이나 매트 등을 점검하고 문을 열어서 공기를 환기시킨다(오경숙 외, 2018).

(3) 위생적인 환경과 생활습관

깨끗한 환경에서 생활하며 자신의 몸을 깨끗이 하는 습관을 기르는 것은 건강을 유지하기 위해 중요한 요인이다. 우선 깨끗한 환경은 유아들이 스스로 조성할 수 없으므로 부모나 교사가 준비해 주어야 한다. 건강을 유지하기 위한 환경의 조건에는 충분한 공간 크기, 통풍과 환기, 채광, 적절한 온도와 습도 등이 포함된다.

여러 명의 유아들이 함께 생활하는 공간은 유아들이 심리적으로 답답하다는 것을 느끼지 않을 만큼 충분히 넓어야 한다. 영유아보육법 시행규칙 [별표 1]에 의하면, 어린이집의 경우 보육실은 거실, 공동놀이실을 포함하여 영유아 1인당 2.64제곱미터 이상으로 해야 하는 것으로 규정되어 있으며, 유치원 설립 기준에 따르면 교실의 크기는 학급당 유아 수가 40명일 때에는 최소한 20평을 확보해야 하고 한 학급당 유아 수가 30명일 때에는 15평 이상을 확보하도록 규정되어 있다(정미라 외, 2017).

영유아들이 생활하는 실내의 온도는 겨울에는 20℃, 여름에는 25℃ 정도로 유지해 주는 것이 좋으며, 습도는 50~60%가 적당하다. 항상 신선한 공기가 유입될 수 있도록 자주 창문을 열어 환기를 시킨다. 특히 겨울의 건조한 날씨는 코 점막과 기관지 점막을 마르게 해 세균 또는 바이러스 등에 대한 방어 능력을 떨어뜨리므로, 가습기를 틀어 습도를 조절해 주어야 한다. 이때 주의해야 할 점은 가습기를 청결하게 관리하는 것이다. 여름에 에어컨을 사용할 때에도 마찬가지로 에어컨을 청결하게 관리하고 전문가의 정기적 관리를 받는 것이 좋다.

자연 채광이 부족할 경우 영유아의 성장에 영향을 줄 수 있으므로 창문의 시야 차단장치를 제거하고 자연 채광의 효율성을 높인다. 필요시 커튼이나 블라인드를 사용해 채광의 양을 조절한다.

밀폐된 실내에서는 방향제를 과하게 사용하지 않아야 하며, 절대 금연을 지키는 것도 위생적인 환경 유지의 중요한 요인이 된다. 교사가 사용하는 화장품이나 향수의 진한 향도 실내의 쾌적한 환경 유지에 방해가 될 수 있으므로 주의해야 한다.

영유아에게 청결하고 위생적인 환경은 영유아의 면역력을 증가시키고 좋은 생활 습관을 기르는 데 도움을 줄 수 있다. 보육시설의 실내공간은 물론 책상이나 교구, 침구 등을 매일 청소하고 정기적으로 소독해야 한다.

위생적인 실내 환경만큼이나 중요한 것이 바로 개인 생활습관이다. 유아기에 형성된 건강한 생활습관과 태도는 성인기까지 지속되므로 건강을 유지하는 데에 필요한 지식, 기술, 생활태도 등을 바르게 형성할 수 있도록 도와야 한다. 그러기 위해서는 유아 스스로 자신의 몸과 주변 환경을 깨끗이 하고 규칙적으로 생활하며, 적절한 영양을 섭취하고 휴식하며 질병에 걸리지 않도록 미리 예방하는 습관을 기르도록 하여야 한다. 영유아가 스스로 계절이나 날씨에 맞는 깨끗한 옷을 입고 청결하게 몸을 씻고 치아관리를 하며, 머리나 손톱을 깨끗이 깎는 것 등의 습관을 기르는 것도 질병으로부터 영유아를 보호해 주는 중요한 방법이다. 특히 30초 이상 올바른 손 씻기는 대부분의 감염병을 50~70% 예방할 수 있는 기본적인 건강수칙이다. 올바른 손 씻기를 하지 않으면 상당수의 세균이 손에 남아 있게 된다. 그래서 손 씻기 6단계를 통해 깨끗하게 손을 씻도록 지도한다. 그뿐만 아니라 보육교사도 자주 손을 씻어 영유아를 위생적으로 보살피고 청결한 생활습관의 모범이 되도록 한다.

영유아교육기관에서 영유아와 교사가 손을 씻어야 하는 경우는 다음과 같다(보건복지부 · 중앙육아종합지원센터, 2016).

① 영유아

- 화장실을 이용한 후
- 간식과 급식을 먹기 전
- 실내 및 실외 놀이를 한 후
- 코를 풀거나 기침 또는 재채기를 한 후
- 애완동물을 만진 후
- 이 외 손이 더러워진 경우

② 교사

- 영유아교육기관에 도착한 후

- 영아의 기저귀를 갈기 전과 후
- 화장실을 사용한 후 및 영유아의 화장실 사용을 도와준 후
- 영아의 경우 수유를 하기 전과 후
- 영유아에게 간식과 급식을 주기 전과 후
- 영유아에게 약을 먹이거나 안약을 넣어주거나 연고를 발라주기 전과 후
- 영아의 콧물 등 신체에서 나온 분비물을 만지거나 치우고 난 후
- 교사가 코를 풀거나 기침이나 재채기를 한 후
- 영유아의 실내 · 외 활동 후
- 컴퓨터를 사용한 후
- 쓰레기를 치우거나 청소 후
- 애완동물 및 애완동물 관련 물품을 만진 후
- 식재료를 만진 후
- 이 외 손이 더러워진 경우

질병관리청(2020)에서는 올바른 손 씻기 방법으로 비누를 이용해 다음 |그림 1-1|과 같이 6단계를 거쳐 30초 이상 손을 씻는 방법을 제시하고 있다.

① 손바닥과 손바닥을 마주 대고 문질러 주세요.

② 손등과 손바닥을 마주 대고 문질러 주세요.

③ 손바닥을 마주 대고 손깍지를 끼고 문질러 주세요.

④ 손가락을 마주 잡고 문질러 주세요.

⑤ 엄지손가락을 다른 편 손바닥으로 돌려주며 문질러 주세요.

⑥ 손가락을 반대편 손바닥에 놓고 문지르며 손톱 밑을 깨끗하게 하세요.

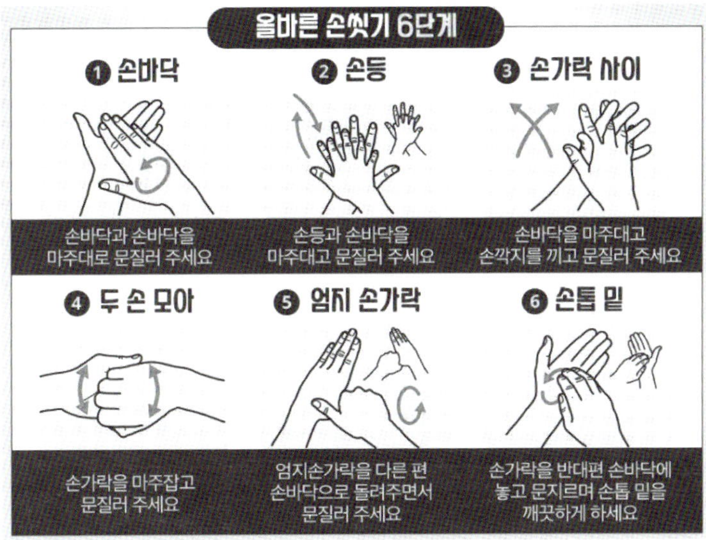

|그림 1-1| 손 씻는 방법

출처 : 질병관리청(2020).

(4) 정서적 안정

영유아에게 발달과 성장에 있어서 신체적인 건강만큼이나 정서적 · 심리적 안정은 매우 중요하다. 영유아가 갖게 되는 정서적 안정감과 사회적 관계는 건강에 중요한 요인으로 작용하기 때문이다.

영유아의 정서적 환경은 가정에서 시작하여 성장해 나가면서 또래, 이웃, 교사, 지역사회의 타인들과의 관계로 범위가 넓어진다.

정서에 대한 능력은 아주 어릴 때부터 발달하기 시작하는데, 언어적 표현이 불가능한 영아의 경우에도 자신의 희로애락의 내면적 표현을 웃음, 울음, 표정, 강렬한 몸짓을 통해 표출한다. 즉, 정서가 욕구의 상태를 표현하는 동기가 되는 것이다. 유아기에는 공포, 분노, 애정, 기쁨, 호기심 등 정서의 구체적인 분화가 이루어진다. 이는 영아기와는 달리 부모나 형제 등과의 관계, 또래관계 등의 요인과 관련하여 유발된다. 그러므로 사회에서 용인되는 방법으로 적절한 표현능력을 기르도록 도와주는 것이 중요하다. 자신의 내적 느낌이나 감정을 적절하게 표현하고, 타인의 정서를 이해하며 수용하는 영유아의 감정이입의 발달과 친사회적 행동은 이후의 사회성이나 정신건강의 증진에 도움을 준다.

그러나 현대의 영유아들은 성인기로 성장해 가면서 발달상의 문제, 가정환경, 사회환경 등에 의해서 어려움을 겪게 되어 정서적인 문제나 그 외의 다른 문제로 인하여 상담을 받아야 할 정도로 고통을 받는 경우가 점점 늘어나고 있는 추세이다(임미혜 외, 2013).

성인과 마찬가지로 영유아도 정서적으로 불안한 환경에 노출되거나 스트레스를 받게 되면 여러 가지 신체적 · 정신적 질환에 걸리게 된다. 따라서 교사와 부모는 영유아들이 안정된 환경과 애착관계를 형성할 수 있도록 안정을 위협하는 요소들을 제거하여 정서적 안정을 취할 수 있는 환경을 만드는 데 세심한 배려를 기울일 필요가 있다. 또한 자신에 대한 긍정적인 개념이나 자아존중감, 주도성, 신뢰감 형성의 지도를 통해 긍정적인 인성 발달이 이루어져야 한다(허혜경 외, 2009).

(5) 정기적 건강진단 및 건강문제의 조기 발견과 치료

질병에 걸리지 않도록 예방하기 위해서는 건강검진을 정기적으로 받는 것이 중요하다. 정기적 건강진단을 통해 선천성 기형 등을 조기에 진단할 수 있을 뿐 아니라 각 영유아의 성장과 발육이 정상적으로 이루어지는지도 알아볼 수 있다. 정기적 건강진단에는 일반적으로 몸무게, 키, 머리둘레 등을 측정하는 체력검사와 시력검사, 청력검사, 피검사, 전문의(소아과, 이비인후과, 안과, 치과 등)에 의한 진단 등을 실시하는 검사가 포함되어야 한다. 영유아보육법에는 1년에 1회의 정기 건강진단을 실시하도록 규정하고 있으나, 영유아기는 신체발육과 변화가 급속하게 이루어지는 시기이므로 1년에 2회 정도 실시하는 것이 보다 바람직하다. 국민건강보험법에 의한 영유아 건강검진이 무료로 제공되고 있는데, 어린이집의 건강검진은 국민건강보험법에 의한 영유아 건강검진으로 갈음할 수 있다.

또한 영유아가 질병에 걸리거나 발육에 이상이 있으면 전문의와 상의해서 신속하게 치료해야 한다. 영유아는 하루가 다르게 성장 발육하는데, 병을 치료하지 않고 방치하면 성장 발달이 멈추거나 지체되고, 그렇게 되면 나중에 회복할 수 없는 경우도 많기 때문이다. 그러므로 발열(fever), 발진, 활력 저하 같은 감염의 징후가 있을 때 부모나 교사는 영유아의 상태를 잘 관찰하여 질병 유무를 신속히 파악하고 필요한 경우 조기 치료가 가능하도록 조치해야 한다. 특히 어린이집이나 유치원 종일반의 영유아가 깨어있는 대부분의 시간을 함께하는 교사는 부모를 대신하여 등원부터 하루 일과를 진행하면서 관찰을 통하여 유아의 건강상태를 파악하고, 필요한 경우 부모에게 알려 전문가의 진찰을 받을 수 있도록 하여야 한다(김일옥 외, 2012).

2021년도 보육사업 안내에서 제시하고 있는 보육시설에서의 건강관리는 다음과 같다(보건복지부, 2021).

건강관리(영유아보육법 제31~32조, 동법 시행규칙 제33조)

① 건강관리 및 응급조치

- 어린이집의 원장은 영유아와 보육교직원에 대하여 정기적으로 건강진단을 실시하는 등 건강관리를 하여야 함
- 어린이집의 원장은 영유아에게 질병 · 사고 또는 재해 등으로 인하여 위급상태가 발생한 경우 즉시 응급의료기관에 이송

  ※ 어린이집의 장이 법 제31조에 따른 건강검진을 실시하지 않거나 응급조치를 하지 않는 경우 법 제56조에 따라 과태료 부과
- 아동이 접근할 수 없는 안전한 장소에 응급조치를 위한 비상약품 및 간이 의료기구 등을 비치
- 어린이집의 장은 보육아동 또는 보육교직원에게 식중독 및 감염병으로 의심되는 증상 발견 시 즉시 시 · 군 · 구청장에게 보고하되, 감염병의 경우에는 보건소에 신고

② 보육 아동 건강진단 및 조치

가. 건강진단(영유아보육법 제31조, 시행규칙 제33조)

- 매년 1회 이상 실시하여야 함. 다만, 국민건강보험법 제52조, 동법 시행령 제25조 및 의료급여법

제14조의 규정에 의한 영유아 건강검진이나 보호자가 별도로 건강검진을 실시한 경우에는 검사결과 통보서로 갈음할 수 있음

※ 신규 입소 예정 아동의 경우, 전 어린이집에서 당해연도 내 건강진단을 받았거나 또는 국민건강 보험법 등에 의한 영유아건강검진을 실시하였을 경우에는 해당 검사결과통보서로 갈음할 수 있음(영유아건강검진 실시기준 참고)

나. 검진기관

- 국민검진기본법 제14조에 의해 영유아검진기관으로 지정된 의료기관(보건소 · 의원 · 병원 · 종합병원) 등에 방문하여 검진을 받아야 함(동법에 의거 2010. 3. 22.부터 영유아의 경우 출장검진 불가)

다. 검사항목

- 신체계측, 시력검사, 청력검사, 구강검사 등 영유아의 발달단계에 따라 필요한 항목을 검사하며 영유아 건강검진 검사항목(건강검진 실시기준 제6조 제4항)에 준함

라. 건강검진 결과에 대한 조치

- 치료를 요하는 영유아에 대하여 보호자와 협의하여 필요한 조치를 하여야 함
- 전염성 질환에 감염된 것으로 밝혀지거나 의심되는 영유아는 보육시설로부터 격리 치료하도록 조치하여야 함

(6) 치아 건강관리

치아는 음식물을 통하여 영양을 섭취할 수 있도록 음식물을 잘게 부수어 주는 중요한 역할을 하는 기관으로서, 건강을 유지하기 위해서는 건강한 치아를 가지고 있어야 한다.

영유아기에 형성된 구강건강습관은 일생 동안의 구강건강을 좌우한다. 특히 유치 우식증은 치아의 표면을 덮고 있는 유백색의 반투명한 부분인 법랑질(에나멜질)이 손상되어 생기는 질환으로 대부분 만 6세 미만 영유아에게 생기는 충치를 말한다. 유치 우식증은 유치 조기상실의 원인이 되고 나아가 후속 영구치에 영향을 미

치며 부정교합 발생의 원인이 되기도 하므로, 충치가 생기지 않도록 평소에 이를 잘 닦는 습관이 무엇보다 중요하다. 질병이 없더라도 정기적인 검진을 받아 이에 대한 예방과 치아관리가 필요하다.

영유아교육기관에서는 개별 유아를 위한 유아용 칫솔을 청결하고 습기가 없는 곳에 비치해 두고 살균소독기에 보관한다. 칫솔은 보통 2~3개월마다 교환해 주어야 하며 칫솔모가 닳았을 때는 즉시 교환해 주어야 한다. 또한 또래끼리 서로 올바르게 이 닦는 모델을 보여줄 수 있도록 격려하고, 교사가 함께 양치질을 하면 올바른 양치질의 방법을 알고 습관을 형성하는 데 도움이 된다.

건강한 치아를 위해서 채소 · 과일 · 우유 · 생선 · 달걀 등은 칼슘 섭취를 도와주고, 입안을 알칼리성으로 만들어 주는 식품이므로 충분히 섭취할 수 있도록 해야 한다. 치아건강을 위해서는 설탕 함유가 많은 사탕 · 비스킷 · 빵 · 아이스크림 등과 캐러멜 · 엿 · 젤리 등 치아에 달라붙기 쉬운 음식이나 탄산음료인 콜라 · 사이다 등은 피하는 것이 좋다. 이러한 음식을 섭취한 후에는 반드시 양치질을 하도록 하고 여의치 않을 때에는 물로 입안을 헹구도록 하는 것이 충치예방에 좋다.

영유아기 충치를 예방하기 위한 방법은 다음과 같다.

첫째, 생후 6개월 이내에는 밤중에 수유를 하지 않는다.

영아의 충치는 주로 우유병 충치로 인해 발생하는데 밤중 수유 후에는 양치하기 어렵기 때문에 충치가 발생하기 쉽다. 따라서 잠들기 전 과즙이나 주스를 주지 않는다.

둘째, 규칙적인 식사 습관을 들인다.

음식물을 입에 담고 있거나 불규칙하게 식사할 경우 타액이 원활하게 분비되지 못할 뿐 아니라 입안이 충치균 활동에 좋은 산성도로 유지된다. 따라서 충치를 예방하기 위해서는 하루 세끼 식사와 간식시간을 지키는 것이 좋다.

셋째, 부모는 청결한 구강 상태를 유지한다.

충치는 부모와 뽀뽀할 때 타액을 통해서 또는 부모가 입에 댄 숟가락이나 컵을 영유아에게 먹이거나 입에 대줄 때 충치균이 전염될 수 있다. 따라서 영유아의 건강한 치아관리를 위해서는 부모부터 청결한 구강 상태를 유지해야 한다.

넷째, 부모의 모델링으로 유아 스스로 양치하는 습관을 들이도록 한다.

대부분의 유아들은 이 닦기를 싫어한다. 유아가 양치질을 싫어하지 않고 즐거운 습관이 되도록 하기 위해서는 부모가 먼저 좋은 모델링을 보이고 유아와 함께 재미있게 양치질하면서 유아 스스로 양치하는 습관을 갖도록 지도한다. 또한 7세 이하의 유아는 혼자서 양치질을 완벽하게 하지 못하므로 부모나 교사가 마무리를 도와주어야 한다.

다섯째, 정기적인 치과검진을 받는다.

정기적인 치과검진도 매우 중요하다. 특히 충치는 유아가 통증을 느낄 때는 이미 상당히 진행된 경우가 많으므로 조기 발견이 중요하다. 따라서 젖니가 나기 시작하면 치아에 특별한 문제가 없더라도 6개월에 한 번씩 정기검진을 받는 것이 좋다(조미환, 2019).

영유아 건강검진 매뉴얼(2015)에서는 영유아의 시기별 치아관리법을 다음과 같이 제시하고 있다.

① 이가 나기 전에는 보호자가 멸균된 거즈로 이와 잇몸을 닦아준다.

② 이가 나기 시작하면 두 돌이 될 때까지 칫솔과 물로만 이를 닦아준다.

③ 36개월 이하 유아에게는 하루에 두 번씩 불소가 든 어린이용 치약을 작은 쌀알 크기로 짜서 닦도록 지도하고 보호자가 닦아준다.

④ 36개월부터 6세까지는 어린이용 치약을 작은 콩알 크기로 짜서 닦도록 지도한다.

- 만 4~5세까지는 손동작이 제대로 안 되므로 부모가 닦아주는 것을 권장한다.

⑤ 안쪽 어금니가 다 났으면 치아 사이를 치실로 닦아준다.

(7) 운동

규칙적인 운동은 건강을 유지하기 위해서 아주 중요한 요인이다. 운동을 통해 생명을 유지하는 데 중요한 기관인 심장과 허파를 튼튼하게 할 수 있고, 신체 각 부위의 고른 발달과 적응을 도와주기 때문에 영유아에게도 중요하다. 영유아기의 운동은 발육을 촉진시킨다. 달리기나 공 던지기와 같은 활동량이 높은 운동이나 그림 그리고 단추를 풀고 잠그는 등의 소근육을 사용하는 놀이를 통해 키가 자라는 데에 도움이 되는 근육과 골격이 발달된다.

유아기의 운동은 정서적 심리적 안정과 사회성 함양에도 크게 도움이 된다. 특히 단체로 하는 운동놀이를 통해서 순서를 지키고 사이좋게 지내는 등 사회생활에 필요한 태도를 익힐 수 있다. 유아기에는 놀이중심 교육을 통해서 유아들의 건강체력과 지각능력 및 사회성을 기르는 것이 가장 중요하다.

따라서 부모나 교사는 놀이중심 교육을 통해서 유아들의 건강체력과 지각능력 및 사회성을 기를 수 있도록 적절한 환경을 조성하고 도움이나 기회를 제공해 주어야 한다. 유아들의 운동을 유도할 수 있는 공, 자전거, 수레 등 놀잇감을 준비해 주거나 숨바꼭질, 잡기놀이 등의 게임을 할 수 있는 공간과 기회를 주는 것도 좋다. 유아가 신체활동에 적극적이고 활발하게 참여하도록 유도하고 안전하고 즐거운 운동을 즐길 수 있도록 균형 잡힌 실내 놀이와 실외 활동의 계획, 운동기구의 정기적인 점검, 영유아의 발달에 맞는 운동 환경 제공 등의 세심한 관심이 필요하다. 참고로 미국 스포츠 및 체육교육학회에서 제시한 영유아기 운동 활동 지침은 다음 〈표 1-1〉과 같다.

〈표 1-1〉 영유아를 위한 운동활동 지침

운동의 종류	2~3세	4~5세
어른이 주도하는 조직적인 운동활동 참여	매일 30분 이상	매일 60분 이상
자유놀이 형태의 운동활동 참여	매일 60분 이상	매일 60분 이상
기 타	수면시간을 제외하고 영유아들은 지속적으로 몸을 움직이며 활동하는 것이 정상적인 특징임. 60분 이상의 시간을 조용하게 있거나 몸을 움직이지 않는다면 몸 상태의 이상 유무를 관찰하여야 함	

출처 : 미국 스포츠 및 체육교육학회(The National Association of Sports and Physical Education), 정미라 외(2007) 재인용.

CHAPTER

02

건강교육 내용

1. 표준보육과정에서의 건강교육

2. 누리과정에서의 건강교육

CHAPTER

02 건강교육 내용

보육은 영유아를 건강하고 안전하게 보호 · 양육하여 영유아의 발달 특성에 적합한 교육을 제공하여 전인적인 발달을 할 수 있도록 하는 것이다.

2020년 고시된 「제4차 어린이집 보육과정」은 0~5세 영유아를 위한 국가 수준의 보육과정이며 0~1세 보육과정, 2세 보육과정, 3~5세 보육과정(누리과정)으로 구성되어 있다. 표준보육과정(0~2세)과 누리과정(3~5세)은 건강한 사람, 자주적인 사람, 창의적인 사람, 감성이 풍부한 사람, 더불어 사는 사람을 추구한다.

표준보육과정은 0~2세 영아를 대상으로 하는 국가 수준의 보육과정으로서 기본생활, 신체운동, 의사소통, 사회관계, 예술경험, 자연탐구의 여섯 개 영역으로 구성되어 있으며 건강교육과 관련된 내용은 '기본생활 영역'에 포함되어 있다.

누리과정은 국가가 공정한 교육기회를 보장하고 유아교육 · 보육에 대한 국가의 책임을 강화하기 위해 만 3~5세를 대상으로 하는 어린이집과 유치원의 공통보육 · 교육과정으로서 신체운동 · 건강, 의사소통, 사회관계, 예술경험, 자연탐구의 다섯 개 영역으로 구성되어 있으며 건강교육과 관련된 내용은 '신체운동 · 건강 영역'에 포함되어 있다.

이 장에서는 0~2세 영아의 건강교육은 어린이집 표준보육과정 중 '기본생활 영역'을 중심으로, 3~5세 유아의 건강교육은 누리과정의 '신체운동 · 건강 영역'을 중심으로 살펴보고자 한다.

1 표준보육과정에서의 건강교육

기본생활은 일생의 기초이며 사회생활의 기본이 되는 건강, 영양, 안전에 대한 지식과 기술을 습득하고, 건강하고 안전하게 생활하는 태도를 기르기 위한 영역이다. 표준보육과정의 '기본생활 영역'은 편안한 수면 및 휴식, 수유 및 건강한 식사 등 영아가 생활에 필요한 건강한 일상을 자연스럽게 경험하고, 주변의 안전한 상황에서 놀이하는 등 안전한 일상을 경험하도록 하는 영역이다. 기본생활 영역의 내용은 다음과 같다.

1) 0~1세 보육과정의 기본생활 영역

(1) 0~1세 보육과정의 기본생활 영역의 목표

〈표 2-1〉에서 나타난 바와 같이 표준보육과정 기본생활 영역의 목표는 0~1세 영아가 건강하고 안전한 일상생활을 자연스럽게 경험하는 것이다. 0~1세 영아가 신체의 청결과 위생, 수유 및 이유식 등의 식사, 편안한 휴식과 배변을 통해 건강한 생활을 경험하며 놀이를 하고 교통수단을 이용하는 등 일상에서 안전한 생활을 경험하는 것을 목표로 설정하고 있다.

〈표 2-1〉 0~1세 기본생활 영역의 목표

영 역	목 표
기본생활	건강하고 안전한 일상생활을 경험한다. 1. 건강한 일상생활을 경험한다. 2. 안전한 일상생활을 경험한다.

출처 : 보건복지부(2020). 제4차 어린이집 표준보육과정 해설서.

(2) 0~1세 보육과정의 기본생활 영역의 내용

기본생활 영역의 내용범주는 '건강하게 생활하기'와 '안전하게 생활하기'로 구성되어 있다. 기본생활 영역의 내용은 다음 〈표 2-2〉와 같다.

〈표 2-2〉 0~1세 기본생활 영역 내용

내용범주	내 용
건강하게 생활하기	• 도움을 받아 몸을 깨끗이 한다. • 음식을 즐겁게 먹는다. • 하루 일과를 편안하게 경험한다. • 배변 의사를 표현한다.
안전하게 생활하기	• 안전한 상황에서 놀이하고 생활한다. • 안전한 상황에서 교통수단을 이용해 본다. • 위험하다는 말에 주의한다.

출처 : 보건복지부(2020). 제4차 어린이집 표준보육과정 해설서.

① '건강하게 생활하기'는 영아가 신체의 청결과 위생, 즐거운 식사, 편안한 수면, 휴식과 배변경험 등을 통해 건강한 일상을 경험하는 내용이다. '건강하게 생활하기'의 내용을 구체적으로 살펴보면 다음과 같다.

- 도움을 받아 몸을 깨끗이 한다.

  0~1세 영아가 몸을 깨끗이 할 때의 기분 좋음을 경험하며 위생과 청결에 대한 기본적인 감각을 기르는 것으로 교사의 도움을 받아 손과 몸을 씻고 이를 닦는 경험을 한다.

- 음식을 즐겁게 먹는다.

  0~1세 영아가 먹는 것에 대한 즐거움을 알고, 수유-이유식-고형식 등 다양한 음식을 섭취하는 과정을 즐겁게 경험한다.

- 하루 일과를 편안하게 경험한다.

  0~1세 영아가 어린이집에서의 수면, 휴식, 놀이 등의 일과를 건강하고 편안하게 경험한다.

- 배변 의사를 표현한다.

  0~1세 영아가 대소변의 마려움을 인식하고 배변 의사를 나타낼 수 있도록 하여 배변훈련을 준비한다.

② '안전하게 생활하기'는 영아가 안전한 상황에서 놀이하고 생활하며, 위험하다고 알려주면 주의할 수 있는 안전한 생활을 경험하는 내용이다. '안전하게 생활하기'의 내용을 구체적으로 살펴보면 다음과 같다.

- 안전한 상황에서 놀이하고 생활한다.

  0~1세 영아가 안전한 상황에서 놀이하고 생활한다.

- 안전한 상황에서 교통수단을 이용해 본다.

  0~1세 영아가 차량으로 이동할 경우 안전 장구를 착용하고 안전하게 이용하는 경험을 한다.

- 위험하다는 말에 주의한다.

  0~1세 영아가 위험하다는 말을 듣고 이에 반응을 보이며 주의한다.

2) 2세 보육과정의 기본생활 영역

(1) 2세 보육과정의 기본생활 영역의 목표

〈표 2-3〉에서 나타난 바와 같이 표준보육과정의 기본생활 영역은 2세 영아가 건강하고 안전한 생활습관의 기초를 형성하는 것을 목표로 한다. 2세 영아가 신체의 청결과 위생, 즐거운 식사, 배변습관의 형성, 안전한 놀이와 생활, 위험한 상황에서의 대처 등 일상생활에서 건강하고 안전한 생활 습관의 기초를 형성하는 것을 목표로 설정하고 있다.

〈표 2-3〉 2세 기본생활 영역의 목표

영역	목표
기본생활	건강하고 안전한 생활습관의 기초를 형성한다. 1. 건강한 생활습관의 기초를 형성한다. 2. 안전한 생활습관의 기초를 형성한다.

출처 : 보건복지부(2020). 제4차 어린이집 표준보육과정 해설서.

(2) 2세 보육과정의 기본생활 영역의 내용

기본생활 영역의 내용범주는 '건강하게 생활하기'와 '안전하게 생활하기'로 구성되어 있다. 기본생활 영역의 내용은 다음 〈표 2-4〉와 같다.

〈표 2-4〉 2세 기본생활 영역 내용

내용범주	내용
건강하게 생활하기	• 자신의 몸을 깨끗이 해본다. • 음식에 관심을 가지고 즐겁게 먹는다. • 하루 일과를 즐겁게 경험한다. • 건강한 배변 습관을 갖는다.
안전하게 생활하기	• 일상에서 안전하게 놀이하고 생활한다. • 교통수단을 안전하게 이용해 본다. • 위험한 상황에 대처하는 방법을 경험한다.

출처 : 보건복지부(2020). 제4차 어린이집 표준보육과정 해설서.

① '건강하게 생활하기'는 영아가 신체의 청결과 위생, 급 · 간식, 배변습관의 형성, 즐거운 하루 일과 등을 통해 건강한 생활습관의 기초를 형성하는 내용이다. '건강하게 생활하기'의 내용을 구체적으로 살펴보면 다음과 같다.

• 자신의 몸을 깨끗이 해본다.

2세 영아가 스스로 손과 몸을 씻기 및 이 닦기 등을 시도하고 경험하며, 위생적이고 청결한 생활습관의 기초를 형성한다.

- 음식에 관심을 가지고 즐겁게 먹는다.
  2세 영아가 위생적인 환경에서 다른 사람과 더불어 다양한 음식을 즐기며, 건강한 식사 습관의 기초를 형성한다.
- 하루 일과를 즐겁게 경험한다.
  2세 영아가 놀이, 휴식(수면), 식사 등 어린이집의 규칙적인 일과 속에서 즐겁게 생활하고, 일과 중 옷을 입고 신발을 신는 등의 자조기술을 시도하며 자율감을 경험한다.
- 건강한 배변 습관을 갖는다.
  2세 영아가 배변과 관련된 신체 조절능력 발달을 바탕으로 즐겁게 배변훈련을 시도하고 경험해 보도록 함으로써 건강하고 자율적인 배변습관을 형성한다.

② '안전하게 생활하기'는 영아가 놀이와 일상생활에서 안전하게 지내고, 위험한 상황에서 어른의 지시에 따라 대피하여 자신의 안전을 지키는 경험을 해 보는 내용이다. '안전하게 생활하기'의 내용을 구체적으로 살펴보면 다음과 같다.

- 일상생활에서 안전하게 놀이하고 생활한다.
  2세 영아가 안전한 상황과 장소에서 놀이 및 일상생활을 하고 주변의 위험 요소에 주의를 기울이거나 이를 조심하여 안전하게 지내도록 한다.
- 교통수단을 안전하게 이용해 본다.
  2세 영아가 교통수단을 안전하게 이용해 보는 경험을 통해 교통수단의 위험을 인식하고 사고위험으로부터 자신을 보호하는 안전습관의 기초를 형성한다.
- 위험한 상황에 대처하는 방법을 경험한다.
  2세 영아가 사고, 화재, 재난 등 위험한 상황에서 어른의 지시에 따라 대피하거나 대처하는 방법을 경험해 보도록 함으로써 비상시 대처능력의 기초를 형성한다.

2 누리과정에서의 건강교육

유아는 몸을 움직여 놀이하는 것을 좋아하며, 자신의 몸을 건강하고 안전하게 지키고자 하는 힘을 가지고 있다. 신체운동 · 건강 영역은 유아가 자신의 몸에 관심을 가지고 신체활동에 즐겁게 참여하며, 건강하고 안전한 생활을 해나가는 다양한 경험과 관련된 영역이다. 교사는 유아가 몸을 충분히 움직이는 경험을 통해 신체활동의 즐거움을 느끼고 기초 체력을 키우도록 돕는다. 교사는 유아가 일상에서 건강하고 안전한 생활을 실천할 수 있도록 지원할 수 있다. 신체운동 · 건강 영역의 내용은 다음과 같다.

1) 3~5세 보육과정(누리과정)의 신체운동 · 건강 영역

(1) 3~5세 보육과정(누리과정)의 신체운동 · 건강 영역의 목표

〈표 2-5〉에서 나타난 바와 같이 신체운동 · 건강 영역은 유아가 다양한 신체활동에 즐겁게 참여하고 청결과 위생, 즐거운 식사, 적당한 휴식을 통해 건강한 생활습관을 기르며, 일상에서 안전하게 생활하는 방법을 배우고 실천하는 것을 목표로 설정하고 있다.

〈표 2-5〉 3~5세 신체운동 · 건강 영역의 목표

영역	목표
신체운동 · 건강	실내외에서 신체활동을 즐기고, 건강하고 안전한 생활을 안다. 1. 신체활동에 즐겁게 참여한다. 2. 건강한 생활습관을 기른다. 3. 안전한 생활 습관을 기른다.

출처 : 보건복지부(2019). 개정 누리과정 해설서.

(2) 누리과정의 신체운동 · 건강 영역의 내용

신체운동 · 건강 영역의 내용범주는 '신체활동 즐기기', '건강하게 생활하기'와 '안전하게 생활하기'로 구성되어 있다. 신체운동 · 건강 영역의 내용은 다음 〈표 2-6〉와 같다.

〈표 2-6〉 3~5세 신체운동 · 건강 영역 내용

내용범주	내 용
신체활동 즐기기	• 신체를 인식하고 움직인다. • 신체 움직임을 조절한다. • 기초적인 이동운동, 제자리 운동, 도구를 이용한 운동을 한다. • 실내외 신체활동에 자발적으로 참여한다.
건강하게 생활하기	• 자신의 몸과 주변을 깨끗이 한다. • 몸에 좋은 음식에 관심을 가지고 바른 태도로 즐겁게 먹는다. • 하루 일과에서 적당한 휴식을 취한다. • 질병을 예방하는 방법을 알고 실천한다.
안전하게 생활하기	• 일상에서 안전하게 놀이하고 생활한다. • TV, 컴퓨터, 스마트폰 등을 바르게 사용한다. • 교통안전 규칙을 지킨다. • 안전사고, 화재, 재난, 학대, 유괴 등에 대처하는 방법을 경험한다.

출처 : 보건복지부(2019). 개정 누리과정 해설서.

① '신체활동 즐기기'는 유아가 스스로 신체를 움직이는 동안 자연스럽게 자신의 신체를 인식하고 조절하며, 실내외에서 다양한 신체활동에 자발적으로 참여하면서 신체활동을 즐기는 내용이다. '신체활동 즐기기'의 내용을 구체적으로 살펴보면 다음과 같다.

- 신체를 인식하고 움직인다.

  유아가 자신의 신체에 관심을 가지며 신체 각 부분의 특성을 알고 다양하게 움직인다.

- 신체 움직임을 조절한다.

유아가 몸을 움직이며 균형을 잡고, 몸이나 도구를 이용하여 눈과 손을 협응하며 소근육의 움직임을 다양하게 조절한다.

- 기초적인 이동운동, 제자리 운동, 도구를 이용한 운동을 한다.

  유아가 한 곳에서 다른 곳으로 몸을 움직이는 걷기 · 달리기 · 뛰어넘기 등의 이동운동, 구부리기 · 뻗기 · 돌기 등의 제자리 운동, 공 · 줄 · 후프 등의 도구를 이용한 운동을 한다.

- 실내외 신체활동에 자발적으로 참여한다.

  유아가 하루 일과에서 실내외의 다양한 신체 활동에 자발적으로 즐겁게 참여한다.

② '건강하게 생활하기'는 유아가 스스로 몸과 주변을 깨끗이 하고, 즐겁게 식사하며, 자신의 신체 리듬에 맞게 휴식을 취하고, 질병을 예방하는 다양한 방법을 실천하는 내용이다. '건강하게 생활하기'의 내용을 구체적으로 살펴보면 다음과 같다.

- 자신의 몸과 주변을 깨끗이 한다.

  유아가 손을 씻고 이를 닦는 등 몸을 깨끗이 하는 적절한 방법을 알고 실천하며, 자기 주변을 깨끗하게 정리정돈한다.

- 몸에 좋은 음식에 관심을 가지고 바른 태도로 즐겁게 먹는다.

  유아가 몸을 건강하게 하는 음식에 관심을 가지고, 음식을 소중히 여기며, 제자리에 앉아서 골고루 즐겁게 먹는다.

- 하루 일과에서 적당한 휴식을 취한다.

  유아가 피곤하거나, 몸이 아프거나, 몸을 많이 움직여서 쉬고 싶을 때, 적절한 휴식을 취한다.

- 질병을 예방하는 방법을 알고 실천한다.

  유아가 질병의 위험으로부터 건강을 유지할 수 있는 다양한 생활 방식(몸을 청결히 하기, 날씨와 상황에 알맞은 옷 입기, 찬 음식 적당히 먹기, 정해진 시간에 자고 일어나기, 따뜻한 물 마시기 등)을 경험한다.

③ '안전하게 생활하기'는 유아가 안전하게 놀이하고 생활하며, 자주 접하는 TV, 컴퓨터, 스마트폰을 바르게 사용하고, 안전하게 다닐 수 있도록 교통안전 규칙을 지키며, 안전사고, 화재, 재난, 학대, 유괴 등의 위험한 일이 발생하였을 때 도움을 요청하거나 대처할 수 있는 방법을 경험하는 내용이다. '안전하게 생활하기'의 내용을 구체적으로 살펴보면 다음과 같다.

- 일상에서 안전하게 놀이하고 생활한다.
  유아가 일상에서 위험한 장소, 상황, 도구, 등을 알고, 안전한 놀이 방법과 규칙을 지키며 놀이한다.
- TV, 컴퓨터, 스마트폰 등을 바르게 사용한다.
  유아가 일상에서 자주 접하는 TV, 컴퓨터, 스마트폰 등을 필요한 상황에서 적절하게 사용하며, 바른 자세로 이용한다.
- 교통안전 규칙을 지킨다.
  유아가 안전한 보행 및 도로 횡단, 교통기관의 안전한 이용 등 교통안전 규칙을 알고 실천한다.
- 안전사고, 화재, 재난, 학대, 유괴 등에 대처하는 방법을 경험한다.
  유아가 안전사고, 화재, 재난, 학대, 유괴 등의 위험에 처한 상황을 알고, 주변에 도움을 요청하는 방법을 배우며, 평소 훈련에 따라 대피하는 연습을 한다.

CHAPTER

03

건강과 질병관리

CHAPTER

03 건강과 질병관리

영유아교육기관은 영유아가 집단으로 모여 함께 생활하는 곳이다. 영유아기는 면역력이 부족해 질병에 대한 위험성이 높을 뿐만 아니라, 안전사고의 발생률이 높은 시기이므로, 영유아의 건강 유지에 더욱 세심한 주의가 필요하다. 교사는 영유아들이 건강하게 생활하도록 위생적인 환경유지와 정기적인 건강점검 및 지속적인 관리가 필요하다. 그리고 영유아의 상태를 잘 관찰하여 질병의 유무를 신속히 파악하고 필요한 경우 조기치료가 가능하도록 해야 한다.

이 장에서는 영유아 건강상태를 점검할 수 있는 방법으로 영유아의 일상적 건강관찰과 정기 건강검진을 먼저 살펴보고, 영유아의 건강관리를 위해 법정 감염병의 종류와 질병 및 감염병의 관리방법을 파악한 후 예방접종에 대해 알아본다.

1 영유아교육기관의 건강관리

1) 건강관찰

영유아교육기관에서 교사는 영유아가 입학을 하면, 부모에게 사전에 영유아의 건강상태를 조사하여 가정환경 및 과거 병력, 특이체질, 식습관 등의 건강상태를 파악하여 숙지한다. 영유아는 자신의 건강상태를 표현할 수 없기 때문에 교사는 영유아가 등원이나 하원할 때 또는 일과활동이 진행되는 동안 관찰을 통해 영유아의 외모, 기분, 표정, 피부색, 움직임, 위생상태 등을 살펴서 영유아의 몸과 마음의 건강을 확인하고 관리해야 한다.

아픈 영유아의 일반적인 특징은 다음과 같다.

- 활동이 감소하고 조용해짐
- 식욕부진이 나타남
- 힘이 없어 보이거나 칭얼댐
- 주의집중이 안 됨
- 기대거나 누우려고 함
- 머리, 배가 아프다고 호소함
- 얼굴이 빨갛게 달아오르거나 입술이 마름
- 호흡이 거칠어짐
- 발열, 두통, 복통, 구토, 설사, 불쾌감 등 동반 증상을 보임

관찰을 통해 영유아가 평소와 다른 점이 나타나거나 건강상태에 이상을 보이면 부모에게 알려 전문의의 진단을 받을 수 있도록 해야 한다.

영유아가 감염병이 아닌 경미한 건강이상이나 질병증상을 보일 때는 영유아교육기관을 계속 등원하면서 치료해 나가는 경우가 많은데, 몸이 아픈 영유아에게 약을 먹여야 할 경우에는 부모에게서 약과 함께 투약의뢰서를 받아서 약을 먹인다. 투약의뢰서에는 증상, 약의 종류, 투약용량 및 시간, 의뢰인 서명 등을 기재하게 되어있다. 교사는 부모의 투약의뢰서의 내용을 확인하여 정확한 분량과 투약시간을 지켜 약을 먹인 후, 투약보고서를 작성한다(표 3-1 참조). 투약 후 특별한 증상이 있는지 관찰하여 필요시에는 보호자에게 연락을 취한다.

건강관찰 시 교사의 역할은 다음과 같다.

건강관찰 시 교사의 역할

- 교사는 영유아의 눈높이로 자세를 낮춘다.
- 편안하게 영유아의 뒷목덜미를 쓰다듬으며 열이 있는지 느껴본다.
- 영유아의 얼굴이나 팔을 쓰다듬으면서 피부상태를 살핀다.
- 영유아의 표정이나 병색의 유무, 청결함의 정도 등을 관찰한다.
- 조금이라도 이상이 있는 경우 영유아에게 아프거나 불편하지 않은지 물어보고 하루 일과 동안 영유아의 표정, 병색의 유무, 행동 특징을 관찰한다.
- 상태에 따라 즉시 병원 또는 귀가 시 부모에게 구체적으로 알려준다.
  부모에게 알려줄 때에는 "오늘 ○○의 얼굴이 자주 붉어지고 11시부터 38.5℃ 정도로 열이 있었어요. 그리고 자주 누우며 힘이 없어 보였어요"와 같이 구체적인 증상을 말해주어 부모나 의료진이 영유아의 상태를 잘 파악할 수 있도록 도움을 주어야 한다.

출처 : 이선애 외(2014), p. 33.

〈표 3-1〉 투약의뢰서, 투약보고서(예시)

<table>
<tr><td colspan="4">투약의뢰서
금일 자녀의 투약에 대해 어린이집 선생님께 의뢰합니다.</td></tr>
<tr><td>반 명</td><td></td><td>원아 이름</td><td></td></tr>
<tr><td>약의 종류</td><td></td><td>약의 용량</td><td>ml (1회분 기준)</td></tr>
<tr><td>증 상</td><td></td><td>투약시간</td><td></td></tr>
<tr><td colspan="4">년 월 일 요일
의뢰자 (서명)
*투약에 대한 책임은 의뢰자가 집니다.</td></tr>
<tr><td colspan="4"></td></tr>
<tr><td colspan="4">투약확인서
금일 본원의 ○○○어린이에 대해 의뢰하신 내용대로 투약하였음을 알려드립니다.
년 월 일 요일
담당교사 (서명)</td></tr>
<tr><td>기타 특이사항</td><td colspan="3"></td></tr>
<tr><td colspan="4">○○○어린이집</td></tr>
</table>

출처 : 중앙육아종합지원센터(2014).

2) 건강검진

영유아 건강검진은 국가에서 본인 부담 없이 시행하는 국민건강관리 서비스 중 하나이다. 2007년 11월 15일 처음 시행되었으며, 영유아의 건강을 도모하고 건강한 사회인으로 성장할 수 있도록 영유아가 반드시 받아야 할 건강검진 프로그램을 제공한다. 영유아 건강검진의 목적은 어떤 질환을 진단하고자 하는 것이 아니라 아이의 질환을 조기에 발견하는 것에 있다. 빠르게 성장하는 아이들의 건강 문제를 조기에 발견하고 성장과 발달 사항을 추적 관리하여 더 건강하게 자랄 수 있도록 돕는다. 또한 어린이집에 들어가기 위한 필수 제출 서류로 지정되어 있어 제때 잘 받는 것이 중요하다.

(1) 영유아 건강검진

영유아는 매년 1회 이상 건강진단을 실시해야 한다. 영유아검진기관은 건강검진기본법 제14조에 의해 영유아 검진기관으로 지정된 의료기관인 보건소, 의원, 병원, 종합병원 등이다. 영유아가 이러한 기관에 직접 방문하여 검진을 받아야 하고 출장검진은 불가능하다. 영유아 건강검진은 생후 4~6개월에 첫 건강검진을 받게 되며 71개월이 될 때까지 총 7차례에 걸쳐 받을 수 있다. 검사항목은 문진과 진찰, 신체계측, 시력검사, 청력검사, 구강검사 등이며, 영유아의 발달단계에 따라 필요한 항목을 검사한다. 아이가 일정 월령이 되면 국민건강보험공단에서 영유아 건강검진 안내문을 우편으로 발송해 주며 영유아 건강검진 결과는 검진완료 후 수검자의 보호자에게 직접 통보한다.

(2) 검진시기

〈표 3-2〉 영유아 건강검진 시기

1차	4개월(생후 4 ~ 6개월)
2차	9개월(생후 9 ~ 12개월)
3차	2세(생후 18 ~ 24개월)
4차	3세(생후 30 ~ 36개월)
5차	4세(생후 42 ~ 48개월)
6차	5세(생후 54 ~ 60개월)
7차	6세(생후 66 ~ 71개월)

출처 : 국민건강보험공단(www.nhis.or.kr).

(3) 시행시기

〈표 3-3〉 영유아 건강검진 시행시기

건강보험 가입자 및 피부양자	의료급여 수급권자
2007. 11. 15.부터	2008. 1. 1.부터
건강보험재정으로 부담	국고 및 지방비로 부담

출처 : 국민건강보험공단(www.nhis.or.kr).

〈표 3-3〉과 같이 영유아 건강검진은 2007년 11월 15일부터 무상으로 제공되고 있다.

(4) 건강검진표 발송 및 수령(국민건강보험공단)

공단은 영유아 건강검진 대상자에게 건강검진 대상임을 확인할 수 있는 '영유아 건강검진표'를 개인별 주소지로 발송(각 월령별 검진시작일 전월 25일까지)한다. 영유아 건강검진 사전알람(SMS) 및 전자우편(E-mail) 서비스 등을 병행 실시하고 건강검진표 분실 등의 사유로 인한 '검진확인서'는 공단지사에서 수시 발급한다.

공단은 매월 시 · 군 · 구별 검진대상자 및 수검현황과 건강검진결과 내역을 지역보건의료정보시스템으로 전송한다.

(5) 건강검진 항목

국민건강보험공단에서 제시하고 있는 영유아 건강검진의 시기별 검진항목과 건강검진 항목별 검진방법은 〈표 3-4〉, 〈표 3-5〉, 〈표 3-6〉과 같다.

〈표 3-4〉 영유아 건강검진 항목

검진시기		항 목	
1차	생후 4~6개월	건강검진	문진과 진찰, 신체계측, 건강교육
2차	생후 9~12개월	건강검진	문진과 진찰, 신체계측, 발달평가 및 상담, 건강교육
3차	생후 18~24개월	건강검진	문진과 진찰, 신체계측, 발달평가 및 상담, 건강교육
	생후 18~29개월	구강검진	구강문진 및 진찰, 구강보건교육
4차	생후 30~36개월	건강검진	문진과 진찰, 신체계측, 발달평가 및 상담, 건강교육
5차	생후 42~48개월	건강검진	문진과 진찰, 신체계측, 발달평가 및 상담, 건강교육
	생후 42~53개월	구강검진	구강문진 및 진찰, 구강보건교육
6차	생후 54~60개월	건강검진	문진과 진찰, 신체계측
	생후 54~65개월	구강검진	구강문진 및 진찰, 구강보건교육
7차	생후 66~71개월	건강검진	문진과 진찰, 신체계측, 발달평가 및 상담, 건강교육

출처 : 국민건강보험공단(www.nhis.or.kr).

차수에 따른 검진 중요 내용은 다음과 같다.

① 1차(생후 4~6개월)

문진 및 진찰, 신체계측, 건강교육으로 이루어지며, 출생 시 체중과 분만 주수, 모유나 분유 횟수, 수유 시간, 수유량, 밤중 수유 여부가 가장 중요한 요소이다. 특히 이 시기는 이유식을 시작하는 시기로 이유식 시작 시기와 섭취량 등도 체크해야 한다.

② 2차(생후 9~12개월)

이유식을 어떻게 진행하고 있는지에 대한 정보가 가장 중요한 시기이다. 이유식 횟수, 고기나 채소, 과일 등의 하루 섭취량, 이유식에 대한 이상반응 등을 체크해 가야 한다. 또 이 시기에는 낯가림이나 부모에 대한 애착형성 여부도 살피게 되는데 발달장애나 자폐증 진단에 중요한 단서가 된다.

③ 3차(생후 18~24개월, 구강검진은 18~29개월)

운동이나 언어 발달에 대한 평가가 이루어진다. 보통 이 시기에 아이들은 어휘력이 빠르게 늘게 되는데, 다른 아이들에 비해 지나치게 말이 늦지는 않은지 확인할 수 있다. 더불어 구강검진을 받는 시기로 밤중 수유 여부와 치아의 건강상태를 체크하게 된다.

④ 4~7차(생후 30~71개월)

이 시기의 아이들에게서는 사회성 발달이 뚜렷하게 나타난다. 말을 잘 하는지, 친구들과 잘 어울리는지에 대한 세심한 관찰이 필요하며 영양 부족과 과잉에 대한 관심도 기울여야 한다. 특히 아이들은 대개 1년에 4cm 이상 자라야 하는데, 아이가 또래보다 키가 많이 작다면 과거의 성장데이터가 매우 중요하기 때문에 꼭 기록해 가야 한다.

〈표 3-5〉 영유아 건강검진 항목별 검진방법(일반검진)

검진항목	검진방법
문진 및 진찰	문진표, 진찰표, 청각문진, 시각, 시력검사
신체계측	키, 몸무게(체질량 지수), 머리둘레
건강교육	영양, 수면, 안전, 구강, 대소변 가리기, 정서 및 사회성, 개인위생, 취학 준비
발달평가	K-ASQ, DENVER-II 등에 의한 검사

출처 : 국민건강보험공단(www.nhis.or.kr).

〈표 3-6〉 영유아 건강검진 항목별 검진방법(구강검진)

검진항목	검진방법
구강문진 및 진찰	문진표, 진찰표(치아검사, 치주조직 검사)
구강보건교육	매뉴얼을 이용한 보호자 및 유아 교육

출처 : 국민건강보험공단(www.nhis.or.kr).

※ **영유아 건강검진 TIP**

• 문진표와 발달선별검사(K-DST) 평가지는 집에서 작성한다.

영유아 건강검진에서 가장 기본이 되는 것은 바로 문진표와 K-DST 평가지이다. 제대로 적으려면 1시간 이상 걸리기도 하는데, 낯선 병원에서 아이가 울거나 보채면 정확하게 작성하기가 어려울 수 있다. 특히 블록 놀이나 가위질, 뜀뛰기 등 아이에게 시켜본 후 정확하게 적을 수 있는 항목들이 있어 충분한 시간을 두고 아이와 함께 꼼꼼히 작성하는 것이 좋다. 또한 문진표와 평가지를 작성하면서 아이의 발달 상태를 부모 스스로 생각해 볼 수 있으니 성실하게 체크하는 것이 중요하다.

• 주 양육자가 동행한다.

영유아 건강검진은 검진의 특성상 주 양육자가 주는 정보가 매우 중요하게 작용한다. 아이의 일상생활을 묻는 의사의 질문에 정확한 답변을 해야 하기 때문에 반드시 주 양육자가 함께해 정확한 건강검진이 이루어질 수 있도록 한다.

• 궁금했던 질문은 미리 적어간다.

검진은 비교적 짧은 시간에 이루어지기 때문에, 의사가 궁금한 점이 없는지 물어도 순간 생각나지 않아 그냥 나오는 경우가 많다. 이런 사소한 질문도 아이의 정확한 건강검진에 영향을 줄 수 있으므로 평소 궁금했던 점이나 걱정스러운 점이 있다면 미리 메모해 꼼꼼하게 묻는 것이 좋다.

• 수유 준비와 장난감을 챙겨간다.

아이가 배가 고프거나, 환경이 낯설어 칭얼거리면 검진이 길어지고 어려워질 수도 있다. 그렇기 때문에 아이의 컨디션을 조절하는 것이 매우 중요한데, 충분히 수유를 해 배를 든든하게 하며, 좋아하는 장난감으로 아이의 관심을 끌면 까다로운 검진도 빨리 끝낼 수 있다.

출처 : 건강IN(hi.nhis.or.kr), 문진표 작성 또는 발달선별검사지 작성.

2 아동기 질병 및 감염병 관리

질병이란 심신의 전체 또는 일부가 정상적인 기능을 할 수 없는 상태이다. 질병은 바이러스 · 세균 · 곰팡이 · 기생충과 같이 질병을 일으키는 병원체가 동물이나 인간에게 전파 · 침입하여 질환을 일으키는 감염성 질환과 병원체 없이 일어날 수 있으며 발현기간이 긴 비감염성 질환으로 나눌 수 있다. 과거에는 이러한 질병의 책임이 전적으로 부모에게 있었지만, 현대사회로 오면서 영유아교육기관으로까지 그 책임이 확대되었다. 영유아는 환경에 대한 적응력과 면역력이 약해 감염성 질환뿐 아니라 비감염성 질환에 쉽게 걸릴 수 있기 때문에 부모나 교사는 영유아에게 자주 발생하는 질병의 유형과 원인을 파악해 기초 지식을 가지고 문제가 발생되었을 때 이에 대응할 수 있는 영유아들이 건강하게 성장할 수 있도록 도와주어야 하기 때문에 질병, 감염병, 혹은 신체의 결함에 대한 정확한 지식을 갖추어서 문제가 발생되었을 때 이에 대응할 수 있는 자세가 필요하다.

1) 질병 관리

영유아에게 자주 발생하는 질병의 원인과 증상을 살펴보면 〈표 3-7〉과 같다.

〈표 3-7〉 영유아에게 자주 발생하는 질병의 원인, 증상, 예방 및 치료

유형	병명	원 인	증 상	예방 및 치료
호흡기 질병	감기	• 종류가 다른 200여 개 이상의 바이러스가 원인이다. • 바이러스 중 30~50%가 노바이러스, 10~15%가 코로나바이러스가 차지하는 비율이 높다.	• 재채기, 코 막힘, 콧물, 인후통, 기침, 미열, 두통 및 근육통이 나타난다. • 영아의 경우는 보채거나 기운이 없고 식욕이 떨어지기도 한다. • 급성 중이염, 축농증, 폐렴 등이 동반될 수 있다.	• 몸을 따뜻하게 해주고, 휴식을 취하는 것이 가장 중요하다. • 코가 막혔을 때 점막 수축과 다량의 분비물을 감소시키기 위해 비강정액을 코에 적셔준다. • 실내 온도는 18~20℃ 정도를 유지하며, 습도는 60~65℃ 정도가 적절하다. • 식이요법은 수분 섭취량을 증가시키고, 비타민 C가 함유된 과일을 먹게 한다.
	급성 편도염	• 편도 중 주로 구개편도에 발생하는 급성 염증으로서 대부분 세균이나 바이러스 감염을 통해 발생한다. • 인후염이 생길 수 있다.	• 주로 어린이나 청소년들에게 많이 발견된다. • 대부분의 경우 갑작스러운 고열과 오한이 나타난 후 인후통이 발생한다. • 두통, 전신 쇠약감, 관절통 등이 신체 전반에 나타난다. • 편도는 붉게 부어오르고 누런 고름이 보이는 경우도 있다.	• 양치질은 식염수로 하루에 4~5회 하면서 구강위생을 철저히 하고 자주 손을 씻는 습관을 갖도록 한다. • 수분을 충분히 섭취하고, 휴식을 취하도록 한다. • 편도선염은 기관지염 · 폐렴으로 발전하기 쉬우므로 의사의 처방을 받는다.
	소아 폐렴	• 대부분 집 · 영유아교육기관 등에서 유행 양상으로 발생할 수 있다.	• 호흡수가 증가하고 끙끙거리는 신음 소리를 내거나 흉곽 함몰 증상을 보이거나 코를 벌름거리기도 한다. • 영아들은 기침을 하면서 구토를 많이 하며 가슴 통증을 호소하기도 한다. • 위팽창과 복부팽만이 동반될 수 있다. • 두통 및 전신 위약감과 식욕 저하, 설사 등의 증상을 함께 보이기도 하고 보채거나 처지며 불안과 섬망 상태를 동반하기도 한다.	• 충분한 영양 공급 및 수분 섭취 등을 해준다. • 주로 환자의 콧물 · 기침 등을 통해서 전파되므로 예방을 위해서는 손 씻기 습관 및 호흡기 예절을 철저히 지키는 것이 중요하다. • 인플루엔자 · 폐구균 · 뇌수막염 등 적절한 예방접종을 한다.

유형	병명	원인	증상	예방 및 치료
	중이염	• 소아에서 발생하는 세균성 감염 중에서 가장 흔하게 발생한다. • 중이염은 생후 6개월이 지나면 급격히 증가하여 2세경에 가장 많이 발생한다. • 영유아는 면역기능이 부족으로 감염에 대한 저항력이 떨어져 있기 때문에 소아 4명 중 3명이 3세 이전에 한 번 이상 중이염을 경험하는 것으로 보고되고 있다.	• 고막 안쪽의 중이 부분에 염증이 생겨서 중이염에 걸리면 고막 안쪽에 분비물이 고여서 심한 통증이 있고 때로는 귀가 안 들리기도 한다.	• 일반적인 예방법으로는 적어도 6개월까지는 모유 수유를 하며, 손을 잘 씻고 예방접종을 빠짐없이 맞는다. • 중이염을 막는 예방접종은 아직 없지만 중이염의 원인이 되는 감기는 줄일 수 있다.
	천식	• 기관지의 알레르기 염증반응 때문에 발생하는 알레르기 질환이다. • 유전적 요인과 환경적 요인이 합쳐져서 생긴다. • 천식을 유발하는 요인으로는 집 먼지 진드기, 꽃가루, 동물 털이나 비듬, 바퀴벌레, 식품, 약물 등이다. • 대표적인 악화요인은 감기, 담배연기와 실내 오염, 대기오염, 식품첨가제, 운동 등 신체적 활동, 기후 변화, 황사, 스트레스 등이 있다.	• 호흡곤란, 기침, 천명	• 기관지 천식의 치료로는 약물요법과 회피요법, 면역요법 등이 있다. • 천식 환자는 평상시 증상조절이 잘되어 있더라도 여러 가지 자극에 의해서 갑자기 숨이 찰 수 있으며, 심한 천식 발작의 증후가 있을 때는 바로 병원으로 가야 한다.
소화기질병	구토	• 구역과 구토는 다양한 질환에서 흔히 나타나는 증상이다. • 영유아는 주로 위장의 바이러스 감염이나 알레르기를 일으키는 음식을 먹은 경우에 구토를 한다.	• 구토증은 대부분 복통과 함께 일어난다.	• 구토를 한 후에는 옷을 느슨하게 하여 편안한 자세를 취하게 하며, 가슴 부위를 차갑게 하여 주고 등을 문질러 준다. • 누워 있다가 갑자기 토하는 경우 토사물이 기도에 들어가 질식할 수 있으므로 머리를 옆으로 돌리게 하여 위험한 상황이 되지 않도록 해야 한다.

유형	병명	원인	증상	예방 및 치료
				• 경우에 따라서는 구토의 원인을 파악하기 위해 토사물에 대한 기록을 자세하게 남겨둔다. • 관찰하는 동안 열이 동반하거나 다른 증상이 나타나면 곧바로 부모에게 알리고 병원으로 데리고 간다.
	설사	• 변이 무르고 물기가 많은 상태로 배설되는 것으로 배변의 횟수가 하루 3회 이상이거나 대변의 무게가 200g 이상인 경우에 해당한다. • 설사의 원인은 바이러스, 세균, 기생충, 설사를 유발하는 장질환, 면역 결핍, 음식, 스트레스, 약물 등에 의해서 언제든지 발생할 수 있다.	• 설사 횟수가 많아지면 영유아는 피곤해 보이고 창백해지는데, 이때 영유아의 피부가 빨갛게 짓무르지는 않는지 세심하게 살펴야 한다. • 영유아가 영유아교육기관에 있는 동안 두 번 이상 설사를 하면 부모에게 알리고 24시간이 지나도 멈추지 않으면 등원을 중지하도록 권고한다.	• 설사의 횟수와 소변 본 횟수를 기록해 부모나 의사에게 알리는 것이 좋다. • 설사가 심하면 12시간 정도 금식시키고 수분 공급을 위해 보리차와 같은 액체만 공급한다. 충분한 액체 공급을 통해 탈수를 막아야 한다. • 설사를 하는 영유아나 돌보는 교사도 자주 손을 씻고, 설사하는 영유아가 가지고 논 장난감도 잘 씻거나 소독한다.
	식중독	• 식중독은 식품 섭취와 연관된 인체에 유해한 미생물 또는 유독물질에 의해 발생하였거나 발생한 것으로 판단되는 모든 감염성 또는 독소형 질환(식품위생법 제2조 제14호)이다. • 세균성 식중독, 미생물에 의한 식중독, 화학물질에 의한 식중독으로 구분되는데 이 중 세균성 식중독이 가장 흔하게 나타난다.	• 오염된 음식물을 섭취한 후 오심 · 구토 · 복통 · 설사 · 발열 등의 증상이 발생할 경우 식중독으로 의심할 수 있다. • 구토만 하는 경우와 구도니 설사와 함께 전신에 열까지 나는 전신증상이 있다. • 세균이 장벽에 붙거나 뚫고 들어가며 발생하는 식중독은 신경마비, 근육경련, 의식장애 등의 증상을 일으키기도 한다. • 식중독 환자는 소화흡수장애로 인해 설사가 약화될 수 있다.	• 식중독은 예방이 최우선이며 비위생적인 음식을 먹지 않고 손을 깨끗이 씻는다. • 구토나 설사로 인한 체내 수분 손실을 보충하고 선해질 불균형을 해소하기 위해 수액을 공급한다. • 끓인 물에 설탕이나 소금을 타서 마시거나 이온음료를 마시는 것이 도움이 되고 설사가 줄어들면 미음이나 쌀죽 등 기름기가 없는 음식부터 섭취한다.

유형	병명	원인	증상	예방 및 치료
				• 되도록 물을 많이 마시게 한다. • 설사증상이 심하다고 함부로 지사제를 사용하면, 장 속에 있는 독소나 세균 배출이 늦어 회복이 지연되고 경과가 나빠질 수 있다.
피부질환	아토피성 피부염	• 발병 원인은 아직 확실하게 알려져 있지 않으며, 유전적인 소인과 환경적 요인, 면역학적 이상과 피부 보호막 이상 등 여러 원인이 복합적으로 작용하는 것으로 알려져 있다. • 아토피성 피부염 환자의 70~80%가 아토피질환의 가족력을 가지고 있다.	• 아토피 피부염 환자는 온도와 습도의 변화에 민감하다. 아주 덥거나 추운 경우, 습도가 너무 높거나 낮은 경우에 가려움증이 심해질 수 있다. • 긴장이나 격한 감정의 변화, 스트레스도 가려움증을 유발할 수 있다. • 심한 가려움증, 부스럼 딱지, 인설, 삼출, 홍반과 부종 등의 증상을 보인다. • 영아기에는 생후 2~3개월 이후에 얼굴의 양 볼에 홍반이 나타나는 것이 특징으로 흔히 태열이라고도 한다. • 생후 6개월 정도에는 간지러운 붉은 반점과 미세한 물집이 양 볼, 이마, 머리에 나타나고, 팔과 몸통 부위로 번진다. • 2세 이상 10세 이하 소아기에는 팔다리 접히는 부분, 목 접히는 부위에 생기며 건조한 습진형태로 나타나는 경우가 많다. • 아토피성 피부염 환자 10명 중 6~7명은 2세 정도에 증세가 완전히 좋아지지만 나머지는 계속 남아 만성화된다.	• 아토피 피부염을 치료하기 위해서 장기적인 관점으로 대처해야 한다. • 환자의 특성에 따라 피부증상을 악화시키거나 유발하는 알레르겐, 자극물질, 스트레스 피하기 등 개별화된 다각적이고 체계적인 치료를 시행해야 한다. • 아토피 피부염을 예방하기 위해서는 다양한 악화요인을 피하는 것이 중요하다. 기온이나 습도가 너무 높거나 반대로 낮은 환경, 급격한 온도 변화, 지나친 목욕과 피부 건조, 피부 감염, 자극성 의복류 등을 피하는 것이 필수적이다. • 애완동물의 털이 문제가 될 경우에는 집 안에서 키우지 않는 것이 좋다.

출처 : 조미환(2019). 영유아건강교육, pp. 248-255 참고.

2) 감염병 관리

감염병은 세균 · 바이러스 · 기생충과 같은 여러 병원체에 의해 감염되어 발생하는 질환이다. 감염병의 주요 전파 경로는 물 · 식품 · 사람과의 접촉, 동물에 의한 전파 등이며, 최근 지구환경의 변화와 해외여행의 증가로 인해 새로운 감염병 발생 및 확산이 우려되고 있다.

〈표 3-8〉와 같이 2020년 1월부터 감염병은 긴급도, 심각도, 전파력 등이 높은 순서에 따라 제1급감염병, 제2급감염병, 제3급감염병, 제4급감염병으로 구분하는 '급(級)'별 분류체계로 변경되었다. 영유아교육기관에서 법정 감염병에 해당되는 질병이 발견되었을 때는 즉시 관할 보건소에 신고하여 후속 조치를 받도록 해야 한다.

〈표 3-8〉 법정 감염병 분류체계

분류	분류기준	신고제도	감염병의 종류
제1급 (17종)	생물테러감염병 또는 치명률이 높은 감염병으로 집단 발생의 우려가 크고, 음압격리와 같은 높은 수준의 격리가 필요	즉시 전화신고 후 24시간 이내 신고서 제출	에볼라바이러스병, 페스트, 마버그열, 라싸열, 크리미안콩고출혈열, 남아메리카출혈열, 리프트밸리열, 두창, 탄저, 보툴리눔독소증, 야토병, 신종감염병증후군, 중증급성호흡기증후군(SARS), 중동호흡기증후군(MERS), 동물인플루엔자인체감염증, 신종인플루엔자, 디프테리아
제2급 (20종)	전파 가능성을 고려하여 격리가 필요	24시간 이내 신고	결핵, 수두, 홍역, 콜레라, 장티푸스, 파라티푸스, 세균성이질, 장출혈성대장균감염증, A형간염, 백일해, 유행성이하선염, 풍진, 폴리오, 수막구균 감염증, B형 헤모필루스인플루엔자, 폐렴구균 감염증, 한센병, 성홍열, 반코마이신내성황색포도알균(VRSA) 감염증, 카바페넴내성장내세균속균종(CRE) 감염증

분류	분류기준	신고제도	감염병의 종류
제3급 (26종)	계속 감시할 필요가 있는 감염병	24시간 이내 신고	파상풍, B형간염, 일본뇌염, 말라리아, C형간염, 레지오넬라증, 비브리오패혈증, 발진티푸스, 발진열, 쯔쯔가무시증, 렙토스피라증, 브루셀라증, 공수병, 신증후군출혈열, 후천성면역결핍증(AIDS), 크로이츠펠트-야콥병(CJD) 및 변종크로이츠펠트-야콥병(vCJD), 황열, 뎅기열, 큐열, 웨스트나일열, 라임병, 진드기매개뇌염, 유비저, 치쿤구니야열, 중증열성혈소판감소증후군(SFTS), 지카바이러스 감염증
제4급 (23종)	제1~3급감염병 이외에 유행 여부를 조사하기 위하여 표본감시활동이 필요한 감염병	표본감시	인플루엔자, 매독, 회충증, 편충증, 요충증, 간흡충증, 폐흡충증, 장흡충증, 수족구병, 임질, 클라미디아감염증, 연성하감, 성기단순포진, 첨규콘딜롬, 반코마이신내성장알균(VRE)감염증, 메티실린내성황색포도알균(MRSA)감염증, 다제내성녹농균(MRPA)감염증, 다제내성아시네토박터바우마니균(MRAB)감염증, 장관감염증, 급성호흡기감염증, 해외유입기생충감염증, 엔테로바이러스감염증, 사람유두종바이러스 감염증

출처 : 질병관리청(http://www.kdca.go.kr).

(1) 감염성 질환의 조기발견과 대응

많은 영아들이 여러 활동에 참여하고 서로 접촉하는 영유아교육기관의 경우 감염성 질환에 노출될 가능성이 많다. 따라서 영유아교육기관의 교사는 영유아에게 자주 발생하는 전염성 질환의 예방 및 관리에 관한 일반적인 정보를 가정통신문 등을 통해 부모에게 제공하고, 매일 등 · 하원 시 영유아의 건강상태를 주의 깊게 살펴보아야 한다. 영유아의 감염병 의심 등 징후 발견 즉시 부모에게 알려 의료기간의 진료를 받도록 안내한다. 감염된 영유아의 경우 어린이집으로부터 격리 치료하도록 조치하고, 완치된 후 등원하도록 유도한다.

어린이집에서 감염병이 의심되는 영유아에 대한 지침은 다음과 같다(보건복지부, 2012).

① 아픈 영유아가 발생하면 즉시 다른 영유아들과 격리한다.

영유아가 다음과 같은 증상을 보일 경우 격리가 필요하다(어린이집안전공제회, 2019).

- 발열과 함께 구역질, 구토 등이 있을 때
- 열과 함께 몸에 발진이 돋았을 때
- 설사(두 번 이상 변을 보았다거나 평소 배변습관에서 변화를 보인 경우)를 하는 경우
- 최근 24시간 내 두 번 이상의 구토가 있었을 경우
- 피부나 눈에 황달이 관찰된 경우
- 영유아가 계속 보채고 지속적으로 울 경우

② 영유아가 평소와 다른 행동, 기침, 발열, 구토, 식욕저하, 발진, 충혈, 설사, 잠만 자려고 함 등 어떤 증상을 보이는지를 잘 관찰하여 건강기록지에 기록한다.

③ 영유아가 법정 감염병이 의심되면 관할 보건소에 보고하고 또는 어린이집 협력병원 의사의 지시에 따른다.

⑤ 영유아의 상태가 안 좋아져 어린이집에 데리고 있지 못할 상황이라고 판단되면 아픈 영유아를 따로 격리한 다음 어린이집 교사 한 명이 아픈 영유아를 전담해서 돌보면서 보호자를 기다린다.

⑥ 영유아가 아프지만 어린이집에 있어도 된다고 판단되면 영유아 및 교사도 손을 자주 씻고 아픈 영유아는 물놀이를 하지 않노록 하며, 놀이자료 및 교구를 자주 소독한다.

⑦ 영유아가 자극에 반응이 없거나 호흡곤란이나 경련을 보이거나 상태가 급히 악화되는 경우에는 바로 119 등에 연락해서 응급진료를 요청한다.

영유아기에 발생 가능한 법정 감염병과 일반 감염병 목록은 〈표 3-9〉, 〈표 3-10〉과 같다.

〈표 3-9〉 영유아기에 발생 가능한 법정 감염병

병명	발생상황	증 상	예방대책			
			예방 접종	환자 격리	격리기간	유의점
세균성 이질 –2급–	• 위생상태가 나쁘고 인구밀도가 높은 지역에서 많이 발생 • 전염력이 매우 강함	• 설사, 심한 복통, 오한, 열이 나고 심하면 탈수와 허탈 상태에 빠짐	×	○	• 항생제 치료 종료 48시간 후부터 24시간 간격으로 2회 대변배양검사가 음성일 때까지	• 배변 후 손 씻기의 중요성을 충분히 교육 · 홍보 • 환자, 보균자의 배설물에 오염된 물품 소독(크레졸 3%)
수두 –2급–	• 여름철에 잘 발생	• 미열(열이 높지 않음)과 동시에 발진이 가슴, 배부터 시작해서 얼굴, 팔, 다리에 나타남 • 발진은 반점이던 것이 수포로 되고, 수포가 딱지가 됨 • 폐렴의 합병증이 있음	○	○	• 모든 피부 병변에 가피가 생길 때까지 • 예방접종을 시행한 사람에게서 수두발병 시 가피가 생기지 않을 수 있으므로 이 경우 24시간 동안 새로운 피부 병변이 생기지 않을 때까지	• 손 씻기, 기침 예절 등 개인위생 수칙을 준수
수족구 –4급–	• 5세 이하의 유아, 여아보다 남아가 더 잘 걸림 • 여름철에 잘 발생	• 발열, 식욕부진, 인후통 등으로 시작됨 • 일반적으로 열이 나기 시작한 1~2일 후 입안이나 목에 작은 물집이 생기고 손바닥이나 발바닥에도 작은 돌기(구진)가 나며 그 끝에 물집이 맺힘	×	○	발병 후 1주일까지	• 바이러스가 원인이므로 전염력이 무척 강함 • 손 씻기를 통해 개인 위생을 철저히 하고, 장난감이나 놀이기구 등 청결유지와 환자와 접촉을 피하는 등 감염의 위험을 감소시키는 활동이 중요

병명	발생상황	증 상	예방대책			
			예방 접종	환자 격리	격리기간	유의점
인플루엔자 -4급-	• 11~4월에 발생	• 38도 이상의 갑작스러운 발열 · 두통 · 근육통 · 피로감 등의 전신증상과 기침 · 인후통 · 객담 등의 호흡기 증상을 보임	○	○	• 증상이 발생한 후 5일 동안 격리하고, 만약 발열이 5일 이상 지속된다면 해열제를 투약하지 않고 24시간 이상 발열이 없을 때까지	• 기침과 재채기를 할 때 반드시 휴지나 손수건으로 가리고 하거나 옷으로 가리는 등 기침 예절을 준수한다. • 외출 후 반드시 손을 씻는다.
디프테리아 -1급-	• 11~4월에 발생 • 4세 이하의 환자가 전체의 60%	• 발열, 전신에 힘이 없고, 목 아픔 • 인후가 충혈되고 편도선에 위막이 형성됨 • 심하면 숨쉬기가 곤란하며 쉰 목소리가 남	○	○	• 항생제 치료 후 24시간 이상 경과한 다음, 24시간 이상의 간격으로 채취한 비강 및 인두 부위의 검체에서 모두 균이 음성일 때까지	• 환자가 사용하였거나 분비물에 오염된 물품 소독
백일해 -2급-	• 3~6월에 발생 • 전염률이 높음 • 일단 병에 걸리면 새빌하지 않음	• 감기처럼 시작하여 기침이 점점 심해지고 경련성 해소 발작을 일으킴	○	○	• 치료를 받지 않는 경우 : 기침이 멈출 때까지 최소한 3주 • 항생제 치료 중인 경우 : 치료 5일 후까지	• 환자의 비인두, 분비물에 오염된 물품 소독
홍역 -2급-	• 4~6월에 발생 • 만 2세를 전후하여 잘 걸림 • 한번 앓고 나면 면역이 됨	• 열, 두통, 근육통, 결막염 증상, 콧물, 재채기 • 귀의 뒤쪽, 목, 앞이마에 발진이 나타나 점차 아래로 퍼져서 마지막에 팔, 다리에 생김 • 39~40℃의 고열, 기침 • 발진이 사라지면 열이 내리고 증상이 사라짐	○	○	• 증상이 나타난 후부터 발진 후 5일까지	• 접촉자는 잠복기간 동안 발병 여부를 감시하고 기침 예절을 준수해야 함

병명	발생상황	증 상	예방대책			
			예방 접종	환자 격리	격리기간	유의점
일본 뇌염 -3급-	• 한국을 중심으로 중앙아시아 일대에서 발생 • 여름에 발생	• 초기에 두통, 팔다리 쑤심, 구토, 설사를 동반함 • 증상이 심할 때 고열(39~40℃), 흥분, 경련, 팔 · 다리 마비 등이 있음 • 후유증으로 기억력 계산능력이 나빠지고 언어장애, 운동장애가 일어날 수 있음	○	×		• 매개충인 모기에 물리지 않도록 주의
유행성 이하선염 (볼거리) -2급-	• 겨울과 봄에 많이 발생 • 한 번 앓고 나면 면역이 됨	• 오한, 두통, 미열이 1~2일간 계속 • 한쪽 또는 양쪽 볼이 커지며 붓고, 입을 벌리거나 음식을 삼킬 때 아픔	○	○	• 이하선염이나 다른 증상 발현 후 9일까지	• 환자의 코나 목의 분비물로 오염된 물품 소독
풍진 -2급-	• 이른 봄에서 6월까지 많이 발생	• 두통, 근육통, 열이 나며 목 뒤의 임파절이 커지면서 발진이 생김 • 특히 목뒤, 귀뒤, 머리 뒤쪽이 부어서 만지면 아픔 • 발진은 첫날은 얼굴과 목에 다음날은 가슴, 등, 팔 등에 새롭게 나타남	○	○	• 발진 후 7일까지	

병명	발생상황	증 상	예방대책			
			예방접종	환자격리	격리기간	유의점
성홍열 -2급-	• 주로 3세 이상의 소아에게 발생 • 잠복기는 1~7일 정도임	• 발열 · 두통 · 구토 · 복통 · 오한 및 인두염 등의 증상을 보이고, 24~48시간 후에 전형적인 발진이 목 · 겨드랑이 · 사타구니에서 생기기 시작하여 전신으로 나타남 • 혀는 유두가 현저히 두드러지는 딸기혀(strawberry tongue)의 특징을 보임	○	○	• 치료를 시작하고 24시간 동안은 전염성이 있으므로 격리	• 베타 용혈성 연쇄구균이 원인 • 환자나 보균자와의 접촉 피함 • 외출 후 반드시 손 씻기

출처 : 질병관리청(http://www.kdca.go.kr).

〈표 3-10〉 유아기에 발생 가능한 일반 감염병

병 명	원 인	증 상	예방 및 치료
머릿니	• 머리카락에 기생하는 기생곤충 • 감염된 사람의 머리카락에 직접 접촉되어 전파된다.	• 가려움증	• 열에 약하므로 매주 2~3회 이상 뜨거운 물로 목욕을 자주 하고 옷을 자주 갈아입는다. 옷이나 침구는 삶아 빠는 등 청결을 유지한다. • 감염자와 접촉을 피한다.

병명	원인	증상	예방 및 치료
결막염	• 세균이나 바이러스, 곰팡이균 등 여러 가지 병원균에 감염되어 발생	• 잠복기는 일주일 정도이다. • 눈이 충혈되며 불편한 느낌, 눈곱, 눈물, 가려움증(알레르기성 결막염) 등이 나타난다. • 어린아이는 두통, 오한, 인후통, 설사 등이 동반되기도 한다.	• 청결한 위생 상태를 유지하고 손을 자주 씻고 손으로 눈을 만지지 않는다. • 환자의 침방울이나 눈곱, 눈물 등에 직접 닿거나 오염된 손이나 옷 등에 접촉하여 감염되므로 접촉을 주의하고 각자 개인 수건을 사용한다.
바이러스 폐렴	• 바이러스가 원인임 • 10월~3월에 많이 발생 • 2세 미만 소아에게 감기처럼 시작하여 모세기관지염이나 폐렴으로 진행됨	• 발열, 기침, 콧물, 인후통, 가래가 흔하며, 코막힘, 쉰 목소리, 천명(쌕쌕거림), 구토도 발생할 수 있다. • 감기 정도로 경미한 증상을 보일 수도 있으나, 영유아에서는 모세기관지염, 폐렴 등 감염을 잘 유발한다. • 미숙아, 심혈관 질환이 있는 환자, 면역이 저하된 환자의 경우 중증 호흡기 감염을 일으킨다.	• 2세 미만 소아의 경우, 사람이 많은 곳에 데려가지 않고 감기에 걸린 사람과 접촉하지 않도록 한다. • 장난감과 이불 등을 자주 세척하고, 유아용 젖꼭지, 식기, 칫솔, 수건 등 개인적 물품을 다른 사람과 함께 사용하지 않는다.
돌발성 발진	• 3세 이하의 유아가 잘 걸리며, 정확한 원인은 잘 모름	• 갑작스런 고열과 경련이 일어난다. • 눈 주위가 붓는다. • 발진은 반점상이며 주로 몸통, 목, 귀 뒤에 나타나며, 얼굴이나 다리에 발생한다.	
전염성 농가진	• 포도상구균이나 연쇄상 구균이 원인임 • 여름철에 많이 발생	• 발진 부위에 수포나 농포를 형성하고, 이것이 터져서 누런 딱지를 형성한다(불에 데인 것과 같은 모습).	• 항생제로 치료가 되며 영아는 부스럼 딱지가 모두 떨어질 때까지 격리한다.

출처 : 질병관리청(http://www.kdca.go.kr).

(2) 감염성 질환의 관리

감염병은 전파를 막기 위해 각별한 주의가 필요하다. 영유아가 입학할 때 어린이집 격리지침에 대해 미리 보호자에게 알려준다. 의사의 진단 결과 감염병에 감염 또는 감염된 것으로 의심되는 영유아의 경우 어린이집으로부터 격리 치료 후, 완치 확진소견서와 함께 등원한다. 영유아가 휴원을 요하는 질병의 종류와 증상, 격리기간은 〈표 3-11〉과 같다.

〈표 3-11〉 휴원을 요하는 질병

병 명	증 상	잠복기간	격리기간
홍 역	발열, 재채기, 결막염, 발진	9~13일	발진이 없어질 때까지 → 발진 후 약 5일간
수 두	발열, 발진, 물집이 생김	10~21일	딱지가 떨어질 때까지 → 발진 후 약 7일간
유행성 이하선염 (볼거리)	발열, 귀밑이 부어오름	7~21일	귀밑 부기가 다 빠질 때까지 → 발진 후 약 5일간
풍 진	가벼운 감기 같은 증세, 발열, 발진	10~21일	증상이 없어질 때까지 → 대개 발진 후 5일간
백일해	열은 없고 밤에 기침이 심함	7~14일	특유의 기침이 없어질 때까지 → 발병 약 3~4주
유행성 감기	발열, 기침, 목이 아픔, 뼈마디 아픔	1~3일	주요 증상이 사라질 때까지
유행성 결막염	눈이 붓고 충혈됨, 눈꼽 많아짐	7일	주요 증상이 사라질 때까지
농가진	얼굴이나 수족에 쌀알 크기부터 대두 크기의 발진, 수포가 생김	2~5일	염증기가 지나 환부치료, 포대를 하고부터
수족구병	38℃ 정도의 고열, 1~2일간 입속, 손바닥, 발바닥에 수포가 생김	3~6일	주요 증상이 사라질 때까지
전염성 설사증	설사의 횟수가 많고 변이 물 같고 열이 나며 감기증상을 동반함	2~4일	주요 증상이 사라질 때까지
감염(A형)	식욕 부진, 두통, 열, 황달, 관절통	10~15일	주요 증상이 사라질 때까지

병 명	증 상	잠복기간	격리기간
디프테리아	미열, 인후염, 기침, 쉰 목소리, 두통, 편도선 비대, 회색반점	2~4일	배양검사가 2회 이상 음성이 나올 때까지
전염성 홍반	열은 별로 없으나 때로는 37도의 열이 남 얼굴과 뺨에 발진이 생김	7~14일	급성 증상이 없어질 때까지
뇌막염	고열, 두통, 구토 전신에 보라색 반점, 의식에 혼동이 옴	14~21일	증상이 사라질 때까지
콜레라	열, 구토, 허연 물 설사, 탈수 증세	6시간~5일	완치될 때까지

출처 : 어린이집안전공제회(2019). 어린이집 안전관리백과.

3) 예방접종

예방접종이란 전염성 질환을 예방하기 위하여 미생물 병원성을 제거하거나 약하게 하여 인체에 주사 또는 접종하는 방법으로 특정 질병에 대하여 면역을 가지도록 하는 것이다. 만일 예방접종을 하지 않은 상태에서 영유아가 특정 병에 걸릴 경우 중증이 될 수 있으므로, 예방접종을 통하여 병에 대한 감염을 막는 것이 좋다.

영유아기에 발병하는 전염성 질환들은 1차 예방접종 및 추가 접종으로 어느 정도 예방이 가능하므로 철저한 예방접종이 필요하다.

그러나 예방접종을 하였다고 해서 그 질병이 완전히 예방되는 것은 아니고, 예방접종에 따른 부작용도 있을 수 있기 때문에 개인 위생, 환경 등에 주의를 기울여야 한다.

적절한 시기에 예방접종을 실시하여 신체에 병원체가 침입하더라도 이에 대한 방어능력인 저항력을 증가시켜 영유아가 질병에 걸리지 않도록 하여야 한다. 더불어 충분한 영양 공급과 적당한 휴식, 수면을 취하며 신선한 공기를 마시고 적당한 운동을 하여 건강상태를 유지 · 증진시키면 감염병에 대한 저항력이 생긴다. 예방접종에는 반드시 맞아야 하는 기본 접종과 원하면 맞도록 하는 임의 접종이 있다(허혜경, 2009).

〈표 3-12〉 예방접종 종류

구분	예방접종
국가필수 예방접종 정부가 국가예방접종사업을 통해 예방접종 비용을 지원하는 백신에 대한 예방접종을 말하며 보건소와 지정 의료기관에서 무료로 접종 가능하다.	• 결핵(BCG, 피내접종) • B형간염(HepB) • 디프테리아/ 파상풍/ 백일해(DTaP) • 파상풍/ 디프테리아(Td) • 폴리오(IPV) • 디프테리아/ 파상풍/ 백일해/ 폴리오(DTap-IPV) • 디프테리아/ 파상풍/ 백일해/ 폴리오/ b형헤모필루스 인플루엔자(DTap-IPV/Hib) • b형 헤모필루스 인플루엔자(Hib) • 폐렴구균(PCV, PPSV) • 홍역/ 유행성이하선염/ 풍진(MMR) • 수두(Var) • A형간염(HepA) • 일본뇌염(JE, 불활성화 백신) • 일본뇌염(JE, 약독화 생백신) • 사람유두종 바이러스(HPV) • 인플루엔자(Flu) • 장티푸스(VICPS, 고위험군 대상) • 신증후군출혈열(HFRS, 고위험군 대상)
기타 예방접종 국가필수 예방접종 대상 백신 이외 의료기관에서 유료로 접종받을 수 있는 예방접종이다.	• 결핵 BCG(경피용) • 일본뇌염(LJEV, 키메라 바이러스 생백신) • 로타바이러스(RV) • 사람유두종 바이러스(HpV9) • 수막구균(MCV4) • 대상포진(HZV) • 디프테리아/ 파상풍/ 백일해/ 폴리오/ B형간염/ b형헤모필루인플루엔자(DTap-IPV/HepB-Hib)

기초 접종 : 최단 시간 내에 적절한 방어면역 획득을 위해 시행하는 총괄적 접종을 말한다.
추가 접종 : 기초 접종 후 얻어진 방어면역을 장기간 유지하기 위해 일정 기간 후 재차 시행하는 접종을 말한다.

출처 : 질병관리청 예방접종 도우미(http://nip.kdca.go.kr).

감염병이 유행하는 시기에는 반드시 예방접종을 해야 하고, 감염병의 발병 징후를 보이는 영유아는 격리한다. 예방접종 전, 후의 주의사항을 살펴보면 〈표 3-13〉과 같다.

〈표 3-13〉 예방접종 시 주의사항

접종 전 주의 사항	접종 후 주의 사항
• 아이의 건강상태를 잘 알고 있는 사람과 동행 • 집에서 아이의 체온을 측정하고 열이 없는 것을 확인하고 방문 • 모자보건수첩 또는 아기수첩 지참하고 방문 • 접종 전날 목욕시키고, 깨끗한 옷 입혀 방문 • 가능한 한 예방접종을 하지 않는 아이는 동행하지 않을 것	• 접종 후 20~30분간 접종기관에 머물러 아이의 상태 관찰 • 귀가 후 적어도 3시간 이상은 주의 깊게 관찰 • 접종 당일과 다음 날은 과격한 운동 삼가 • 접종 당일은 목욕 삼가 • 접종 부위 청결 유지 • 접종 후 최소 3일은 특별한 관심 갖고 관찰 • 아이는 반드시 바로 눕혀 재울 것

출처 : 질병관리청 예방접종 도우미(http://nip.kdca.go.kr).

연령별 어린이 예방접종의 시기와 종류는 〈표 3-14〉과 같다.

〈표 3-14〉 연령별 국가예방접종 일정표

<table>
<tr><th>질환</th><th>결핵</th><th>B형 간염</th><th colspan="2">디프테리아 파상풍 백일해</th><th>폴리오</th><th>b헤모 필루스</th><th colspan="2">폐렴구균</th><th>홍역 풍진 이하선염</th><th>수두</th><th>A형 간염</th><th colspan="2">일본뇌염</th><th>자궁 경부암</th><th>인플루 엔자</th></tr>
<tr><td>백신</td><td>BCG</td><td>HepB</td><td>DTaP</td><td>Tdap</td><td>IPV</td><td>Hib</td><td>PCV</td><td>PPSV</td><td>MMR</td><td>VAR</td><td>HepA</td><td>IJEV</td><td>LJEV</td><td>HPV</td><td>IIV</td></tr>
<tr><td>횟수</td><td>1</td><td>3</td><td>5</td><td>1</td><td>4</td><td>4</td><td>4</td><td>–</td><td>2</td><td>1</td><td>2</td><td>5</td><td>2</td><td>2</td><td>–</td></tr>
<tr><td>0~1개월</td><td>1회</td><td>1차</td><td></td><td></td><td></td><td></td><td></td><td></td><td></td><td></td><td></td><td></td><td></td><td></td><td></td></tr>
<tr><td>1개월</td><td></td><td>2차</td><td></td><td></td><td></td><td></td><td></td><td></td><td></td><td></td><td></td><td></td><td></td><td></td><td></td></tr>
<tr><td>2개월</td><td></td><td></td><td>1차</td><td></td><td>1차</td><td>1차</td><td>1차</td><td></td><td></td><td></td><td></td><td></td><td></td><td></td><td></td></tr>
<tr><td>4개월</td><td></td><td></td><td>2차</td><td></td><td>2차</td><td>2차</td><td>2차</td><td></td><td></td><td></td><td></td><td></td><td></td><td></td><td></td></tr>
<tr><td>6개월</td><td></td><td>3차</td><td>3차</td><td></td><td rowspan="4">3차</td><td>3차</td><td>3차</td><td></td><td></td><td></td><td></td><td></td><td></td><td></td><td rowspan="10">매년접종</td></tr>
<tr><td>12개월</td><td></td><td></td><td></td><td></td><td rowspan="2">4차</td><td></td><td></td><td rowspan="2">1차</td><td rowspan="2">1회</td><td rowspan="2">1차</td><td rowspan="2">1차</td><td rowspan="4">1차</td><td></td></tr>
<tr><td>15개월</td><td></td><td></td><td rowspan="2">4차</td><td></td><td></td><td></td><td></td></tr>
<tr><td>18개월</td><td></td><td></td><td></td><td></td><td></td><td></td><td></td><td></td><td rowspan="2">2차</td><td rowspan="2">2차</td><td></td></tr>
<tr><td>19~23개월</td><td></td><td></td><td></td><td></td><td></td><td></td><td></td><td></td><td></td><td></td><td></td></tr>
<tr><td>24~35개월</td><td></td><td></td><td></td><td></td><td></td><td></td><td></td><td rowspan="5">고위험군접종</td><td></td><td></td><td></td><td>3차</td><td>2차</td><td></td></tr>
<tr><td>만 4세</td><td></td><td></td><td rowspan="2">5차</td><td></td><td rowspan="2">4차</td><td></td><td></td><td rowspan="2">2차</td><td></td><td></td><td></td><td></td><td></td></tr>
<tr><td>만 6세</td><td></td><td></td><td></td><td></td><td></td><td></td><td></td><td>4차</td><td></td><td></td></tr>
<tr><td>만 11세</td><td></td><td></td><td></td><td rowspan="2">6차</td><td></td><td></td><td></td><td></td><td></td><td></td><td></td><td></td><td></td></tr>
<tr><td>만 12세</td><td></td><td></td><td></td><td></td><td></td><td></td><td></td><td></td><td></td><td>5차</td><td></td><td>1,2차</td></tr>
</table>

※ 생후 2, 4, 6개월, 만4~6세에 DTaP, IPV 백신 대신 DTaP–IPV 혼합백신으로 접종할 수 있음

※ 예방접종시기가 동일한 경우 DTaP–IPV/Hib(디프테리아, 백일해, 파상풍, 폴리오, b형헤모필루스인플루엔자) 혼합백신으로 접종 가능(혼합백신 접종 시에는 기초접종 3회를 동일 제조사의 백신으로 접종하는 것이 원칙임

출처 : 질병관리청(2019).

- 결핵 BCG(피내용) : 생후 4주 이내 접종
- B형간염(HePB) : 0, 1, 6개월에 1~3차 접종
- 디프테리아, 파상풍, 백일해(DTaP) : 혼합백신으로 총 5회 접종하며, 2, 4, 6개월에 1~3차 접종, 15~18개월에 4차 접종, 만 4~6세에 5차 접종
- 폴리오(IPV) : 2, 4개월에 1~2차, 6~18개월에 3차, 만 4~6세에 4차 접종
- b형 헤모필루스(Hib) : 2, 4, 6개월에 1~3차 접종, 12~15개월에 4차 접종
- 폐렴구균(PCV) : 생후 2개월~5세 미만으로 폐렴구균 감염의 위험이 높은 모든 소아를 대상으로 하며 2, 4, 6개월에 1~3차 접종
- 폐렴구균(PPSV) : 2세 이상의 폐렴구균 감염의 고위험군을 대상으로 하며 건강상태를 고려한 담당의와의 충분한 상담 필요
- 홍역, 유행성 이하선염, 풍진(MMR) : 총 2회 접종으로 생후 12~15개월 1차, 만 4~6세 2차 접종
- 수두(VAR) : 생후 12~15개월에 1차 접종
- A형간염(HepA) : 12~15개월, 18~23개월에 1차~2차 접종
- 일본뇌염(사백신) : 12~15개월, 18~23개월에 1차~2차 접종, 24~35개월에 3차, 만 6세와 만 12세에 각 1회 추가 접종
- 자궁경부암(HPV) : 만 12세에 6개월 간격으로 2회 접종
- 인플루엔자(IIV) : 6개월 이상 9세 미만에서 처음 접종하는 경우 4주 이상 간격으로 2회 접종, 그 다음 해부터는 매년 1회 접종

CHAPTER

04

정신건강

1. 정신건강 개념

2. 아동정신건강에 영향을 미치는 요인

3. 아동정신건강 문제

4. 아동정신건강을 증진시킬 수 있는 방안

CHAPTER

04 정신건강

영유아가 건강하게 성장 · 발달하기 위해서는 신체적 측면뿐만 아니라 정신적 측면에서의 건강도 매우 중요하다. 영유아기는 신체적 성장 · 발달과 더불어 활동 영역이 부모 및 가정에서 벗어나 영유아교육기관으로 확대되는 시기로, 사회에 대한 지식과 이해를 넓히는 중요한 단계이기도 하다. 최근 가족구조의 변화와 여성의 사회 진출 증가로 인해 하루 일과의 대부분을 영유아교육기관에서 보내는 영유아들이 늘어나고 있다. 사회적으로 인정되는 바람직한 행동 유형이나 습관을 일찍부터 형성해야 하는 과정에서 영유아는 다양한 종류의 심리적 갈등과 긴장을 경험하게 된다. 이는 영유아의 신체적 발달뿐 아니라 인지 · 정서 · 사회적 발달에도 영향을 미칠 수 있다.

따라서 이 장에서는 정신건강의 의미와 중요성, 유아의 정신건강에 영향을 미치는 다양한 요인과 영유아 정신건강 문제를 살펴보고, 마지막으로 영유아 정신건강을 증진시킬 수 있는 방안에 대해 알아본다.

1 정신건강 개념

건강하다는 의미는 단지 신체적 · 육체적인 측면만의 양호함을 뜻하지 않는다.

복잡한 현대사회를 살아가는 데 있어 정신적인 측면의 건강이 부각되고 있는 바, 성인과 마찬가지로 영유아정신건강의 중요성도 예외일 수 없다. 일반적으로 정신질환이나 병적 요인이 없다면 정신적으로 문제가 없다고 생각하기 쉽다. 그러나 정신건강이란 정신적인 질환이 없는 상태뿐 아니라 사회생활의 원만한 적응 및 바람직한 사고를 할 수 있는 정신적 상태를 말한다.

정신건강이란 "정신이나 심리적 상태와 기능에 초점을 맞춰 건강을 설명하는 개념으로 정신적으로 장애가 없고 사회적으로 잘 적응하며 자신의 능력과 기능을 발휘하며 자기실현과 함께 생활에 만족, 행복감을 경험하는 상태"로 정의할 수 있다(허혜경, 2009). 그러므로 정신적으로 건강한 사람은 주변 환경에 잘 적응하며, 다른 사람들과 원만한 관계를 유지할 수 있고, 어려운 문제나 갈등상황에 부딪혔을 때 적극적으로 스스로의 능력을 충분히 발휘하여 문제를 잘 해결해 나갈 수 있는 바람직한 성격의 소유자라 할 수 있다(류경화 · 정명순 · 지주영, 2008).

영유아기의 초기 경험은 인생 전반에 중요한 영향을 미친다. 영유아기의 안정된 환경 제공은 영유아의 성격뿐만 아니라 대인관계능력, 사회적응력에 크게 영향을 미친다. 영유아기에 긍정적 경험이나 안정된 환경을 제공받지 못할 경우 청소년기나 성인기에 정신적 증상들이나 사회부적응 행동들이 나타날 수 있으므로 영유아정신건강이 매우 중요하다(이선애, 2014).

영유아가 성장하는 과정에서 정신건강에 유해한 상황은 무수히 많다. 예를 들면, 성인으로부터 자신의 행위가 무시되거나 인정받지 못할 때, 부모의 사망이나 이혼으로 충격을 받을 때, 친구들로부터 따돌림을 받아 고립감을 느낄 때, 이사 등으로 친구와 헤어질 때 정신건강에 문제가 생길 수 있다. 이와 같이 정서 · 행동 · 사회적 관계는 서로 상호 밀접하게 정신건강에 영향을 줄 수 있으며 이로 인한 야뇨증, 말더듬증, 무언증, 수면이상, 자폐증, 불안장애, 주의력 결핍 및 과잉행동장애(ADHD) 등의 발달이상을 초래할 수 있다.

2 아동정신건강에 영향을 미치는 요인

정신건강에 영향을 미치는 요인은 크게 내적 요인과 외적 요인으로 나눌 수 있다. 내적 요인은 유전적인 성향, 체질, 나이, 성, 인종 등 병에 걸릴 수 있는 한 개인의 타고난 소질을 의미한다. 외적 요인은 어떤 생물학적 현상을 일으키는 원인이나 조건이 되는 요소로서 유발인자라고 하며 기질적 요인, 심리적 요인, 사회문화적 요인 등이 포함된다(설진화, 2009).

1) 기질적 요인

출생 전후의 산모나 태아에게 부정적인 영향을 미치는 의약품, 약물, 알코올 중독 등 뇌에 미치는 모든 질병과 자동차 사고나 산업재해 등의 외상, 감염, 인체에 축적되어 장애를 일으키는 화학적 중금속 독성물질은 기질성 정신장애를 일으킬 수 있다.

태아기에 입은 상처는 다음 〈표 4-1〉과 같이 출생 후에 여러 가지 태도 및 행동 패턴으로 나타나게 된다.

〈표 4-1〉 태아기 상처를 분별하는 단서들

태아기의 환경	출생 후 일반적으로 관찰되는 태도 및 행동 패턴
아이를 원하지 않는 경우	경쟁심, 성취지향성, 살아갈 이유를 애써 찾음, 기쁘게 하려는 지나친 욕구(혹은 거절당하기 전에 거절함), 긴장, 변명, 분노, 죽고 싶은 마음, 속박에 관한 문제, 애정을 거부함(혹은 지나치게 갈구함)
혼외관계로 인한 임신의 경우	깊은 수치심, 소속감 결핍
부모가 재정적으로 어려운 시기를 지나온 경우	나는 부담스러운 존재라고 믿음

태아기의 환경	출생 후 일반적으로 관찰되는 태도 및 행동 패턴
부모가 너무 어려서 미처 부모가 될 준비를 갖추지 못한 경우	나는 사생활 침입자라고 믿음
어머니가 허약한 경우	존재에 대한 죄책감, 아이는 어머니에 대해 정서적인 책임감을 가질 수 있음
태아의 부모 중 한쪽 혹은 양쪽이 성 정체성 문제를 겪는 경우	성 정체성 문제, 종종 동성애를 유발하는 원인이 됨, 부모의 마음을 기쁘게 하려 애씀, 허무함, 패배주의자적인 태도, '나는 처음부터 잘못되었어'
유산 후 임신된 아이의 경우	지나친 신중함, 지나친 성취, 경쟁심, 상실을 보완하려 애씀, 대체물이라는 것에 분노하고 자신이 되지 못함
어머니가 출산에 대한 지나친 두려움을 가진 경우	두려움, 불안정, 분만에 대한 공포
집안에서 싸운 경우	초조함, 긴장, 두려움, 신경과민, 의견 차이가 생기면 즉시 대화를 주도하려고 함, 죄책감(내가 싸움의 원인이야)
아버지가 돌아가셨거나 떠나신 경우	자신이 부모가 됨(부모에 대한 정서적 책임을 느낌)
어머니가 사랑하는 사람을 잃고 슬픔에 잠긴 경우	죄책감, 자기비난, 분노, 누군가의 존재를 과도하게 갈망함, 죽고 싶은 마음, 우울
불건전한 성관계인 경우	슬픔, 우울, 죽음의 소원, 외로움, '아무도 날 지지해 주지 않아. 의지할 것은 오직 내 자신뿐이야'라고 상상함
어머니에 대한 아버지의 태도가 둔하거나 폭력적인 경우	성관계를 혐오함, 남성 성기에 대한 두려움
아버지가 어머니 이외의 여성과 성관계를 맺고 있는 경우	일반적으로 건강하지 못한 태도
어머니가 체중이 느는 것을 싫어해서 영양분을 제대로 섭취하지 않은 경우	채워지지 않는 허기, 분노
어머니가 심한 흡연가인 경우	걱정이 지나치게 많은 경향이 있음
어머니가 과도하게 카페인을 섭취하는 경우	아기의 근육이 약하거나 활동성이 저조하기 쉬움
어머니가 음주가인 경우	아기는 화학작용뿐 아니라 어머니가 술을 마시기 전에 느끼는 부정적인 감정도 그대로 흡수함
도산	문젯거리를 학습할 소지가 훨씬 높음

태아기의 환경	출생 후 일반적으로 관찰되는 태도 및 행동 패턴
비정상적인 분만통증	태아기의 양가감정, 혹은 거절이 사실임을 확인이라도 하듯 고통이 생기면 격노함
인공적인 유도분만인 경우	어머니와 아기는 속박관계를 형성함, 피학대적인 성격 또는 성도착을 가져올 수 있음
제왕절개 수술로 태어난 경우	모든 종류의 신체적인 접촉을 지나치게 열망함, 공간 지각과 관련된 문제, 서투름
탯줄이 목에 감긴 채 태어난 경우	목에 관련된 문제들, 삼킴, 언어장애, 반사회적 행동 혹은 범죄행위

출처: 임정아 역(2007). 상한 영의 치유 I, pp. 84-86.

2) 심리적 요인

영유아는 자신의 정서 상태나 생각을 적절히 표현하거나 행동으로 나타내는 기술이나 능력이 부족하다. 낯선 사람이나 새로운 상황, 위협적인 말이나 행동에서 정신이 위축되어 공포감을 느끼기도 하고, 자신의 능력에 대한 확신을 갖지 못할 때 불안감을 느끼기도 한다. 미움, 분노, 공포, 불안, 우울, 슬픔, 시기와 질투, 고독, 수치심 등의 부정적인 감정은 적응에 문제를 일으키고 병적인 행동과 정신장애의 원인이 된다. 또한 사랑, 죽음, 이별, 의존대상의 상실 등에 따른 절망, 분노, 억압 등이 합병하여 여러 정신장애를 일으킬 수 있다. 신체장애, 만성 질병도 상실감을 초래하여 열등감, 분노, 공격성, 방어, 보상 등의 심리적 반응을 일으킨다. 따라서 영유아의 정서적 긴장이 지속될 때에는 정서적 · 신체적 문제가 발생할 수 있으므로 정신적 갈등이나 긴장을 적절히 표현할 수 있도록 해야 한다.

3) 사회문화적 요인

가족은 인간이 접하는 최초의 사회로 인간 발달에 가장 중요한 영향을 미친다.

그뿐만 아니라 가정의 분위기는 부모와 자녀 관계 그리고 정신 건강까지 영향을 끼친다. 가정환경에 대한 자녀의 지각이 긍정적일수록 정신건강이 양호하며, 부정적일수록 정신건강에 부정적 영향을 미친다.

(1) 가족요인

① 부모가 자주 싸울 때

부모가 자주 싸워 집안 분위기가 침체되고 불안한 집안 환경을 느끼면 정서적으로 안정되기가 힘들다. 특히 영유아 앞에서 자주 큰 소리를 치면 공포감을 느끼게 되고, 깊은 잠을 못 자는 수면장애 증상을 보이며 극도로 예민해져 새로운 환경에 적응하기가 무척 힘들어진다.

이와는 반대로 집안 분위기가 너무 조용하면 영유아는 생동감 넘치는 에너지를 발산하지 못해 내성적인 성격을 갖게 되고, 또래집단과도 잘 어울리지 못해 혼자 조용히 지내는 아이가 되거나 반대로 극도로 산만한 아이가 되기 싶다.

② 환경이 급격하게 변화할 때

어른들이 생각할 땐 대수롭지 않은 변화도 영유아에게는 스트레스가 될 수 있다. 예를 들어, 부모의 외출로 할머니 집에 맡겨졌을 때, 엄마가 아플 때, 아빠가 출장을 떠났을 때 등 일상생활에서 흔히 벌어지는 환경의 변화에도 영유아는 스트레스를 받을 수 있으므로 작은 변화라도 영유아의 정서상태를 고려하고 이해하는 태도가 필요하다.

③ 엄마가 잔소리를 많이 할 때

영유아에게 이것저것 시키는 게 많고, 일을 더디게 하면 참지 못하고 잔소리를 하는 엄마 밑에서 자란 영유아는 무슨 일을 하든지 주의가 산만하고 집중력이 떨어진다. 또 쉽게 포기하고 제대로 끝마무리를 못하는 경향이 있다. 따라서 영유아의 독립성을 형성할 수 있도록 잔소리를 줄이고 기다릴 줄 알아야 한다.

④ **부모의 그릇된 양육태도**

영유아의 기분은 무시한 채 부모의 뜻대로만 다루려고 하는 것은 큰 스트레스 요인으로 작용한다. 특히 칭찬에 인색하고 권위적이며 강압적인 태도는 영유아에게 휴식처가 되어야 할 부모를 두려움과 불안의 대상으로 여기게 한다.

(2) 사회적 요인

사람들은 다양한 종류의 사회적 관계를 맺으면서 생활하고, 그에 따라 역할도 달라진다. 이러한 과정에서 영유아는 친구로서, 자녀로서, 원생으로서, 때로는 언니나 동생으로서 각기 다른 역할을 수행해야 하며, 이때 다른 사람들과 갖게 되는 유대관계는 자기 존중감 형성에 영향을 주게 된다. 따라서 원만한 사회적 유대관계를 형성하는 영유아는 다양한 종류의 사회적 역할을 학습하고 긍정적인 자기 존중감을 형성하게 된다. 그러나 그렇지 못할 때 영유아는 자기 존중감을 상실하고 다른 사람과의 관계를 통해 정서적 만족을 느끼지 못한다. 부모나 친구, 교사들의 수용적이고 개방적 태도에 대해서도 거의 반응하지 않고 소속감을 느낄 수 없으며, 나중에 정서적 · 행동적 문제까지 겪게 될 위험도 크다.

① **공부 강요**

요즘엔 영어 조기교육으로 영유아에게 쉴 틈을 주지 않고 계속 어떤 자극을 주려고 애쓰는 부모들이 많다. 쉬고 싶을 때 쉬지 못하게 되면 신경세포가 지쳐서 정작 학습이 필요할 때 그것을 받아들이지 못하는 부작용이 생기게 된다. 따라서 공부를 빨리 시키려 하기보다는 영유아의 발달단계와 기질, 흥미를 고려해서 시작하는 것이 중요하다.

② **어린이집이나 유치원에서의 적응문제**

처음으로 새로운 친구를 사귀고 처음 보는 사람들을 많이 만나며, 수많은 규칙과 이질적인 환경에 처하게 되면 영유아가 많은 스트레스를 받게 되는 것은 당연하다. 따라서 영유아와 가능한 한 대화를 많이 하고 어린이집이나 유치원의 교사와 충분히 상담하면서 적응할 수 있도록 도와주어야 한다.

③ 사이버 환경

인터넷 사용이 증가하면서, 인터넷은 또 하나의 사회 및 커뮤니티를 형성하는 원동력으로 기능한다. 다양한 사람과 소통할 수 있다는 점에서 긍정적인 역할도 하지만 인터넷 또는 게임 중독에 빠질 수 있는 부정적인 측면도 있다.

(3) 문화적 요인

문화적 배경이나 그 사회 윤리 또는 가치기준 등에 따라 정상적인 행동의 기준이 달라질 수 있다. 어떤 문화권에서는 수용될 수 있는 행동이라도 다른 문화권에서는 비정상적이거나 수용될 수 없는 것으로 이해되는 경우도 있다. 예를 들어, 서구 문화권에서는 상대방이 누구이든지 말하는 사람의 눈을 바로 쳐다보면서 이야기하는 것이 정상적인 행동이지만 동양 문화권에서는 자신보다 연장자에 대해서는 상대방을 똑바로 쳐다보면서 말하는 행동을 불손한 것으로 생각한다. 따라서 행동적 문제의 기준은 자신이나 자신이 소속된 사회의 공동 윤리나 가치가 될 것이다. 사회문화의 급격한 변화는 불안, 우울, 고립감, 비현실감 등의 정신적인 충격과 야뇨증이나 수면장애, 반항적이고 부정적인 행동 등을 나타낸다(성미라 외, 2017).

3 아동정신건강 문제

영아기와 유아기를 구분하여 정신건강 문제를 다루기는 어렵다. 왜냐하면 정신건강에 연관되는 문제는 단기간에 나타나서 갑자기 없어지는 것이 아니기 때문이다. 즉, 정신적인 문제는 연령에 따라 구분되어 각각의 단계에서 나타나서 그 단계에서 해결되는 것이 아니라, 상호 연관성을 가지고 점진적으로 나타나므로 이를 해결하기 위해서는 지속적인 관심과 노력이 요구된다. 영유아기에 나타나는 정신건강과 관련되는 대표적인 문제 및 이를 위한 지도방법은 다음과 같다(박선환 외, 2008; 박성연, 2006; 박응임, 2002; 이순형 외, 2008).

1) 분리불안

분리불안(seperation anxiety)은 영유아가 집 또는 애착대상과 이별할 때 경험하는 것으로 발달적으로 볼 때 부적절할 정도로 지나친 불안을 보이는 것이 특징이다. 불리불안은 영유아가 갖는 최초의 애착대상인 어머니와의 관계에서 형성되는 감정으로, 성장 후 모든 대상관계의 원형이 된다. 애착관계가 형성된 대상 인물이나 환경으로부터 격리될 때 아이는 복통, 두통, 구역질, 구토 등의 신체적 이상 또는 불편을 나타내거나 호소한다. 이러한 분리불안은 자기와 대상의 분리를 감지할 수 있는 생후 6~12개월 사이에 나타나 18개월 이후에 절정기에 이르게 되는데, 36개월 이후부터는 어머니에 대한 심리적 · 정신적 표상이 생기기 때문에 서서히 사라진다.

격리불안에 따른 불안감을 해소시켜 주기 위해서 부모나 교사는 영유아가 느끼는 감정을 충분히 이야기하도록 허용하고 그들의 감정을 수용해 준다. 영유아가 불안감으로 일상생활에 지장을 초래하는 영역을 탐색하고 과도한 걱정이 비합리적이라는 것을 인식시켜 준다. 또한 영유아가 비합리적 사고를 떠올리면 중지시키고, 걱정에 대한 대안적 사고를 학습시켜서 긍정적인 자기표현을 통하여 자신감을 갖도록 도와준다.

2) 반응성 애착장애

반응성 애착장애(reactive attachment disorder)는 안락함, 자극, 애정 등 영유아의 기본적인 감정적 욕구를 지속적으로 방치하는 경우, 또는 양육자가 반복적으로 바뀜으로써 안정된 애착을 형성하지 못하는 경우에 나타난다. 심하게 손상되거나 발달적으로 부적절한 사회적 관계가 특징인데, 보통 생의 초기 몇 년 사이, 즉 5세 이전에 시작된다. 반응성 애착장애는 태어날 때는 정상적으로 태어났으나 어머니가 자녀에게 적극적 관계의 형성을 시도하지 않아 후천적으로 자폐증과 유사한 상태가 된 것을 말한다. 조기에 발견하여 적절한 지지적 환경이 주어지고 어머니와 영유아가 함께 치료받으면 정상적 회복이 가능하지만, 그렇지 못할 경우 지속적 경과를 보인다. 부모에 대한 반응을 억제하고 양가적이며 상반된 반응을 보이는 억제형과 아무 성인에게나 무차별적인 애착반응을 보이는 탈억제형이 있다.

반응성 애착장애는 부모의 양육태만, 학대 또는 잘못된 양육방법에 기안하며 부모의 적극적 치료참여가 요구된다. 특히 사회적 놀이가 저해되어 대인관계에서 안정된 관계를 맺지 못하는 경향이 있으므로, 영유아의 정서상태 및 능력에 맞는 놀이를 적극적으로 시도하고 사회적 상호관계나 정서적 유대관계를 최대한 확장할 수 있도록 도와준다. 즉, 치료자와 반응성 애착장애아 간의 애착형성을 바탕으로 풍부한 언어자극을 제공하고 근본적 원인을 제거하기 위해 가정 내 갈등이나 양육자의 성격문제 등도 함께 풀어나가도록 해야 한다.

3) 주의력-결핍 및 과잉행동장애

주의력-결핍 및 과잉행동장애(Attention-Deficit Hyperactivity Disorders, 이하 ADHD로 지칭)는 선천적으로 뇌 기질상의 미세한 이상으로 인해 과잉운동, 집중력 결핍, 충동성이 나타나는 질병으로 3~5%의 유병률을 보이며 남아가 여아의 3

배 정도 많다. ADHD 영유아는 지속적 참여와 수고가 요구되는 활동(예 숙제, 과제작성)을 회피하거나 대단히 싫어한다. 일상적 활동(예 약속, 도시락 갖고 다니기)도 자주 잊어버리고, 다른 사람의 말에 귀를 기울이지 못하며, 대화에 전념하지 않고, 경기나 집단활동 시 규칙을 잘 따르지 않는다. 쉽게 분노하며 지배적 태도, 완고함, 나태, 과도하고 빈번한 욕구충족의 주장, 불쾌감 등의 특징 때문에 또래로부터 따돌림을 당하기 쉽다.

ADHD 영유아는 반항적이고 공격적인 행동을 보이거나 규율을 잘 지키지 않는 등 문제행동을 지속적으로 보이기 때문에 ADHD 영유아의 부모는 건강한 영유아의 부모에 비해 자녀양육과 관련된 스트레스 수준이 높다. 그러므로 어머니가 우울한 경우 무기력감과 짜증을 보이기 쉽고, 쉽게 처벌을 하는 등 강압적 양육행동을 나타낼 가능성이 높아진다. 우울한 어머니는 자신의 기분에 따라 비일관적인 양육태도를 보여 결국 자녀의 저항과 공격성을 불러일으키고, 부모는 다시 반항적인 자녀를 통제하기 위해 더욱 강압적으로 대처하는 악순환이 지속된다. 따라서 지금까지는 ADHD 영유아의 문제에만 초점을 맞춰 치료를 실시해 왔지만 앞으로는 아동의 ADHD 치료와 더불어 ADHD 영유아의 어머니의 우울증상에 대한 적극적인 조기 평가 및 치료가 필요하다(연합뉴스, 2010).

특히 ADHD를 방치하면 영유아기 대인관계 형성 등에 어려움이 생길 수 있고, 나이가 들면서 주의산만 · 충동성이 남는 경우가 많아 학습에 문제가 따를 수 있다. ADHD는 행동을 통제하는 신경전달물질이 제대로 작용하지 않아 생기는 문제이기 때문에 약물치료를 받으면 75% 정도는 효과를 볼 수 있다.

ADHD 영유아는 교사를 매우 힘들게 하므로 부모는 교사와 충분히 상의하여 자녀에 대한 이해와 치료, 교육에 협조해 줄 것을 당부할 필요가 있다. 치료는 가능하지만 만성경과를 갖기 때문에 오랜 시간이 걸리며 상황에 따라 증상의 변화가 있을 수 있다. 증세가 심각하지 않을 때는 집안 환경이나 주위 환경을 차분하게 정리해 주고, 야단치거나 지시하거나 체벌하기보다는 가능한 한 칭찬을 많이 해준다. 영유아의 정신건강에는 무엇보다도 부모의 일관된 양육태도와 따뜻한 관심이 중요하므로 영유아의 말에 귀를 기울이고, 선택권을 주며, 스킨십을 자주 시도하고, 작은 변화에도 칭찬을 해줌으로써 자신감을 키워 주어야 한다.

4) 공격성 및 분노

공격성(aggression/ anger)은 다른 사람 또는 동물에게 상처를 입히는 행동, 친구에게 욕을 하고 때리고 괴롭히는 행동, 장난감이나 물건을 손상시키거나 파괴하는 행동 등 모든 부정적인 행동을 의미한다. 영유아들은 자신의 욕구가 좌절되거나 분노를 느끼는 경우 적절한 해소방법을 알지 못해서 공격적인 행동으로 표출한다.

특히 언어발달이 미흡하여 자신의 감정을 언어보다 신체적인 공격성으로 더 많이 나타낸다. 이러한 공격적 행동은 또래로부터 부정적인 피드백을 받고 이에 대해 다시 공격적인 행동을 나타내는 악순환이 진행된다.

공격성을 나타내는 이유는 부모나 매스컴의 공격적 행동에 대한 관찰학습, 바람직한 행동이나 사회적 기술을 학습하지 못한 경우, 부모나 교사 혹은 또래의 관심을 끌기 위한 수단, 정서적 원인 등 다양하다. 영유아의 공격성은 적절한 지도의 시기를 놓치면 성인이 되어서도 자신의 정서나 행동을 통제하지 못하여 사회생활을 못하게 될 확률이 높다. 그러므로 교사는 충분한 관찰을 통해 영유아 공격성의 원인을 파악하여 구체적인 지도방법을 모색해야 한다.

영유아 공격성의 지도방법

첫째, 공격적 행동이 일어나기 전 예방이 중요하며 어떤 상황에서도 공격적 행동은 용납될 수 없음을 인식시킨다.

둘째, 영유아가 흥분하지 않고 감정을 다스릴 때까지 기다려 준다. 일시적 격리나 타임아웃을 사용한다.

셋째, 관심을 끌기 위한 수단으로 공격성을 보이는 영유아에게는 바람직한 행동을 했을 때 더 많은 관심과 칭찬을 제공하고 분노나 공격성을 보일 때는 무시한다.

넷째, 모방행동으로 나타나는 공격성은 원인제거를 위해 TV나 인터넷 등을 효율적으로 운영해야 한다.

다섯째, 사회적 기술이 부족해서 나타내는 공격성 방지를 위해서는 사회적으로 인정된 해소방법(㉕ 찰흙놀이, 펀치백)을 알려준다.

5) 위축행동

위축행동(withdrawn behavior)은 두려움이나 낮은 자존심에 기인한다. 심한 수줍음을 가진 영유아는 사회적 행동을 회피하고 과도하게 불안해하며 심한 우울감, 자기비하를 경험하게 된다. 즉, 다른 사람들에게 비판받고 거절되는 것에 대한 두려움, 사회적 상황에서 적절하게 반응할 수 없는 것에 대한 두려움, 친교에 대한 두려움 등이 위축행동의 원인이 된다. 위축행동은 영유아의 인성과 성격 형성에 장애요인이 된다. 따라서 이들에게 자신감을 고취시키고, 사회성을 증가시킬 수 있는 경험을 제공하며, 자신의 역할을 수행하게 하고 집단에 대한 소속감을 경험시켜 주는 것이 필요하다.

또한 위축행동은 지나치게 높거나 낮은 기대로 인해 발생할 수도 있으므로 아동의 수준에 맞는 적절한 기대를 해야 한다. 아울러 영유아들에게 다양한 역할을 경험하도록 역할놀이의 기회를 제공하는 것도 중요하며, 영유아의 위축행동에 반응적으로 대하되 이에 적절한 통제를 함으로써 위축행동에서 벗어나도록 격려해 주는 양육행동이 중요하다.

6) 고 립

영유아가 또래집단에서 잘 수용되는 것은 사회성 발달에 중요하기 때문에 또래들과의 관계형성을 원하지 않거나 관계를 형성하지 못하는 경우 그 원인을 파악하여 적절한 지도를 해야 한다. 고립(isolation)되는 원인은 영유아의 기질이나 성격이 내성적이고 혼자 노는 것을 좋아하여 친구를 사귀고 싶은 욕구가 없는 경우, 성인과의 지나친 밀착으로 또래관계 형성 경험이 없는 경우 등을 예로 들 수 있다.

성인의 개입에 의한 지도보다는 영유아 스스로 또래놀이에 참여하고 적절히 어울릴 수 있는 자질을 길러주어야 한다. 먼저 고립아를 주의 깊게 관찰하여 놀이상황 및 상호작용 특성을 분석한 뒤 또래와 즐겁게 할 수 있는 놀이를 제공하여 또래와의 관계에서 재미를 깨닫게 해준다. 둘째, 친구들과 놀 때 필요한 사회적 기술을 가르친다. 셋째, 배척당하는 영유아에게는 자신감을 가질 수 있도록 도와주고 다른 영유아에게 장점을 부각시켜 준다. 또한 또래와 잘 어울려 노는 경우에는 칭찬과 격려를 제공한다.

7) 선택적 함구증

선택적 함구증(selective mutism)은 어떤 상황에서는 말을 잘함에도 불구하고 말을 해야 하는 특정한 사회적 상황(예 학교, 놀이친구와 함께 있을 때)에서는 지속적으로 말을 하지 못하는 것이 특징이다. 예를 들면, 집에서는 말을 잘하면서도 밖에 나가면 입을 다무는 경우를 말하며, 이러한 장애가 적어도 1개월 이상 지속되고 교육적 성취나 사회적 의사소통을 저해할 때 선택적 함구증이라 할 수 있다.

동반되는 특징으로는 심한 부끄러움과 사회적으로 어려운 상황에 대한 두려움, 위축, 매달림, 강박적 특성, 거절, 분노발작, 반항 등이 있으며, 사회적 · 학업적 기능에 심한 장해가 초래되기도 한다. 또래에게 놀림을 당하거나 집단따돌림을 당하는 경우도 흔하며 불안장애, 정신지체, 입원, 극심한 심리사회적 스트레스와 관련되기도 한다. 대개 5세 이전에 발병하며 몇 달 정도 지속되지만 더 오래 지속되기도 하고 몇 년 동안 지속될 수도 있다. 정서적 어려움과 언어 및 사회성 미발달과 연관되어 있으며 빠른 시간 내에 해결되도록 도와야 한다.

8) 배설장애

배설장애(elimination disorder)에는 대변을 가리지 못하는 유분증과 소변을 가리지 못하는 유뇨증이 있다.

- 유분증 : 적절하지 않은 곳(옷 또는 방)에 반복적으로 대변을 보는 것으로 대부분은 불수의적이지만 때로는 의도적이기도 하다. 유분증의 진단은 적어도 3개월 동안 최소한 매달 1회 발생해야 하고, 생활연령이 최소한 4세는 되어야 하며, 약 복용이나 의학적 질환에 의한 것이 아니어야 한다. 유분증이 있는 아동은 수줍음이 많고 난처한 일이 일어날 수 있는 상황(예 야영, 학교)을 피하려 한다. 장애의 정도는 또래의 놀림, 돌보는 사람의 분노와 처벌, 거부 등에 의해 영향을 받는다. 5세 아동의 약 1% 정도가 유분증이 있으며 남아가 여아보다 흔하다. 유분증은 몇 년 동안 간헐적으로 악화되면서 지속될 수도 있으나 만성화되는 경우는 거의 없다.

- 유뇨증 : 밤이나 낮에 침구나 옷에 반복적으로 소변을 지리는 것으로, 적어도 연속 3개월 동안 주 2회의 빈도로 일어나고, 생활연령이 적어도 5세는 되어야 하며, 약 복용이나 의학적 질환에 의한 것이 아니어야 한다. 밤에 잠잘 때만 나타나는 야간형, 깨어 있는 낮 동안에 나타나는 주간형, 야간형과 주간형이 복합된 주야간형이 있다. 주간유뇨증은 여아에게서 흔하며, 9세 이후에는 드물다.

  유뇨증에 동반되는 장애의 정도는 영유아의 사회활동 제한, 자존심에 미치는 영향, 친구에 의한 배척 정도, 부모의 분노, 처벌, 거부 등에 의해 영향을 받는다. 유발원인으로는 지연된 또는 느슨한 대소변 가리기 훈련, 심리사회적 스트레스, 요농축능력의 장애, 자발적 배뇨를 할 수 없을 정도의 낮은 방광용적 등이 거론되지만 유뇨증 영유아의 약 75%가 직계가족이 같은 장애를 갖는 것으로 보고되었다. 유병률은 5세 남아 7%, 여아 3% 정도로 남아가 많다. 일반적으로 나이가 들면 점차 나아진다. 영유아가 소변을 가리게 되는 것은 신경계통이 성숙되면서 자연히 이루어지는 것이다.

  유뇨증은 1차성과 2차성으로 나뉜다. 1차성 유뇨증은 대소변 가리기가 이루어진 후부터 줄곧 증상을 보이고, 2차성 유뇨증은 5~8세부터 증상이 나타난다. 2차성은 동생의 출생, 전학 또는 생활에서의 큰 변화에서 오는 지나친 정서적인 부담으로 인해 퇴행현상을 일으킴으로써 일어나는 경우가 많다. 예를 들어, 동생을 본 영유아가 자기도 모르게 무의식적으로 실수를 하게 되는 경우가 있는데, 이때 부모는 야단을 치기보다는 동생에게 애정을 빼앗겼다고 생각하는 자녀의 마음을 읽어주고 보다 많은 사랑을 주어야 한다. 그래도 낫지 않으면 약물치료와 함께 영유아의 불안을 다스릴 수 있도록 전문가의 치료를 받는 것이 좋다.

4 아동정신건강을 증진시킬 수 있는 방안

영유아가 정신건강 증상을 보이면 조기에 발견하여 문제의 원인을 해결하고 치료하는 것이 가장 중요하다. 유아기는 아직 자신의 정서를 적절하게 통제하지 못하므로 유아가 긍정적인 자아개념을 형성하고 자신의 정서를 올바로 인식하고 표현하며 조절할 수 있도록 도와주어야 한다.

영유아 정신건강을 증진시킬 수 있는 방안을 살펴보면 다음과 같다(정미라 외, 2014).

① 자신에 대한 긍정적인 자아개념을 형성하도록 돕는다

영유아가 자신에 대한 긍정적인 자아개념을 형성하는 것은 정신건강을 유지하기 위해 매우 중요한 요소이다. 이를 위해서는 영유아에게 자신을 사랑하는 법을 알려주고 자신은 소중한 존재이며 중요하고 가치 있는 사람이라는 것을 인식시켜 주는 것이 중요하다. 자신에 대한 자신감과 신뢰감이 없는 사람은 다른 사람들에게 방어적이거나 무례한 행동을 하기 때문에 부모와 교사는 영유아가 자신에 대해 긍정적으로 인식하고 노력할 수 있도록 필요한 도움과 격려 및 칭찬을 많이 해주어야 한다.

② 자신의 정서를 조절할 수 있도록 하고 감정을 올바르게 표현할 수 있는 능력을 기른다

영유아들의 감정표현력을 있는 그대로 받아주어야 한다. 영유아가 자신의 정서를 조절할 수 있으려면 우선 자신의 감정을 인식하고 표현할 수 있어야 한다. 영유아는 의사소통 능력이 부족해서 본인의 감정을 올바르게 표현하는 데 어려움을 느낀다. 영유아가 자신의 정서를 제대로 표현하지 못하는 경우 윽박지르거나 달래기보다는 영유아의 느낌이나 행동에 같이 공감해 주면서 감정에 따른 바람직한 표현방법을 제시해 주도록 한다.

③ 합리적 행동을 격려하고 증진시킨다

영유아는 긴장이나 불안 및 힘든 상황에 처하면 합리적으로 행동하기보다는 손톱 물어뜯기, 손가락 빨기, 머리 잡아 뜯기 등의 행동을 통해 자신의 정서 상태를 표현하기도 한다. 이러한 행동은 바람직한 인간관계 형성에 부정적인 영향을 미칠 수 있으므로 부모와 교사는 이런 행동이 습관화되지 않도록 도와야 한다.

④ 역할학습이나 모델을 통해 원만한 사회적 유대관계를 형성하도록 한다

영유아가 긍정적인 자아개념과 정신건강을 유지하기 위해서는 원만한 사회적 유대관계를 형성할 수 있어야 한다. 영유아들은 가족 · 또래 및 교사와의 상호작용을 통해 친밀감을 형성하고 다른 사람을 생각하고 배려하는 과정을 통해 사회적 예절과 기술을 배우게 된다. 이를 위해서 부모나 교사는 영유아가 자신을 사랑하며 자신감을 가지고 다른 사람과 사회성을 형성할 수 있도록 도와주어야 한다.

PART

02

영 양

CHAPTER

05

영양교육

1. 아동영양교육

2. 기본 영양소의 종류와 기능

3. 아동을 위한 영양

4. 부모를 통한 건강교육

CHAPTER

05 영양교육

일생 중 가장 성장이 빠른 영유아기에 정상적인 성장과 건강 유지를 위하여 충분한 영양소 섭취는 필수적이다. 영유아기의 식습관 형성에 따라 편식, 비만, 칼슘 부족 등 영양 불균형과 신체, 언어, 두뇌 발달 등 전인적 발달에 직접적인 영향을 미치게 되므로 연령과 발달에 맞는 균형 있는 영양공급이 매우 중요하다. 따라서 부모와 교사는 영유아의 건강 유지와 정상적인 성장과 발달을 위해 5대 영양소를 균형있게 섭취하고 올바른 습관을 형성하도록 관심과 지도가 필요하다.

이에 이 장에서는 먼저 아동영양교육의 중요성과 기본 영양소의 종류와 기능을 알아보고, 질병을 예방하는 데 도움이 되도록 한국영양학회에서 제시한 영양소 섭취 기준과 영유아를 위한 영양과 식사지도를 살펴본 후 마지막으로 효율적인 식습관 지도를 위한 부모교육에 대해 알아본다.

1 아동영양교육

1) 아동영양교육의 개념

아동영양교육은 아동의 건강과 영양 상태의 향상에 도움이 되는 다양한 학습경험을 통해 아동 스스로 바람직한 식생활 행동을 습득하고 실천하여 습관화할 수 있도록 돕는 과정을 의미한다(이기현, 2009). 영유아기의 영양은 신체의 정상적인 성장과 발달에 중요하며 지능발달에도 영향을 미친다. 이 시기에 일상생활의 기본적인 행동양식을 습득하게 되므로, 식사지도 및 올바른 식습관 육성이 중요하다(김경화 외, 2011).

2) 아동영양교육의 중요성

인간의 발달과정 중 급속한 성장과 발달이 진행되는 시기인 영유아기는 일생 중에서 적절한 영양소 공급이 요구되는 가장 중요한 시기이다(유경희, 2009). 특히 영유아기는 일정 기간 꾸준히 성장하고 발달하는 동안 활동력이 급격하게 증가하고 신체 조절기능과 신경계의 발달이 거의 완성되며 뇌의 발달도 거의 완성되는 시기이다. 따라서 영유아기의 적절한 영양 섭취는 영유아의 신체, 인지, 사회, 정서 발달의 기초에 큰 영향을 미친다.

영유아기는 영유아의 사회성 발달과 인지적 능력의 발달로 영양섭취에 대한 식습관이 형성되는 시기이기도 하다. "세 살 버릇 여든까지 간다"는 속담이 있듯이 이 시기에 형성된 식습관은 일생 동안 식품에 대한 선호도나 영양, 건강 상태에 영향을 끼치게 된다. 그러므로 스스로 음식을 선택할 수 있는 능력을 습득할 수 있을 때까지 다양한 식생활 체험을 바탕으로 자연과 타인에 대한 배려와 감사를 실천하는 식생활, 바른 식사지도 등으로 영유아들의 영양적 욕구를 충족시켜 주어야 한다. 식생활은 생명을 유지하고 성장에 필요한 영양소를 섭취하는 것으로, 균형 잡힌 영양섭취 계획을 세워서 어릴 때부터 스스로 건강한 신체를 유지하고 증진시킬 수 있도록 영양 및 건강에 대한 교육이 이루어져야 한다(이선애, 2014).

3) 아동영양교육의 필요성

(1) 신체적 측면

영유아는 생후 1년이 되면 체중은 출생의 3배, 신장은 1.5배가 되고, 만 1세 이후에는 성장속도는 감소하지만 골격의 발달과 근육 및 신체조직의 성장이 지속적으로 이루어지는 시기이다. 소화액이나 소화효소의 작용이 점차적으로 활성화되고 식품섭취방법에 있어서도 많은 변화를 겪게 된다. 자의식이 발달하여 좋고 싫음에 대한 기호가 나타나면서 식습관이 형성되는데, 아직은 미성숙한 존재이므로 영유아 스스로의 식품에 대한 올바른 선택능력은 부족할 수밖에 없다. 더 나아가 식품이나 식사 선택, 식습관 등은 영유아가 가지고 태어난 성향과 특징, 부모나 양육자의 영향을 크게 받는다. 따라서 영유아의 성장에 필요한 적절한 영양상태를 유지하고 올바른 식생활 태도를 형성하게 하기 위해 영양교육은 꼭 필요하다.

(2) 환경적 측면

현대사회는 핵가족화와 여성취업인구의 증가, 이에 따른 유아교육기관의 역할 확대와 유아교육기관에 수용되는 영유아 수의 증가 및 저연령화 시대를 맞이하고 있다. 이에 따라 저소득층의 영양부족 현상과 고소득층의 영양과잉이라는 양극화 문제가 제기되며, 식생활 변화로 가공식품이나 외식업체가 급증함에 따라 가공식품 이용과 외식, 야식, 간식의 유무 및 빈도 등이 어머니와 자녀의 식습관에 영향을 미치기도 한다.

그로 인해 소아비만이나 소아비만이 초래하는 성인병, 왕따 같은 사회적 문제가 대두되고 있다. 현대사회 영유아의 환경은 안전한 식생활 문화를 위협한다. 영유아 개인의 올바른 식습관 형성과 스스로 상황에 맞는 식생활을 유지해 나가도록 하기 위해 영양교육은 매우 중요하다.

2 기본 영양소의 종류와 기능

영양이라는 말은 영어로 'nutrition'이라고 하며, 영양소는 'nutrients'라고 하는데, 이 두 말의 의미를 구분해 보면 영양이라는 것은 상태(狀態)를 표현하는 말이고, 영양소는 영양의 근본이 되는 물질(物質)을 표현하는 말이다. 우리의 몸이 물질(음식물)을 체외로부터 받아들이게 되면, 우리 몸은 이 물질을 분해(소화)하고 흡수하여 이 물질 속에 있는 여러 가지 요소(영양소)를 적절하게 배분시켜 일을 할 수 있는 에너지를 내고, 체온을 따뜻하게 유지하는 열을 내며, 성장 · 발육을 하게 하고, 생명현상을 유지하게 함으로써 건강한 생활을 영위할 수 있도록 돕는다(허혜경, 2009).

인간의 신체를 이루고 있는 많은 세포를 건강하게 만들기 위해서는 영양소의 계속적인 공급이 필수적이다. 영양소란 생물체가 외부로부터 물질을 섭취하여 체성분을 만들고, 체내에서 에너지를 발생시켜 생명현상(생명 유지, 건강 유지 등)을 유지하는 필수적인 물질로서, 외부로부터 섭취하는 영양에 관여하는 물질을 말한다. 인체가 필요로 하는 영양소는 탄수화물, 지방, 단백질, 비타민, 무기질 등 크게 다섯 가지로 나뉜다. 이를 기본 5대 영양소라 하며, 물을 영양소로 간주하여 6대 영양소라고도 한다.

인체 내에서 생리적인 기능에 따라 탄수화물 · 지방 · 단백질 등 에너지 공급원으로 이용되는 주 영양소와 비타민 · 무기질 등 몸의 생리작용을 조절하는 부 영양소로 구분할 수 있다.

영유아기는 신체의 성장 및 발육이 가장 왕성하게 일어나고 활동량이 가장 많은 시기이다. 영유아의 영양 소요량을 체중 1kg당으로 환산하여 성인의 필요량과 비교해 보면 요구되는 영양소는 성인의 2~3배로 영양소의 필요량이나 열량이 성인에 비해 훨씬 높다. 영유아에게 필요한 충분한 영양이 공급되지 않으면 영양장애 또는 영양결핍으로 인한 성장 · 발육의 저하, 면역력 감퇴, 질병의 유발 등이 발생할 수 있다. 영유아의 건강을 유지하고 정상적인 성장 · 발달을 이루기 위해서는 몸을 포함한 탄수화물 · 지방 · 단백질 · 비타민 · 무기질 등 5대 영양소의 고른 섭취가 중요하다. 다섯 가지 기초식품군을 정리해 보면 다음 〈표 5-1〉, |그림 5-1|과 같다.

〈표 5-1〉 다섯 가지 기초식품군

군별		식품류	주요 영양소	식품명	섭취 횟수
구성소식품	1	고기, 생선, 알 및 콩류	단백질	쇠고기, 돼지고기, 닭고기, 생선류, 조개, 굴, 두부, 콩, 땅콩, 된장, 달걀, 햄, 베이컨, 소시지, 치즈, 두유, 생선묵	매일 3~4회 정도
	2	우유 및 유제품, 뼈째 먹는 생선	칼슘	멸치, 뱅어포, 잔새우, 잔생선, 사골, 우유, 분유, 아이스크림, 요구르트	매일 1~2잔
조절식품	3	채소(녹황색, 담색 채소) 및 과일류	무기질 및 비타민	당근, 쑥갓, 부추, 깻잎, 토마토, 배추, 무, 양파, 오이, 파, 양배추, 콩나물, 숙주, 사과, 귤, 감, 딸기, 포도, 배, 참외, 수박, 과일주스, 과일통조림, 미역, 다시마, 파래, 김, 톳, 시금치	*채소 매 끼니 두 가지 이상 *과일 하루 1~2회
열량식품	4	곡류 및 잡곡, 감자류	탄수화물	쌀, 보리, 콩, 팥, 옥수수, 밀, 감자, 밤, 고구마, 토란, 밀가루, 미숫가루, 국수, 떡, 빵, 과자, 캔디, 초콜릿, 설탕, 꿀	매일 2~4회
	5	유지류	지방	참기름, 콩기름, 옥수수기름, 채종유, 깨, 쇠기름, 돼지기름, 면실유, 들기름, 버터, 마가린, 실백, 호두 등	섭취(x) 조리 시 사용됨

출처 : 한국영양학회(2005).

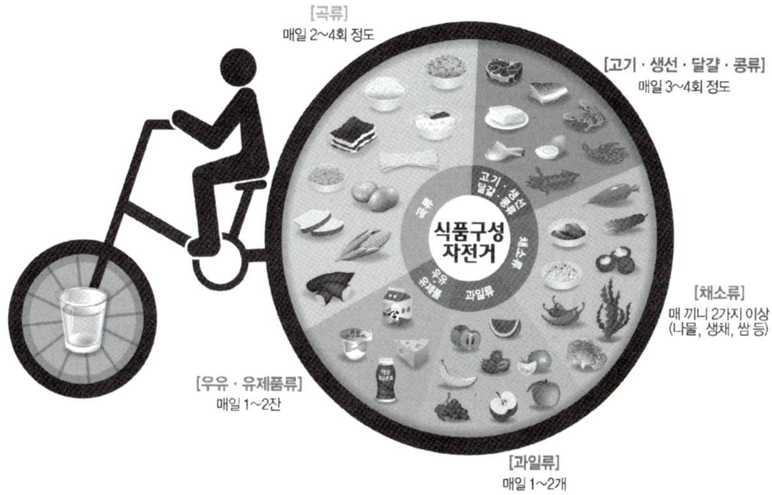

|그림 5-1| 식품구성 자전거(Food balance wheels)

출처 : 보건복지부(2015). 2015 한국인 영양섭취기준.

영유아의 성장과 건강 유지에 필요한 영양소의 종류는 성인의 경우와 마찬가지로 탄수화물 · 지방 · 단백질 · 비타민 · 무기질과 물로 나눌 수 있다. 기본 여섯 가지 영양소의 기능과 역할을 요약해 보면 다음 〈표 5-2〉과 같다.

〈표 5-2〉 영양소의 특성과 기능

구 분	체내 성분의 구성비율	특 성	기 능	대표음식
탄수화물	0.4~1%	1g 당 4kcal 에너지를 냄. 우리 몸에 필요한 에너지를 만들고 몸을 구성하는 물질	힘을 낼 수 있도록 에너지원 공급	밥, 빵, 국수, 감자 등
지방 (지질)	12~20%	1g 당 9kcal 에너지를 냄. 세포막의 구성성분, 필수지방산의 공급원, 지용성비타민의 운반과 흡수를 도움	3대 영양소 중 가장 큰 열량을 냄, 몸 속 장기를 보호, 체온 유지 등	기름, 땅콩, 버터 등

단백질	14~19%	1g당 4kcal 에너지를 냄. 인체의 생리적 기능 및 생명 유지를 위해 필요한 아미노산과 질소화합물의 공급원	근육, 머리카락, 피부 조직, 뼈 등을 만드는 데 사용	소고기, 생선, 달걀, 두부, 콩 등
비타민	미량	소량으로 물질 대사와 생리기능을 조절, 체내에서 합성되지 않음	탄수화물 · 단백질 · 지방의 대사를 도움, 노화와 암 예방, 면역력 증강 등	채소, 과일, 우유 등
무기질	5~6%	생체 구성 원소 중 탄소 · 수소 · 질소를 제외한 나머지 원소	신체 골격과 구조를 이루는 구성요소, 체내 생리 기능 조절	고기, 채소, 우유, 해조류 등
물	56~68%	우리 몸의 66%을 차지, 생명 유지에 필요한 성분	영양소 · 노폐물 산소를 운반, 체온 유지	

체내 수분함량은 연령과 성별에 따라 조금씩 차이가 난다. 유아의 경우 체중 대비 수분 함량이 약 70%에 가깝다. 영유아는 성인에 비해 단위 체중에 대한 체표면적, 수분 필요량이 더 많다. 성장기는 세포의 분열과 확장에 많은 양의 수분이 필요하기 때문이다. 영유아기에 하루에 필요로 하는 수분의 충분섭취량은 다음 〈표 5-3〉에서 제시한 바와 같이 1~2세 유아는 1,100ml이며, 이 중 800ml는 액체로 섭취하도록 하는데, 우유 섭취가 많아 충분한 수분 섭취가 이루어지고 있는 것으로 볼 수 있다. 3~5세 유아의 경우 총 수분 섭취량은 1,500ml이며 액체 형태로 1,100ml를 제안하고 있다. 수분 부족이 계속되면 피부 건조증이나 호흡기 질환이 발생할 수 있고, 혈액순환에도 영향을 미쳐 두뇌 활동이 저하되기 때문에 어릴 때부터 물 마시는 습관을 길러주는 것이 중요하다.

〈표 5-3〉 한국 영유아의 수분 충분섭취량

성 별	연 령	수분 충분섭취량(ml/일)	
		충분섭취량	
		액 체	총수분
영 아	0~5개월	700	700
	6~11개월	500	800
유 아	1~2세	800	1,100
	3~5세	1,100	1,500
남 아	6세	800	1,700
여 아	6세	800	1,600

출처 : 보건복지부(2015). 2015 한국인 영양소 섭취기준.

3 아동을 위한 영양

1) 영양섭취기준

영유아마다 식사기호가 다르기 때문에 영유아에게 동일한 급식을 하여도 섭취하는 영양소에 차이가 있다. 한국인 영양섭취기준(한국영양학회, 2010)은 평균필요량, 권장섭취량, 충분섭취량, 상한섭취량의 네 가지 영양섭취기준으로 구분한다. 성장·발달이 왕성한 영유아기에 영양이 부족하지 않도록 해야 하나 영양과잉으로 인한 문제도 발생하지 않도록 해야 한다. 대개 권장섭취량을 기준으로 하는데, 권장섭취량이란 평균필요량(대상 집단을 구성하는 건강한 사람들의 필요량의 중앙값)에 표준편차의 2배를 더한 것으로 권장섭취량에 따라 영양소를 공급할 경우, 영양부족이 될 가능성은 거의 없다.

영양섭취에서 연령 구분은 〈표 5-4〉에서 제시되어 있는 바와 같이 생리적 성장·발달단계를 고려하여 영유아기는 0~5개월, 6~11개월, 1~2세, 3~5세로 구분한다. 만 6세 이후는 남녀를 구분한다.

〈표 5-4〉 2020 한국인 영양섭취기준 설정을 위한 체위 기준

구분	연령	체위 기준			
		신장(cm)		체중(kg)	
영아(개월)	0~5	58.3		5.5	
	6~11	70.3		8.4	
유아(세)	1~2	85.8		11.7	
	3~5	105.4		17.6	
		남자	여자	남자	여자
성장기	6~8(세)	124.6	123.5	25.6	25.0
	9~11	141.7	142.1	37.4	36.6
	12~14	161.2	156.6	52.7	48.7
성인기	15~18	172.4	160.3	64.5	53.8
	19~29	174.6	161.4	68.9	55.9
	30~49	173.2	159.8	67.8	54.7
	50~64	168.9	156.6	64.5	52.5
노년기	65~74	166.2	152.9	62.4	50.0
	75 이상	163.1	146.7	60.1	46.1

출처 : 보건복지부(2020). 한국인 영양소 섭취기준.

2) 영유아 영양섭취기준

영유아의 신체 발육과 성장을 위해 영양소의 균형 잡힌 섭취가 중요하다. 특히 영유아는 성인에 비해 신진대사가 활발하므로 섭취해야 할 영양소의 절대량은 적어도 체중 1kg당으로 환산하여 비교해 보면 에너지, 단백질, 수분은 성인의 필요량보다 훨씬 크다. 신체활동이 활발한 영유아기의 영양의 부족, 영양 불균형 또는

영양 섭취방법의 부적절은 심각한 결과로 나타날 수 있기 때문에 식품을 통하여 영양소를 적절한 비율로 충분하게 섭취하는 것이 중요하다.

〈표 5-5〉는 영유아 1일 영양섭취기준을 나타낸다. 에너지 추정량은 생후 12개월까지의 영아기는 모유 섭취량과 이유 보충식을 기준으로 산정된 것이고, 유아기는 에너지 소비량에 성장에 소비되는 에너지를 추가하여 산정하였다. 1~2세의 1일 에너지 필요량은 1,000kcal이고 3~5세의 유아의 1일 에너지 필요량은 1,400kcal이다.

〈표 5-5〉 영유아 1일 영양섭취기준

구분	연령	에너지	탄수화물		지방	단백질		지용성비타민					수용성비타민								무기질							
								A	D	E	K		C		B1		B2		B6		칼슘		인		철		아연	
		kcal	g		g	g		ug RE	ug	mga TE	mg		mg		mg		mg		mg		mg		mg		mg		mg	
		필요추정량	권장섭취량	충분섭취량	충분섭취량	권장섭취량	충분섭취량	권장섭취량	충분섭취량	충분섭취량	충분섭취량	충분섭취량	권장섭취량	충분섭취량	권장섭취량	충분섭취량	권장섭취량	충분섭취량	권장섭취량	충분섭취량	권장섭취량	충분섭취량	권장섭취량	충분섭취량	권장섭취량	충분섭취량	권장섭취량	충분섭취량
영아	0~5개월	550		60	25		10		350	5	3	4		40		0.2		0.3		0.1		210		100		0.3		2
	6~11개월	700		90	25	15			450	5	4	6		55		0.3		0.4		0.3		300		300	6		3	
유아	1~2세	1,000	130			20		250		5	5	25	40		0.4		0.5		0.6		500		450		6		3	
	3~5세	1,400	130			25		300		5	6	30	45		0.5		0.6		0.7		600		550		7		4	

출처 : 보건복지부(2020). 한국인 영양소 섭취기준.

2020년 한국인 영양소 섭취기준에서는 에너지적정비율을 제시하고 있다. 에너지적정비율(acceptable macronutrient distribution ranges)은 열량영양소를 통해 섭취하는 에너지의 양이 전체 에너지 섭취량에서 차지하는 비율을 말한다. 각 영양소의 에너지적정범위는 무기질과 비타민 등의 다른 영양소를 충분히 공급하면서 만성질환 및 영양 불균형에 대한 위험을 감소시킬 수 있는 에너지 섭취비율을 근거로 설정되었다. 그러므로 각 다량 영양소의 에너지 섭취비율이 제시된 범위를 벗어나는 것은 건강문제가 발생할 위험이 높아진다는 것을 의미하고 있다. 과잉 섭취 열량은 유아 비만의 원인이 될 수 있고 열량 부족은 유아의 성장과 건강을 저해하는 요인이 되므로 유아에게 적정량의 열량이 제공되어야 한다.

영유아 에너지적정비율은 〈표 5-6〉과 같다. 영유아는 총 에너지 섭취량 중에서 탄수화물은 55~65%, 단백질은 7~20%, 지질은 20~35%(1~2세) 또는 15~30%(3~5세) 섭취하는 것이 바람직하다.

〈표 5-6〉 에너지적정비율

성별	연령	에너지적정비율(%)				
		탄수화물	단백질	지질		
				지방	n-6계 지방산	n-3계 지방산
영유아	1~2(세)	55~65	7~20	20~35	4~10	1 내외
	3~5	55~65	7~20	15~30	4~10	1 내외

출처 : 보건복지부(2015). 2015 한국인 영양소 섭취기준.

(1) 영유아 식단 구성 및 작성

식단 구성은 영유아의 일일 영양 섭취 기준량에 기초하여 작성하되, 구성 식품의 다양성, 연령별 활동량, 소화성을 고려한다(표 5-7 참고).

영유아기 식단 작성 시 고려할 점은 다음과 같다.

① 곡류 및 채소류, 과일류, 어육류, 콩류, 유제품 등 다양한 식품으로 식단을 구성하되, 성장기 유아 신체발육에 필요한 칼슘과 양질의 단백질이 충분히 함유되도록 식단을 구성한다.

② 조리는 소화되기 쉬운 것으로 하며, 자극성 향신료나 화학조미료 사용을 제한하고 맛은 되도록 싱겁게 한다.

③ 영유아기는 식습관이 형성되고 고착화되는 시기이므로 영유아들이 다양한

식품을 경험할 수 있게 하되, 적합한 식품과 맛에 대한 선호도를 고려한다.

④ 가공식품보다는 천연식품과 제철 식품을 이용하여 우수한 영양소를 공급한다.

⑤ 급식량과 제공 시간을 정하여 적정량을 규칙적으로 배식한다.

⑥ 유아 식단에서 바람직하지 않은 음식은 제외한다.

- 맵고 짠 자극적인 음식(장아찌류, 절임류 등)
- 소화하기 어려운 음식(오징어 튀김, 강정류 등)

〈표 5-7〉 식단 구성 예

기본 형태	기본 종류	음식의 예
주식	밥, 면, 빵	보리밥, 잡곡밥, 샌드위치, 잔치국수 등
국	고깃국, 된장국, 각종 찌개	소고깃국, 배추된장국, 순두부찌개 등
주찬	고기류, 생선류, 달걀류, 두부류	불고기, 돈가스, 임연수 구이, 채소 달걀말이 두부 양념 조림 등
부찬	채소류 및 해조류	시금치나물, 콩나물무침, 애호박볶음, 김치볶음
김치	채소류	배추김치, 깍두기, 열무김치 등

※ 유아 수 100인 미만인 경우 어린이급식관리지원센터 자료 활용

■ **어린이급식관리지원센터**

– 어린이집 · 유치원 집단급식소 대상으로 위생 및 영양 관리 지원

※ 식단 작성 및 메뉴별 열량 등 산출 시 활용

연령별 기준 식단 및 영양량을 충족시키는 어린이 맞춤 레시피 제공

※ 어린이급식관리지원센터 홈페이지 : https://ccfsm.foodnara.go.kr/

3) 영유아 영양 · 식생활 지도

영유아기의 적절한 영양공급과 올바른 식습관 형성은 성인건강의 밑거름이 되므로 매우 중요하다. 하지만 영유아는 영양에 관한 일반적인 지식이 부족하고 대

중매체를 통한 과대광고나 쉽게 접할 수 있는 편의식품으로 인해 잘못된 식습관이 형성될 수 있다(Signorielli & Leats, 1992). 따라서 영유아가 적절한 식품을 선택하는 데 필요한 지식과 식습관을 배우고 형성하도록 하기 위해 가정은 물론 영유아교육기관을 통한 올바른 식습관과 영양교육이 이루어져야 한다.

다음은 식습관 지도의 원리이다(박성옥 외, 2003).

- 식습관 교육은 만 3세부터 지속적으로 하며, 잘못된 식습관은 교정해 준다.
- 연령에 따라 적합한 내용으로 지도한다.
- 일관성 있는 지도를 원칙으로 한다. '이번만'이라는 예외의 경우를 만들면 다음에도 적용하는 타성이 생긴다.
- 유아 스스로 옳고 그른 행동이 어떤 것인지 알 수 있게 한다. 올바른 식습관에 대해 칭찬해 주는 방법이 효과적이다.
- 습관으로 형성될 때까지 되풀이하여 지도한다.
- 주위 사람을 잘 모방하는 유아의 심리를 이용하여 일상적인 생활 속에서 모범적인 식생활 모습을 보여주어 유아가 자연스럽게 이를 체득할 수 있도록 한다.
- 사랑과 끈기로 지도한다.

(1) 식품안전 및 영양 · 식생활 지도

영유아를 위해 균형 잡힌 식단을 제공할 뿐 아니라 영아들이 건강한 식습관을 가질 수 있도록 식생활 지도를 해야 한다. 영유아기의 올바른 식생활 교육은 단순히 영양 지식만을 가르치는 것이 아니라 일상생활에서 식습관이 자연스럽게 바꾸어지도록 동기를 유발하고 행동으로 옮겨질 수 있도록 도와야 한다. 그뿐만 아니라 어린이 기호식품의 안전과 영양, 나트륨 · 당류 저감화, 식중독예방, 식품안전 및 영양 · 식생활에 관한 사항을 반영하여 지도한다(경기도교육청, 2021). 식사지도는 식사 태도 및 식사예절에 관한 내용으로 제자리에 바르게 앉아서 먹기, 식사 전 · 후 감사하는 마음을 표현하기, 식사도구를 바르게 사용하기, 꼭꼭 씹어 먹기, 음식물을 입에 넣고 말하지 않기, 식사 후 식탁과 주변을 깨끗이 정리하기 등과 식사 전 손을 반드시 깨끗이 씻고 식사 후에는 반드시 이를 닦는 등 위생 습관을 지도한다. 연령별 발달특성을 고려한 식사지도 진행방법은 〈표 5-8〉과 같다.

〈표 5-8〉 연령별 식사지도

나이	식행동	식사 태도	식생활 지도방안
3~4세	컵과 숟가락 사용 가능	먹는 속도 및 식사량 증가 식욕 비교적 안정	일정한 시간 내에 깨끗이 먹도록 지도
4~5세	식사속도 증가 사회성 발달로 주의산만	식사 태도 이해 시작	바른 식사 태도(예절) 지도
5~6세	식욕증가 음식에 대한 흥미 증가	식사 태도 정돈	영양, 건강, 위생 관련 영양교육 실시
6~7세	사물에 대한 분별 자기의사 표현	식사 시 타인 의식 식욕과 섭취량 안정	폭넓은 식생활 훈련

출처 : 송태희 외(2010). 아동영양과 건강교육.

(2) 편식 및 비만 영양 · 식생활 지도

① 편식 유아 지도

편식이란 음식에 대해 좋고 싫음이 분명하여 가려먹는 것으로 3세부터 7세까지 유아기에 가장 많이 나타난다. 자아의식이 발달되는 3세부터 음식에 대한 기호가 나타나기 시작하는데 이는 곧 선호하지 않는 음식에 대한 편식으로 이어지기도 한다. 편식이 심하면 다양한 영양소가 충분히 공급되지 않아 영양장애, 영양결핍으로 유아의 건강에 영향을 미칠 수 있다. 발육과 성장에 지장을 줄 뿐만 아니라 면역력이 저하되어 질병에 쉽게 노출될 수 있기 때문에 편식교정을 위한 지속적인 관심과 지도가 필요하다. 영유아기는 식품의 기호가 불안정하여 식품의 성분, 조직, 맛에 대한 개인적인 차이가 크며 쉽게 변할 수 있는 시기이므로 유동적인 교정이 가능하다. 먼저 편식의 원인을 파악하고 식사지도 방향을 설정해야 하며, 영유아교육기관과 연계하여 식사지도를 할 수 있도록 해야 한다.

편식 예방을 위한 관리 Tip

- 가족이 편식을 하지 않고 골고루 먹는다.
- 입맛에 맞는 다양한 조리법으로 유아의 긍정적인 관심을 유도한다.
- 즐거운 식사 분위기를 조성한다.
- 음식을 억지로 먹이지 않으며, 식사량에 대하여 지나치게 관심을 나타내거나 강요하지 않는다.
- 식재료를 이용한 요리 체험 교육을 실시한다.

② 비만 유아 지도

비만의 발생은 뚜렷한 하나의 원인만으로 설명하기 어려우며, 유전적 요인, 과식, 고열량 음식의 잦은 섭취, 잘못된 식습관 등의 다양한 요인이 복합적으로 관여한다.

유아의 비만은 고지혈증, 지방간, 고혈압과 당뇨병 같은 성인병을 조기 유발할 뿐 아니라 성인비만으로 이어질 수 있으므로 유아기의 비만 예방 및 식생활 관리가 중요하다. 교사는 비만 유아의 추가 배식량을 조절하고, 주변 사람들의 편견으로 인해 비만 유아가 마음의 상처를 입지 않도록 지속적인 관심이 필요하다. 그뿐만 아니라 가정 내 식사와 가족의 역할 또한 중요하므로 학부모를 위한 교육을 실시한다. 이를 통해 비만을 초래할 우려가 있는 고열량, 저영양 식품을 배제하고, 성장에 필요한 영양소를 골고루 함유하고 있는 식품이나 음식을 선택하는 방법에 대해 안내할 수 있다.

비만 예방을 위한 관리 Tip

- 식사와 간식은 정해진 시간에, 식탁에서만 먹는다.
- 음식은 천천히 먹는다.
- 지방과 당 함량이 많은 과자류 등을 눈에 띄는 곳에 두지 않는다.
- 과자나 사탕 등 먹는 것으로 보상하지 않는다.
- 즐겁게 많이 움직일 수 있도록 유도한다.

(3) 식품 알레르기 지도

식품 알레르기란 음식물이 항원으로 작용하여 신체가 이에 대응하여 과민반응을 일으키는 알레르기성 질환을 말한다. 식품 알레르기는 영유아기에 가장 흔하며 연령이 증가하면서 점차 줄어든다. 영유아기에는 계란과 우유가 주요 원인식품이며 청소년기에는 견과류, 새우 및 게와 같은 갑각류에 대한 반응이 증가한다. 알레르기 증상으로는 구토, 설사, 변비, 두드러기, 아토피 피부염, 피부발진, 천식, 비염 등으로 음식을 섭취한 후 2시간 이내 발생 혹은 4~72시간 이후에 발생한다. 알레르기는 매우 적은 양으로도 증상을 악화시킬 수 있다. 원인식품의 제한은 원재료 형태만이 아닌 가공 식품 형태로 포함되어 있는 식품까지도 철저히 제한하며 식품 제한에서 올 수 있는 유아의 영양적 문제를 해결하기 위해 실정에 맞게 대체식품을 제공한다. 영유아교육기관은 알레르기를 유발할 수 있는 식재료가 표시된 월간 식단표를 가정통신문으로 안내함과 동시에 식당 및 홈페이지에 게시한다.

■ 식품 알레르기 유발물질 표시대상

① 난류, ② 우유, ③ 메밀, ④ 땅콩, ⑤ 대두, ⑥ 밀, ⑦ 고등어, ⑧ 게, ⑨ 새우, ⑩ 돼지고기, ⑪ 복숭아, ⑫ 토마토, ⑬ 아황산류(권장), ⑭ 호두, ⑮ 닭고기, ⑯ 쇠고기, ⑰ 오징어, ⑱ 조개류(굴, 전복, 홍합 포함), ⑲ 잣

※ 식약처장이 고시한 19가지 중 식품 원재료는 의무적용, 기타 식재료와 성분은 권장 사항

식품 알레르기에 대한 관리는 다음과 같다.

- 식품 알레르기 실태 조사 및 파악(표 5-9 참조).

〈표 5-9〉 식품 알레르기 조사서(예시)

식품 알레르기 조사서

본원에서는 아래 조사서를 통하여, 원아들의 식품 알레르기에 관한 실태를 파악하고 발병에 대한 예방 조치와 제거식, 대체식 등의 급식 필요 여부를 확인하고자 하오니, 학부모님들의 협조를 부탁드립니다.

20 년 월 일

원장 (인)

( ) 반 이름( )

1. 해당되는 곳에 O 표해 주시기 바랍니다.

식품 알레르기 유무

있다	없다

1번에서 '있다'로 답하신 분은 아래 문항에 응답해 주시기 바랍니다.

2. 다음 중 반응이 있는 식품을 표시하고 아래 증상 예시를 참조하여 섭취 시의 증상을 기입해 주세요.

식품	반응 여부 (o,x)	증상 (예시 참조)	식품	반응 여부 (o,x)	증상 (예시 참조)
난류			복숭아		
우유			토마토		
메밀			아황산 포함 식품		
땅콩			호두		
대두			닭고기		
밀			쇠고기		
고등어			오징어		
게			조개류(굴, 전복, 홍합)		
새우			잣		
돼지고기			기타		

증상 예시	
피부 관련 증세	두드러기, 가려움증, 피부발진, 습진
부종	얼굴 부종, 눈 부종, 입술 부종
소화기 장애	구토, 설사, 복통
호흡기 장애	기침, 콧물, 쌕쌕거림, 호흡곤란, 청색증
기타	혈압 저하, 의식 저하

3. 위에 표시된 식품 알레르기 반응 원인 식품의 최근 발병 시기 및 병원 진단 여부

– 시기(가장 최근) :

– 식품 알레르기 진단 시기(병원에서 검사받은 경우만 작성) :

개인정보 수집 · 이용 동의서

수집되는 개인정보는 「개인정보 보호법」에 따라 보호되며, 동 법률에 따라 수집 · 이용 동의가 필요합니다.

1. 수집 이용목적 : 식품 알레르기 조사
2. 수집항목 : 수집을 필요로 하는 항목을 모두 기재(예 : 반, 이름, 연락처 등)
3. 이용 및 보유기간 : 본원 졸업 시까지
4. 동의를 거부할 수 있으며, 동의 거부 시 유치원 식품 알레르기에 대한 대처나 지도가 불가할 수 있습니다.

개인정보 수집 · 이용 동의	□ 예 □ 아니요

20 . . .

보호자(법정대리인) : (서명)

출처 : 경기도교육청(2021).

- 학부모(보호자) 개별 면담 및 선정
- 관리대상 기록 카드 작성(권장 사항)
- 식품 알레르기 관리 준비 및 실행(메뉴 및 조리과정 관리, 식사 시간 관리, 수업 관리)
- 식품 알레르기 유아 정보 기록 유지(표 5-10 참조).

〈표 5-10〉 식품 알레르기 유아의 학부모 동의서(예시)

안녕하십니까?

우리 유치원에서는 (　　　) 유아의 식품 알레르기 증상이 나타나는 것을 방지하기 위하여 본 원 원장, 교사 및 학부모(보호자)의 협의를 거쳐 다음과 같이 대응방안을 마련하였습니다. 본원에서는 아래 내용에 대해 최종적으로 부모님(보호자)의 동의를 받아 대응방안을 실행하고자 합니다. 부모님(보호자)께서는 아래 대응방안에 동의하시면 하단의 동의서를 작성하여 원장선생님 혹은 담임선생님께 제출해 주시기 바랍니다.

1. 시행일자 : 　　　　년 　　　월 　　　일

2. 대응 방안
   1) 보호자는 유아의 알레르기 유발 식품 및 증상에 대해, 유치원에 정확한 정보를 제공합니다.
   2) 유아에게 식품 알레르기 증상을 유발하는 (　　　　　)식품이 제공되는 날은 유치원에서 제거식이나 대체식을 제공합니다.
   3) 유아의 알레르기 증상과 관련하여 특이사항이 발생하였을 경우에는, 가정에서 유치원으로, 혹은 유치원에서 가정으로 전달하여 상호 협력할 수 있도록 합니다.
   4) 보호자는 유치원의 대응방안을 이해하였으며, 제거식이나 대체식 실시에 동의합니다.

작성일자 : 　　년 　월 　일 　원장(교사) 　　　　서명
작성일자 : 　　년 　월 　일 　학부모 　　　　　서명

※ 부모님 연락이 안 될 때 연락할 수 있는 긴급 연락처를 적어주시기를 바랍니다.
연락처 :

출처 : 경기도교육청(2021).

(4) 나트륨 및 당류 저감화 계획 수립

나트륨 · 당류의 과다 섭취는 만성질환과 비만의 대표적인 주범으로, 우리나라 국민의 섭취량은 세계보건기구(WHO) 권고기준을 초과해 지속적인 관리가 필요한 실정이다. 특히 유아의 나트륨 · 당류 과다 섭취 문제가 지속되고 있어, 어릴 적부터 올바른 식습관을 갖고 만성질환을 예방하도록 나트륨 · 당류 저감화를 위한 영유아교육기관의 노력이 요구되는 바이다.

① 나트륨 및 당류 저감화 계획을 영유아교육기관 급식 운영계획에 수립한다.

② 영유아교육기관의 급식 운영평가 시 기관별 계획 수립 · 이행 여부를 확인한다.

③ 영유아교육기관의 급식에서 나트륨 저감화를 실천한다.

- 저염 식단 제공 및 나트륨 섭취량 줄이기 등에 대한 교육을 실시한다.
- 저염 식단 제공 방법
  - 칼륨과 마그네슘이 풍부한 식품 사용하기
  - 가공식품보다 신선식품 구매하기
  - 나트륨을 줄인 양념 재료 구매하기
  - 조리법을 변경하기

④ 영유아교육기관의 급식에서 당 저감화를 실천한다.

- 저당 식단 제공 방법
  - 조리 시 설탕, 물엿 등의 사용을 줄이기
  - 가공식품보다 신선식품 구매하기
  - 영유아에게 칭찬과 보상의 뜻으로 단 음식 주지 않기
  - 가공식품 구매 시 영양표시 확인하기(그림 5-2 참조).

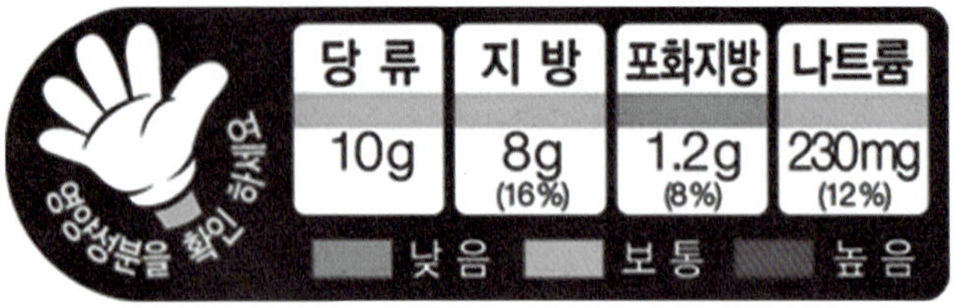

|그림 5-2| 어린이기호식품 신호등 표시

출처 : 보건복지부(2011).

11월 식단예정표

Mon	Tue	Wed	Thu	Fri
식단명 아래 숫자는 영양량: 에너지/단백질/칼슘/철분 kcal/g/mg/mg)	3일	4일 수요일 다먹는 날	5일	6일
	찰보리밥 얼갈이된장국(5.6.13.18.) 시금치돼지불백(5.6.10.13.18.) 새송이엿장구이(5.6.13.18.) 통각김치(9.13.) 귤 * 496.5/21/141.3/2.2	잔치국수(1.5.6.9.13.16.18.) 떡볶이(1.2.5.6.13.16.) 치즈오색산적(1.5.6.10.15.16.) 열무김치(9.13.) 라임후레쉬(5.13.) 고구마구이 * 587.2/22.4/216.9/4.6	조각서리태밥(5.) 동태찌개5.6.13.18.) 찹쌀콩멸치볶음(5.6.13.18.) 순대야채볶음(5.6.10.13.18.) 오이김치(9.13.18.) 에이스비타플러스(2.) * 483.3/21.4/289.9/3.9	혼합잡곡밥(5.) 일식우동(1.5.6.9.12.13.16.18.) 시금치무침(5.6.18.) 햄프시드오리떡갈비(2.5.6.13.) 석박지(9.13.18.) 식물성요구르트(2.) * 478.8/16.5/165.6/2.4

알레르기 정보
①난류 ②우유 ③메밀 ④땅콩 ⑤대두 ⑥밀 ⑦고등어 ⑧게 ⑨새우 ⑩돼지고기 ⑪복숭아 ⑫토마토 ⑬아황산염 ⑭호두 ⑮닭고기 ⑯쇠고기 ⑰오징어 ⑱조개류(굴, 전복, 홍합 포함)

➡ 식품 알레르기 증상을 보이는 학생들은 음식명 옆의 번호와 알레르기 정보의 번호를 확인하여 해당되는 음식은 가급적 먹지 않도록 급식 시 각별한 주의를 부탁드립니다.

식재료 원산지 알림

쌀	김치	쇠고기	돼지고기	달걀	닭고기	콩 및 콩류 가공품	오징어 꽃게	식육가공품	오리생육 및 훈제	낙지	명태 (동태)	가자미	갈치
햇살드리	배추:국산, 고춧가루:국산	한우1등급	국산1등급	국산 1+등급		국산	국내산	국내산	국산	중국산	러시아산	미국산	수입산

|그림 5-3| 식단예정표 예시

출처 : 경기도교육청(2021).

4 부모를 통한 건강교육

부모교육을 통해 이루어지는 건강교육은 유아교육기관과 가정과의 연계를 한다는 점에서 중요한 부분이다. 기본생활습관은 반복적이고 지속적으로 이루어져야 형성되기 때문에 가정과의 연계는 반드시 필요하다. 따라서 부모와 함께 건강에 관한 정보를 살펴보면서 건강교육을 지속할 수 있다. 더불어 유아교육기관과 가정과의 협력으로 인해 영유아는 건강한 생활을 영위할 수 있을 것이다.

교사는 부모가 부모교육 프로그램에 참여하도록 일정과 내용을 계획하고 건강에 영향을 주는 질병에 대한 내용과 정보를 안내하도록 한다. 건강교육 프로그램에 부모가 참여하는 것은 영유아의 건강의 중요성과 목적을 좀 더 잘 이해할 수 있는 기회가 되며 건강에 대한 습관과 태도와 바람직한 식생활 개선 및 영유아의 식생활 지도를 더욱 일관성 있게 유지할 수 있다.

1) 부모교육의 내용

가정과 교육시설이 긴밀하게 연락을 하여 영유아의 식생활 지도를 원활하게 하기 위해서는 시설의 급식운영을 이해하고, 영유아에 대한 식생활 지도 내용을 이해하여 협조할 수 있도록 부모교육을 계획한다.

부모교육의 내용은 유아교육기관의 급식 운영에 대한 정보, 올바른 식생활에 대한 이해, 바른 식습관에 대한 이해이다.

(1) 급식 운영에 대한 정보

급식시설에 대한 안내, 식사 준비 과정, 급식 담당자 등에 대한 정보를 제공하여 유아교육기관에서의 급식 운영에 대한 이해를 높이고 부모의 관심과 협조를 얻는 데 도움이 되도록 한다. 급식에 대한 부모의 영양적 만족과 유아의 반응을 주기적으로 평가하여 급식에 대한 긍정적인 인식과 협조를 기대할 수 있다.

(2) 올바른 식생활에 대한 이해

음식의 고마움, 음식과 환경보호와의 관계, 우리 전통음식의 소중함, 식품안전성 등에 대하여 교육과정과 병행하여 부모교육을 진행하면, 가정과 연계된 교육의 상승효과를 기대할 수 있다. 주방세제와 음식물 찌꺼기는 환경을 오염시키는 원인이므로 설거지를 할 때 합성세제를 줄이는 것과 음식을 남기지 않도록 하는 지도가 이루어져야 한다. 식품 구매 시 편의식품보다는 천연식품에 대한 이용을 생활화하도록 하는 교육과 식품첨가물이나 가공식품의 선택에 대한 교육도 필요할 것이다.

(3) 바른 식습관에 대한 이해

바람직한 식습관은 어떠한 것이며, 이러한 식습관 형성을 위해서 부모는 어떤 지도를 해야 하는지를 인식할 수 있도록 한다. 식사 전후에 적절한 인사말로 감사의 뜻을 표현하도록 하는 것, 식사 준비 시 유아가 참여할 수 있도록 하는 것, 바른 태도로 식사를 하도록 하는 것, 청결한 생활태도를 갖는 것, 웃어른에 대한 올바른 식사태도를 갖도록 하는 것 등을 예로 들 수 있다.

2) 부모교육의 형태

유아의 효율적인 식습관 지도를 위해서는 부모참여가 필수적이다. 가정에서의 바람직한 식생활 개선 및 유아의 식생활 지도에 대해 부모들에게 인식시키고 구체적이고 다양한 형태로 상호 협력적인 부모교육이 이루어져야 한다(김은주, 2007).

부모교육은 부모용 설문조사, 정기적인 부모모임, 강연회, 특별행사, 가정통신문 도서대출 등 다양한 형태로 실시한다.

(1) 부모용 설문조사

유아교육기관에서는 유아의 바람직한 영양과 식습관 교육을 위해 학기 초 설문조사를 하거나 입학원서의 한 부분에 유아의 영양, 건강과 관련된 항목을 마련하고 있다. 설문내용으로는 유아의 현재 건강상태, 아침식사의 규칙성 정도, 식단,

식사량, 식사하는 데 걸리는 시간, 혼자서 밥을 먹는지의 여부, 태도, 식품의 선호도, 싫어하는 음식, 알레르기 반응, 우유 섭취 등이다.

(2) 정기적인 부모모임

정기적인 부모모임을 통해 유아교육기관의 급식 운영에 대한 내용을 전달하거나 부모들이 필요로 하는 식생활에 대한 정보를 수집하거나 교환한다.

(3) 강연회

요리 전문가를 초빙하여 전통음식이나 자연식품을 이용한 요리법, 영유아 간식 만드는 법 등을 배운다. 영양 전문가를 초빙하여 영양과 건강, 식품과 건강 등 바람직한 식생활 개선에 도움이 되는 강연을 듣는다.

(4) 특별행사

전통음식 만들기 경진대회를 개최한다. 어린이날, 어버이날, 추석 등 특정일에 각 가족들이 함께 모여 음식솜씨를 자랑함으로써 가족의 결속력을 높이고, 보육시설과 가정과의 밀접한 관계뿐 아니라 바른 식생활을 이끄는 좋은 기회가 된다. 가정식을 소개하는 기회를 가짐으로써 유아교육기관과 가정이 훨씬 가까워지고 유아들의 건강을 증진시키는 데 힘을 기울이게 된다.

(5) 홈페이지나 가정통신문

홈페이지나 가정통신문을 통해 유아교육기관의 식단과 가정에서의 요리활동, 식단 짜기, 음식 차리기, 영양에 대한 정보 등 가정에서 필요한 식생활과 관련된 정보를 제공하고 영양 상담실을 개설 · 운영한다. 가정통신문은 부모의 식생활 지도의 필요성 및 식생활 개선의 필요성에 대한 부모의 이해도를 높이며, 자녀에 대한 부모의 참여의 중요성을 지속적으로 알려주는 매개체가 된다. 홈페이지 건강정보 게시판에는 부모가 영유아의 건강 관련 내용을 쉽게 이해할 수 있는 최근의 정보를 게시하도록 하며 건강과 관련하여 가정에서도 함께 할 수 있는 활동을 소개한다. 가정연계활동을 위한 인터넷 관련 사이트 목록은 다음과 같다.

건강 및 안전 인터넷 사이트 목록	
식품안전나라	http://www.foodsafetykorea.go.kr
서울특별시 식생활종합지원센터	http://www.seoulnutri.co.kr
어린이급식관리지원센터	http://ccfsm.foodnara.go.kr
산업재해예방 안전보건공단	http://www.kosha.or.kr
식품의약품안전처	http://www.mfds.go.kr
어린이집안전공제회	http://www.csia.or.kr
EBS교육방송	http://ebs.co.kr
보건복지부	http://www.mohw.go.kr
질병관리청	http://www.kdca.go.kr
중앙육아종합지원센터	http://central.childcare.go.kr
에어코리아(미세먼지 예 · 경보 관련)	http://www.airkorea.or.kr

(6) 영양 상담 프로그램 운영

식사 조절이 필요한 영유아 상담 희망 조사 및 영양 상담 운영을 계획하고 영양 상담 프로그램을 운영한다. 영양 상담에 따른 개별 맞춤형 식단을 제공(대체식, 제거식)할 때는 사전에 학부모 동의가 필요하다.

CHAPTER

06

건강교육의 교수 · 학습 방법

1. 아동건강교육 지도계획과 운영
2. 아동건강교육 교수 · 학습 방법
3. 아동건강교육과정의 가정 및 지역사회와의 연계
4. 아동건강을 위한 교사의 역할

CHAPTER 06

건강교육의 교수 · 학습 방법

영유아 건강교육은 영유아교육기관과 가정에서의 밀접한 상호작용을 통해 영유아가 일상생활 속에서의 지속적인 습관 형성을 위한 지식과 기술, 태도를 기를 수 있도록 건강교육을 계획하고 운영하며, 적절한 교수학습방법을 활용하여 영유아들이 개인의 건강에 대한 인식과 태도를 바람직하게 형성할 수 있도록 도와주어야 한다.

이에 이 장에서는 아동건강교육 지도계획과 운영, 다양한 건강교육의 교수 · 학습 방법에 대해 살펴본 후 아동건강교육과정의 가정 및 지역사회와의 연계, 아동건강교육을 위한 교사의 역할에 대해 알아본다.

1 아동건강교육 지도계획과 운영

1) 건강교육 계획

교사는 영유아를 위한 건강교육 계획 시 다음과 같은 사항을 고려하여 구성한다(좌승화 외, 2018).

첫째, 영유아의 발달수준, 흥미, 요구에 적합하며 포괄적 건강교육 내용으로 구성한다.

둘째, 연령별 수준과 특성을 반영하여 융통성 있게 구성한다.

셋째, 연 · 월간, 주간계획에 체계적이며 균형 있게 배분하여 구성한다.

넷째, 일과를 통해 다양한 경험을 할 수 있도록 구성한다.

다섯째, 일관성이 있으며 지속적이고 반복되는 경험이 되도록 구성한다.

여섯째, 영유아교육기관에서의 건강교육이 가정에서도 연계될 수 있도록 구성한다.

2) 건강교육 운영

교사는 영유아를 위한 건강교육 운영 방법을 결정할 때 다음과 같은 사항을 고려해야 한다(정미라 외, 2012).

첫째, 연령과 학급 규모를 고려한다.

둘째, 실제 경험과 관련된 내용을 통해 교육한다.

셋째, 직접적인 학습 경험을 위해 참여자로 포함시킬 수 있는 방법을 모색한다.

넷째, 발달 수준에 적합하며 흥미를 만족시킬 수 있는 다양한 교수자료를 준비한다.

다섯째, 주제 전개 시 등원 및 귀가, 동화 듣기, 간식 및 점심시간, 극놀이, 화장실 가기, 요리하기, 현장학습 등 지도를 위한 다양한 유형별 활동을 구성한다.

여섯째, 일상생활에서 건강과 관계되는 특별한 상황이나 사건을 적절히 활용한다.

일곱째, 연중 지속적이고 반복되는 경험을 통하여 건강한 생활습관을 형성하도록 한다.

2 아동건강교육 교수 · 학습 방법

영유아 건강교육을 위해서는 일상생활에서 능동적으로 다양한 영역 속에서 교육과정을 통합하여 내용을 인지하고 촉진하여야 한다. 흥미영역을 중점으로 건강교육을 진행하기도 하며, 생활 주제별로 영역을 통합하여 진행하기도 한다.

1) 하루 일과 운영에 의한 건강교육

교사는 등원, 식사와 간식, 낮잠과 휴식, 정리 · 정돈 및 전이활동, 화장실 다녀오기, 귀가 등과 같이 일상생활 속에서 건강교육이 이루어지도록 일관성 있고 지속적으로 지도해야 한다. 특히 영유아는 특별한 증상(발열, 기침, 콧물 등)이 없는 한 어디가 얼마나 아픈지를 말로 표현하는 능력이 부족하다. 따라서 교사는 일과를 진행하면서 영유아의 행동을 관찰하여 건강상태를 파악할 수 있어야 한다. 보호자와 건강상태나 아침식사 여부, 전날 집에서 있었던 일 등에 대한 간단한 의견을 교환하여 필요한 경우에는 전문의의 진단을 받을 수 있도록 조치한다.

다음은 다양한 일상생활을 수행하는 동안 이루어지는 건강교육에 대해 살펴보기로 한다(조미환, 2019).

(1) 등원

교사는 영유아가 등원하기 전에 미리 교실을 환기시키고 온도와 습도를 조절하며 실내의 위험요인을 점검하여 영유아들이 최적의 환경에서 활기차게 하루를 생활할 수 있도록 준비한다. 영유아들이 등원하면 밝은 표정으로 반갑게 인사하고 따뜻하게 맞이하여 영유아가 즐거운 마음으로 하루 일과를 시작할 수 있도록 배려한다. 또한 영유아가 신체적 · 심리적으로 건강한 생활을 할 수 있도록 영유아의 기분, 건강 상태, 투약시간 등을 세심하게 확인하며 유아의 위생 및 청결 상태를 파악하고 계절에 맞는 옷 입기 등 기본생활습관에 대해서도 지도한다.

(2) 식사와 간식

식사와 간식은 영유아에게 적절한 영양을 제공하는 동시에 영유아기부터 건전한 식습관과 위생개념을 형성하는 데 중요한 역할을 한다. 교사는 영유아들의 식습관을 관찰하고 영유아들이 기분 좋게 음식을 먹을 수 있도록 안정되고 즐거운 분위기를 조성한다. 영유아들에게 음식의 소중함 알기, 골고루 적당량 먹기, 스스로 음식을 먹고 정리하기, 음식을 입에 물고 이야기하지 않기, 음식을 먹으면서 친구들과 장난치지 않기, 바른 자세로 먹기, 싫은 음식도 조금씩 먹어보기, 먹기 전에 손 씻기, 음식을 먹은 후에 이 닦기 등의 식사예절, 편식예방, 위생 등을 지도하여 영유아들이 음식과 영양에 대한 긍정적인 태도를 발달시켜 좋은 식습관을 가지도록 교육한다.

(3) 낮잠과 휴식

낮잠과 휴식은 오전 동안 신나고 즐겁게 생활한 영유아들의 피로 회복과 에너지 재충전을 위한 중요한 활동이다. 만 3세는 매일 충분한 낮잠을 자야 건강한 일상생활을 할 수 있으므로 교사는 커튼을 내리거나 조용한 음악을 틀어주는 등 편안하게 잘 수 있는 환경을 조성한다. 낮잠 자는 시간 및 잠자는 습관은 영유아마다 개인차가 있으므로 교사는 개별적으로 적절하게 반응해 주어야 하며, 낮잠을 자지 않거나 빨리 깨어난 유아의 경우에는 조용하게 휴식을 취하도록 배려한다.

휴식은 유아가 활동하면서 쌓인 피로를 풀어주고 활기차게 다음 활동에 참여할 수 있도록 해주므로 휴식을 취할 수 있는 공간을 마련하여 편안하게 쉴 수 있도록 한다. 매일 일정하게 휴식시간을 정하되 개인차, 하루 일과의 특성, 견학, 날씨 등을 고려한다.

(4) 정리 · 정돈 및 전이활동

정리 · 정돈 및 전이활동은 자유선택활동이나 대 · 소집단 활동을 마무리하면서 자신이 사용한 놀잇감이나 자료를 정리할 때, 점심식사 후나 낮잠 후 정리할 때, 하루 일과를 마치고 귀가하기 전 등의 상황에서 이루어진다. 교사는 정리 · 정돈이나 전이활동이 이루어지는 상황을 수시로 확인하여 유아들이 정리 · 정돈을 통해서 기본 생활습관을 익힐 수 있도록 격려하고 지도한다.

(5) 화장실 다녀오기

화장실 다녀오기는 하루 일과 중 수시로 일어나며 개별적인 배려가 필요하다. 교사는 정리 · 정돈 시간 후, 점심, 낮잠시간 후, 자유놀이 시간 등에 유아들이 규칙적으로 화장실에 가도록 지도하며, 변기 사용법, 배변 후 물 내리기, 휴지 사용법, 용변 후 반드시 손 씻기 등 올바른 위생습관을 지니도록 한다.

(6) 귀가

귀가시간에는 하루 일과를 마친 유아들이 안전하게 귀가하여 즐거운 마음으로 부모님을 만날 수 있도록 정서적으로 지지해 준다. 귀가 시에는 하루 동안 신나는 놀이 활동으로 망가진 유아들의 용모와 옷매무새를 점검해 단정하고 위생적인 상태로 귀가하며 자신의 소지품을 잊지 않고 챙길 수 있도록 지도한다.

2) 주제 선정에 따른 통합적 접근방법에 의한 건강교육

영유아 건강교육은 교과목을 통하여 분리된 내용을 배우는 것보다 평소에 경험하는 상황을 통해서 필요한 지식, 기술, 태도 등을 통합적으로 배우는 것이 더욱 효과적이다.

다음 |그림 6-1|은 생활 주제 중 '건강과 안전' 교과 영역 간 통합적 구성이다. 유아의 흥미와 발달, 학습에 적합한 주제를 선정해 누리과정의 다섯 개 영역과 관련되는 내용을 통합하여 계획하는 것이다. 유아는 주제를 탐구하기 위해 여러 활동을 하게 되는데 이 활동들은 서로 연관됨으로써 주제에 대해 효과적이며 깊이 있게 이해할 수 있게 된다. 예를 들면, '건강과 안전' 생활주제를 다룬다면 즐거운 운동과 휴식, 맛있는 음식과 영양, 깨끗한 나와 환경, 안전한 놀이와 생활에 대한 활동을 통해 건강과 안전에 대해 전체적으로 이해하게 된다. '건강과 안전' 주제를 통합적으로 접근할 경우에는 정해진 주제에 관한 이야기나누기, 역할놀이, 미술활동, 문학 활동(동화 · 동시 · 동극), 음률동작활동, 언어활동, 수 · 조작활동, 과학활동, 바깥놀이 등의 활동을 통해 건강교육의 내용을 통합적으로 학습한다.

교사는 주제를 중심으로 통합적으로 활동들을 운영하기 위해 주제 전개에 따른 계획을 체계적으로 세우고 유아의 반응과 흥미에 따라 융통성 있게 계획을 수정해 감으로써 교사와 함께 만들어 가는 교육이 되도록 한다(조미환, 2019).

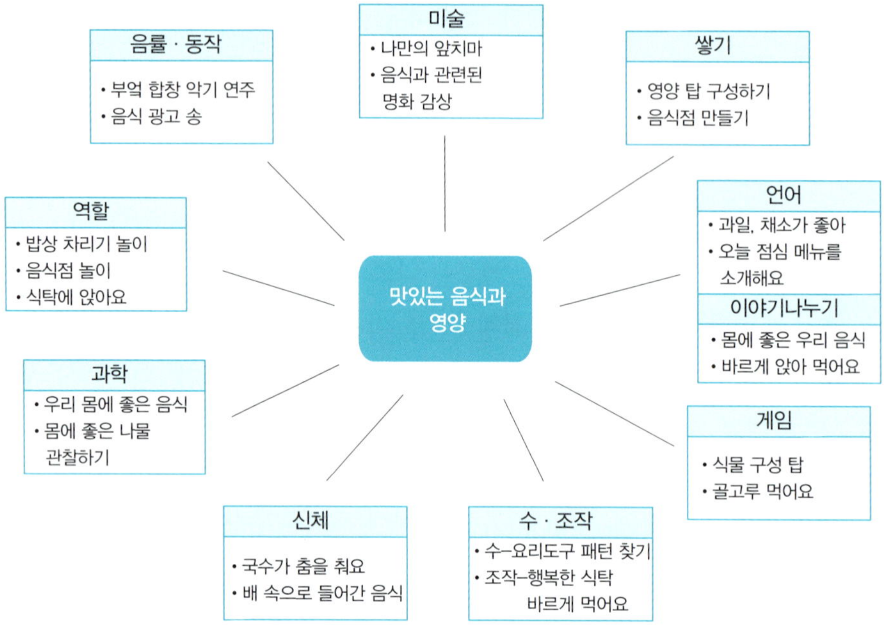

|그림 6–1| '건강과 안전' 교과 영역 간 통합적 구성

'맛있는 음식과 영양'을 주제로 통합적 접근방법을 적용한 건강교육 프로그램의 예를 구체적으로 제시하면 〈표 6–1〉과 같다. 영유아는 '맛있는 음식과 영양'이라는 주제에 관련된 내용을 이야기 나누기, 문학 활동(동화 · 동시 · 동극), 요리활동, 역할놀이, 게임, 미술활동, 음악과 동작활동, 바깥놀이, 현장학습 등의 활동을 통해 통합적으로 건강교육을 학습할 수 있다.

〈표 6–1〉 통합적 접근방법에 의한 건강교육 프로그램

반 이름		○○반(혼합반)	시 기	20○○년 6월 9일 ~ 6월 13일
생활주제		건강과 안전	주 제	맛있는 음식과 영양
목표	4세 5세	• 우리 몸에 좋은 음식이 있음을 안다. • 음식을 함께 나누어 즐겁게 먹는 것을 경험한다. • 알맞은 양의 음식을 바른 자세로 먹는다.		

<table>
<tr><th colspan="2">날짜/ 요일
활동</th><th>6/9(월)</th><th>6/10(화)</th><th>6/11(수)</th><th>6/12 (목)</th><th>6/13(금)</th></tr>
<tr><th colspan="2">소주제</th><th colspan="2">골고루 먹기</th><th colspan="2">즐겁게 먹기</th><th>바르게 먹기</th></tr>
<tr><td rowspan="6">실내놀이</td><td>쌓기놀이 영역</td><td colspan="5">영양 탑 구성하기(4) 음식점 만들기(5)</td></tr>
<tr><td>역할놀이 영역</td><td colspan="5">밥상 차리기 놀이(4, 5) 음식점 놀이(5) 식탁에 앉아요(4)</td></tr>
<tr><td>언어 영역</td><td colspan="5">과일이 좋아, 채소가 좋아(4, 5) 오늘 점심메뉴를 소개해요(4, 5)</td></tr>
<tr><td>수 · 조작 영역</td><td colspan="5">수) 요리도구 패턴 찾기(5) 조작) 행복한 식탁, 바르게 먹어요(4, 5)</td></tr>
<tr><td>과학 영역</td><td colspan="5">우리 몸에 좋은 음식(5) 몸에 좋은 나물 관찰하기(4, 5)</td></tr>
<tr><td>미술 영역</td><td colspan="5">나만의 앞치마(4) 음식과 관련된 명화 감상하기(5) 음식 콜라주(4, 5)</td></tr>
<tr><td rowspan="6">대소집단 활동</td><td>이야기 나누기</td><td>소중한 음식을 잘 먹어요</td><td></td><td>몸에 좋은 우리 음식</td><td></td><td>바르게 앉아 먹어요</td></tr>
<tr><td>동시, 동화, 동극</td><td></td><td>동화) 백설공주는 요리사</td><td>동극) 백설 공주는 요리사</td><td></td><td>동화) 오색 비빔밥</td></tr>
<tr><td>음률 · 동작</td><td>부엌 합창 악기 연주</td><td>방귀타령</td><td></td><td>음식 광고 송</td><td>노래 개사하기</td></tr>
<tr><td>신 체</td><td></td><td></td><td>국수가 춤을 춰요</td><td></td><td>배 속으로 들어간 음식</td></tr>
<tr><td>게 임</td><td>식품 구성탑</td><td></td><td></td><td>골고루 먹어요</td><td></td></tr>
<tr><td>미 술</td><td></td><td>몸에 좋은 음식 만들기</td><td>동극소품 만들기 (협동작품)</td><td>자연물 건강 밥상 꾸미기</td><td></td></tr>
<tr><td colspan="2">바깥놀이</td><td colspan="5">모래로 음식 만들기/ 돌멩이와 나뭇잎으로 소꿉놀이 하기</td></tr>
<tr><td colspan="2">기본생활 습관</td><td colspan="2">바른 자세로 식사해요</td><td>안전교육</td><td colspan="2">소방대피훈련</td></tr>
</table>

주제중심 통합적 접근의 구체적인 방법을 살펴보면 다음과 같다(좌승화 외, 2018).

(1) 이야기 나누기

건강한 생활습관을 형성하고 건강을 증진할 수 있도록 이야기 나누기를 통해 건강교육을 실시한다. 주변 정리정돈 및 청결, 올바른 식습관과 영양, 적당량의 음식 골고루 먹기, 몸에 좋은 음식 구별하기, 규칙적인 수면과 알맞은 휴식, 하루 일과에 즐겁게 참여하기, 바른 배변습관 등을 이야기 나누고, 건강한 생활습관이 질병을 예방한다는 사실을 이해하고 실천하도록 한다.

〈표 6-2〉 이야기 나누기 활동의 예

<table>
<tr><th colspan="2">활 동 명</th><th>건강한 음식</th><th>대상연령</th><th>만 2세</th></tr>
<tr><td colspan="2">활동목표</td><td colspan="3">• 우리 몸을 건강하게 하는 음식에 대해 알아보고 몸에 이로운 음식을 구분할 수 있다.</td></tr>
<tr><td colspan="2">준비물</td><td colspan="3">음식모형(달걀, 과일, 채소, 고기, 과자, 빵, 케이크, 사탕, 젤리), 그림자료</td></tr>
<tr><td rowspan="2">활동내용</td><td>도입</td><td colspan="3">① 영아들과 좋아하는 음식에 대해 이야기를 나눈다.
• 여러분은 어떤 음식을 좋아해요?
• 친구들이 좋아하는 음식은 어디에서 나올까요?</td></tr>
<tr><td>전개</td><td colspan="3">② 여러 가지 음식을 소개한다.
• 선생님이 여러 가지 음식을 가지고 왔어요. 어떤 것들이 있는지 살펴볼까요?
③ 영아들이 좋아하는 음식과 싫어하는 음식을 찾아본다.
• 우리 ○○가 좋아하는 음식을 찾아볼까? 어떤 음식을 좋아하니?
• ○○는 싫어하는 음식을 골라볼까? 왜 그 음식이 싫을까?
④ 영아들이 좋아하는 음식 중 가공식품을 찾아 어디에서 만들어지는지 알려준다.
• 우리 친구들이 좋아하는 음식 중에서 케이크, 사탕, 젤리, 과자 등은 공장에서 만든대요.
• 공장에서 만든 음식에는 맛을 좋게 해주는 첨가물을 넣어서 몸에 나쁘대요.
⑤ 자연식품과 가공식품을 직접 구분하여 본다.
• 우리 몸을 건강하게 하는 음식은 자연에서 나온대요.
• ○○가 좋아하는 음식을 찾아 자연에서 나오는지 공장에서 나오는지 알아볼까요?
• 우리가 고른 음식을 자연식품과 가공식품으로 나눠 바구니에 담아봐요.</td></tr>
</table>

마무리	⑥ 지속적인 놀이가 이루어질 수 있도록 자료를 영역에 비치해 둔다.
활동사진	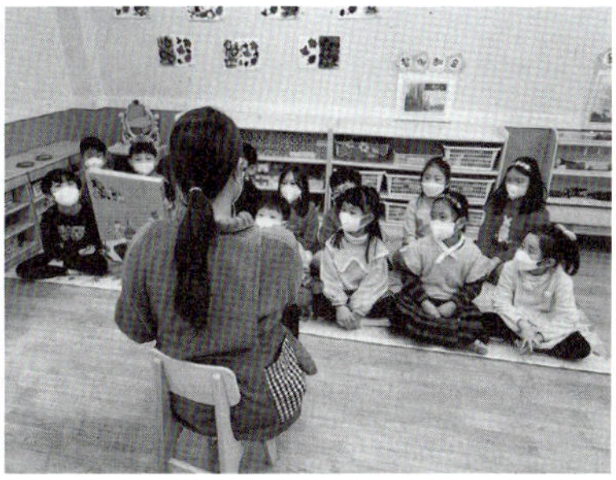 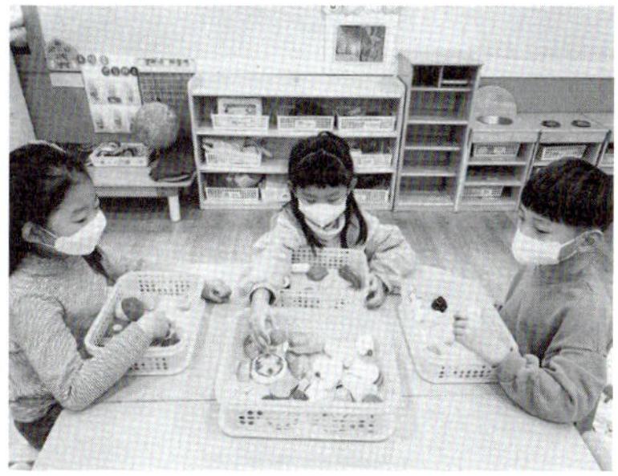
유의점	놀잇감에 대한 경험이 부족할 수 있으므로 사전에 충분히 탐색한 후 활동하도록 한다.
확장 및 연계활동	노래를 부르며 놀잇감을 제자리에 정돈하는 게임을 할 수 있다.

(2) 문학 활동(동화 · 동시 · 동극)

건강과 관련된 생활동화, 창작동화, 전래동화, 지식 · 정보책 등을 통해 영양과 병원, 질병, 올바른 생활습관 등 건강생활에 관한 정보를 제공하고 관련된 경험을 나누며 영유아가 생각과 느낌을 동시나 동극으로 표현하도록 한다. 영유아는 동화를 듣거나 스스로 그림책을 보는 것을 좋아하므로 조용하고 편안한 분위기에서 그림책을 반복적으로 읽고, 또한 융판 동화, 앞치마 동화, 테이블 동화, 자석 동화, 막대 동화, 슬라이드 동화, 텔레비전 동화 등의 다양한 자료를 통해 건강의 실제 상황을 영유아가 쉽게 인식하도록 한다. 건강 관련 동시 듣기, 동시 짓기, 수수께끼놀이, 매체를 활용하여 동극하기 등으로 경험을 나누도록 한다.

건강 관련 내용의 동화는 다음과 같다.

① 건강

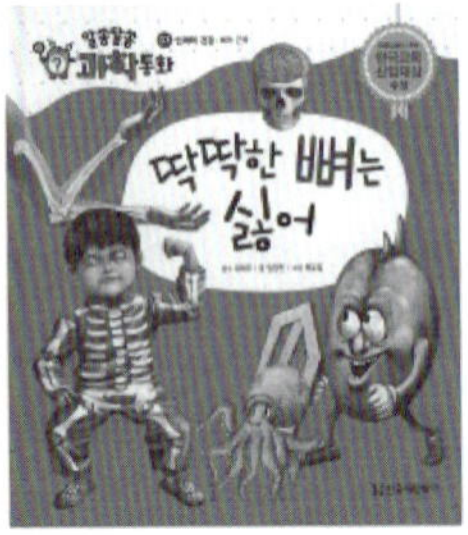	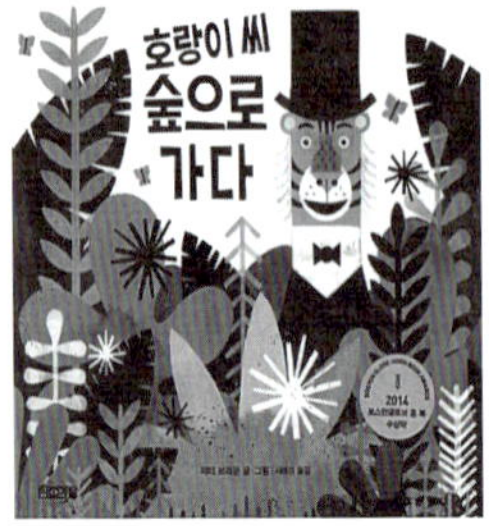	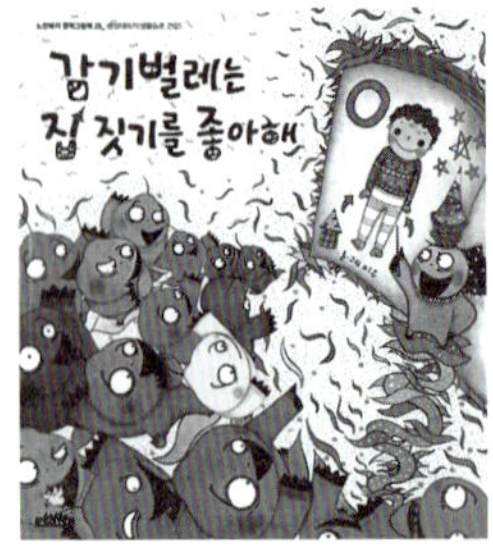
제목 : 딱딱한 뼈는 싫어	제목 : 호랑이 씨 숲으로 가다	제목 : 감기벌레는 집 짓기를 좋아해
지은이 : 임정진 출판사 : 한국헤밍웨이 출판년도 : 2015	지은이 : 피터 브라운 출판사 : 사계절 출판년도 : 2014	지은이 : 미우 출판사 : 노란돼지 출판년도 : 2014
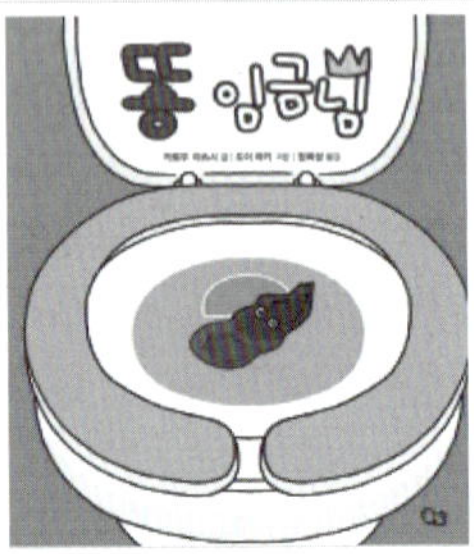	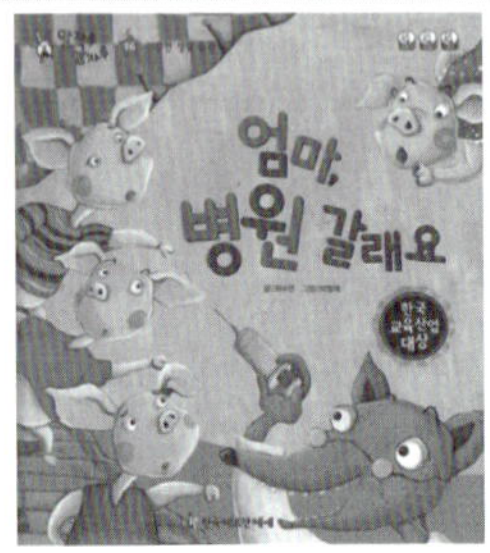	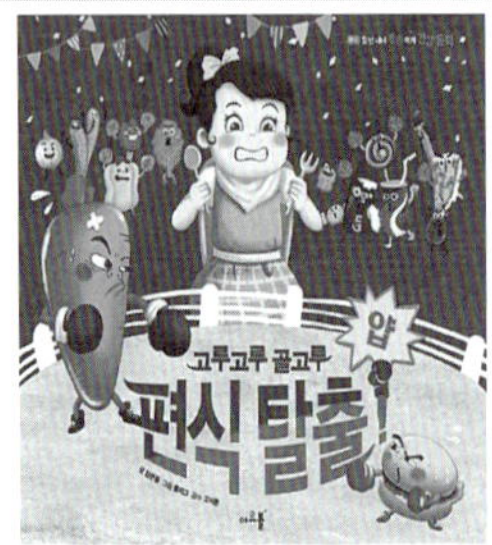
제목 : 똥 임금님	제목 : 엄마, 병원 갈래요	제목 : 고루고루 골고루 얍 편식 탈출!
지은이 : 카토우 아츠시 출판사 : 풀빛 출판년도 : 2013	지은이 : 최수연 출판사 : 한국헤르만헤세 출판년도 : 2016	지은이 : 김은중 출판사 : 아르볼 출판년도 : 2015
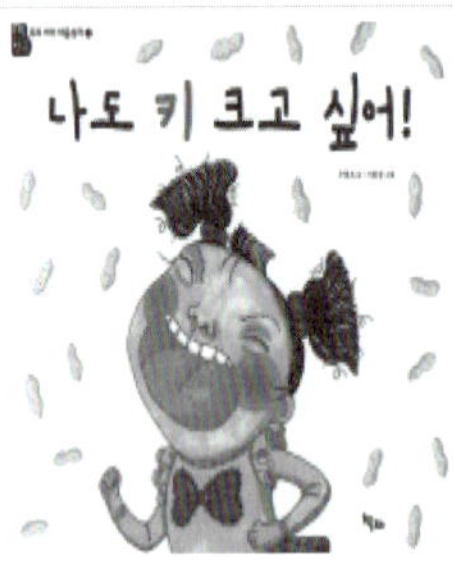	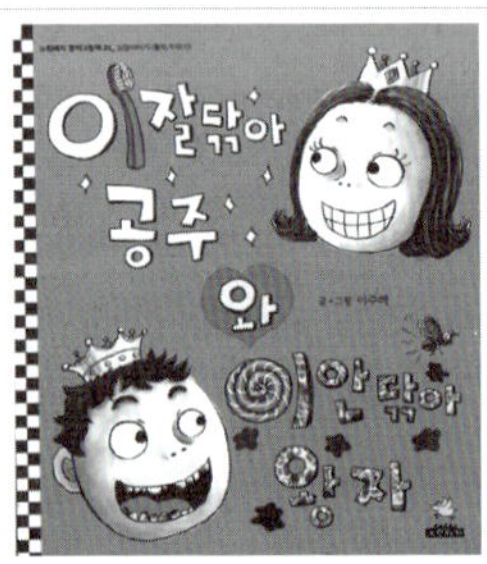	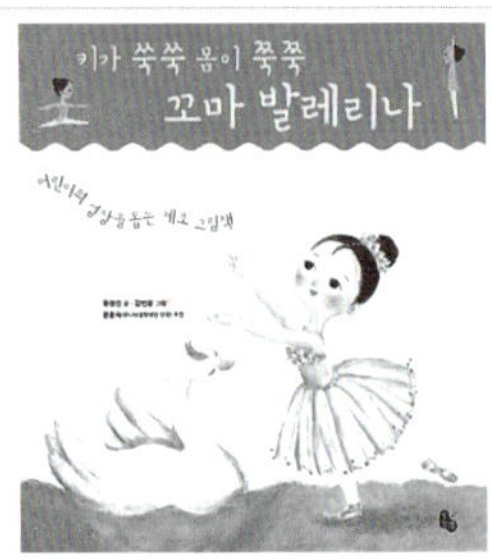
제목 : 나도 키 크고 싶어!	제목 : 이잘닦아 공주와 이안닦아 왕자	제목 : 키가 쑥쑥 몸이 쭉쭉 꼬마 발레리나
지은이 : 우현옥 출판사 : 책찌 출판년도 : 2012	지은이 : 이주혜 출판사 : 노란돼지 출판년도 : 2013	지은이 : 류경진 출판사 : 토토북 출판년도 : 2013

② 영양

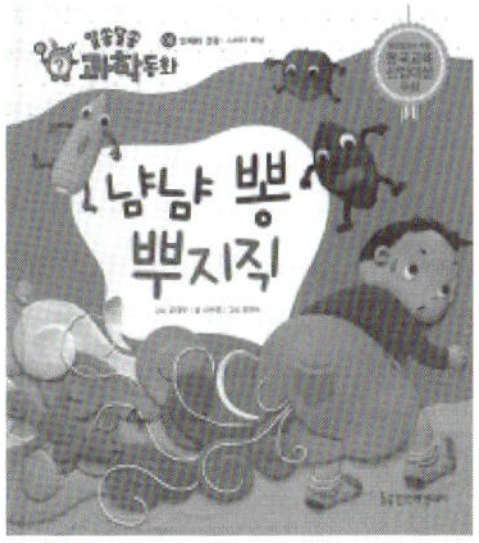

제목 : 냠냠 뿡 뿌지직

지은이 : 신수현
출판사 : 한국톨스토이
출판년도 : 2014

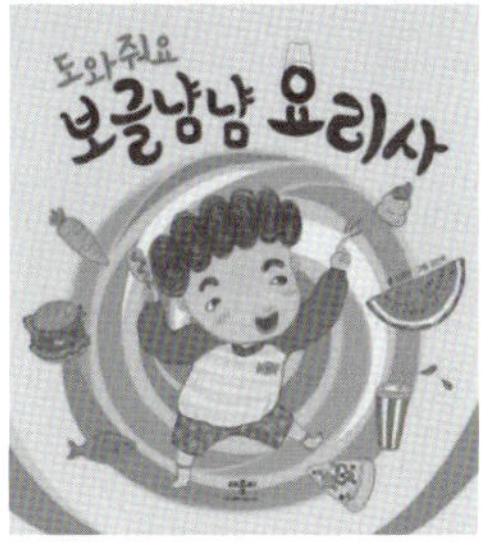

제목 : 도와줘요 보글냠냠 요리사

지은이 : 조재은
출판사 : 애플비
출판년도 : 2011

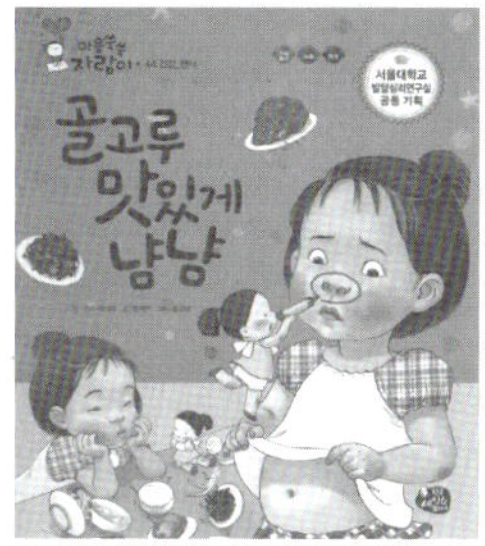

제목 : 골고루 맛있게 냠냠

지은이 : 길지연
출판사 : 한국셰익스피어
출판년도 : 2016

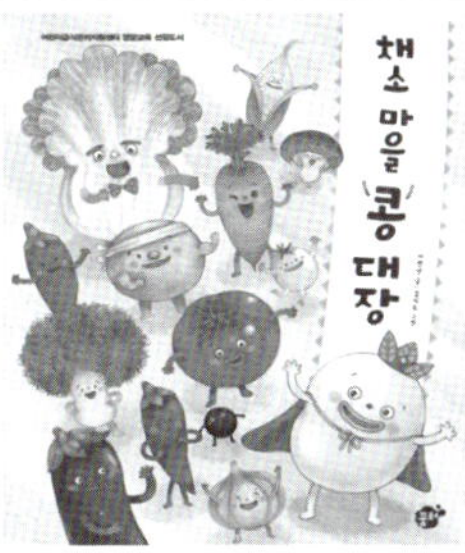

제목 : 채소마을 콩 대장

지은이 : 이현선
출판사 : 꿈터
출판년도 : 2018

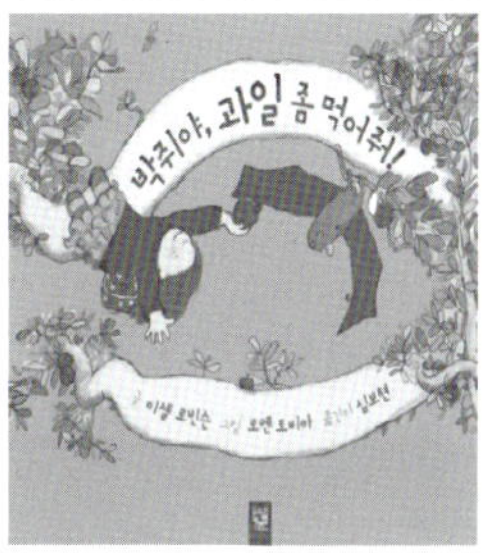

제목 : 박쥐야, 과일 좀 먹어 줘!

지은이 : 미셸 로빈슨
출판사 : 키즈엠
출판년도 : 2012

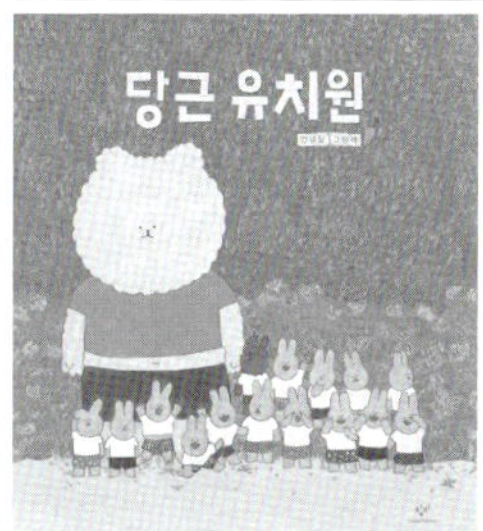

제목 : 당근 유치원

지은이 : 안녕달
출판사 : 창비
출판년도 : 2020

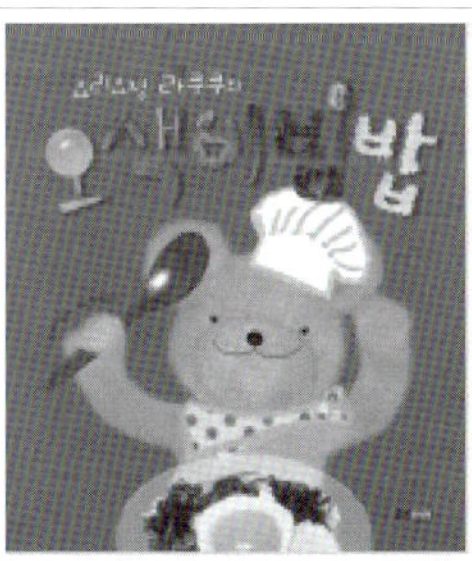

제목 : 오색비빔밥

지은이 : 서영아
출판사 : 웅진주니어
출판년도 : 2009

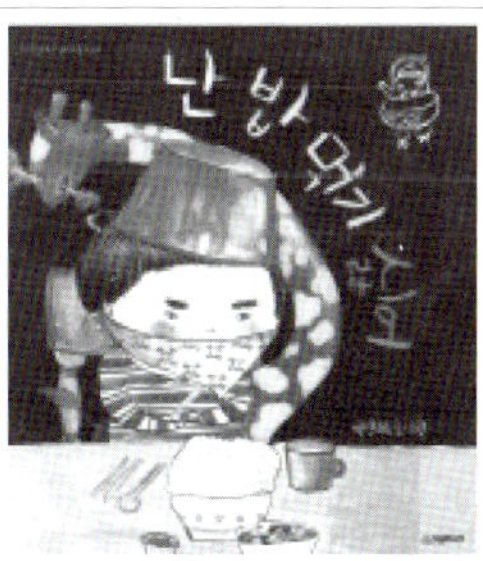

제목 : 난 밥 먹기 싫어

지은이 : 이민혜
출판사 : 시공주니어
출판년도 : 2009

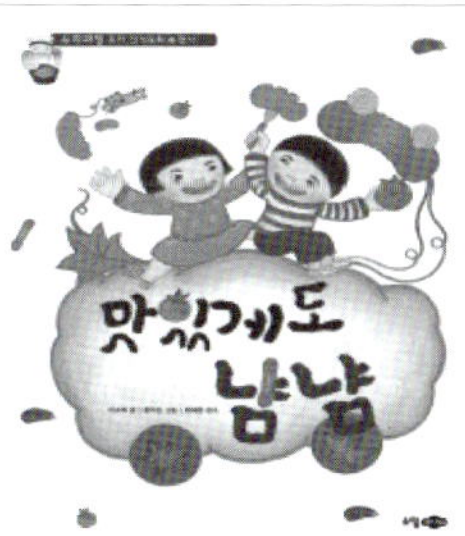

제목 : 맛있게도 냠냠

지은이 : 이규희
출판사 : 소담주니어
출판년도 : 2013

③ 정서

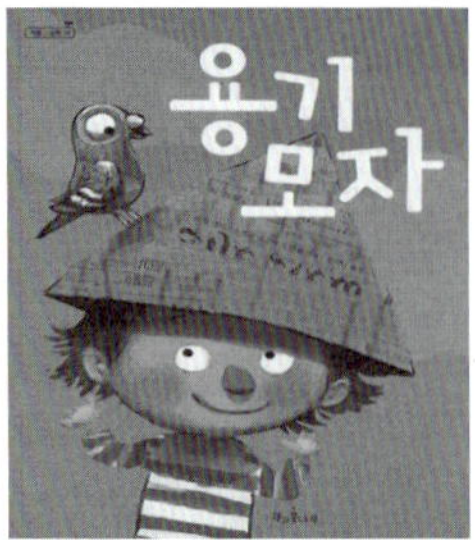

제목 : 용기 모자

지은이 : 리사 데이크스트라
출판사 : 책과콩나무
출판년도 : 2014

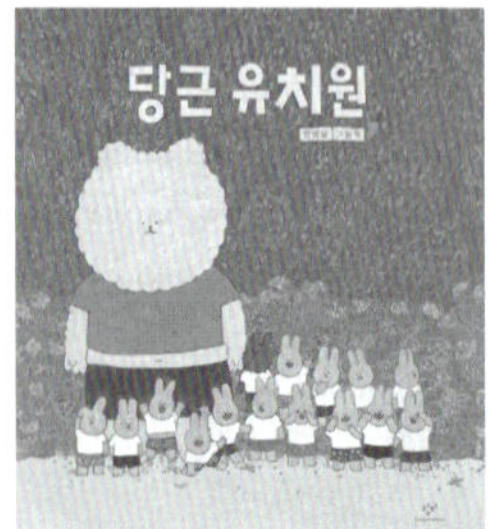

제목 : 당근 유치원

지은이 : 안녕달
출판사 : 창비
출판년도 : 2020

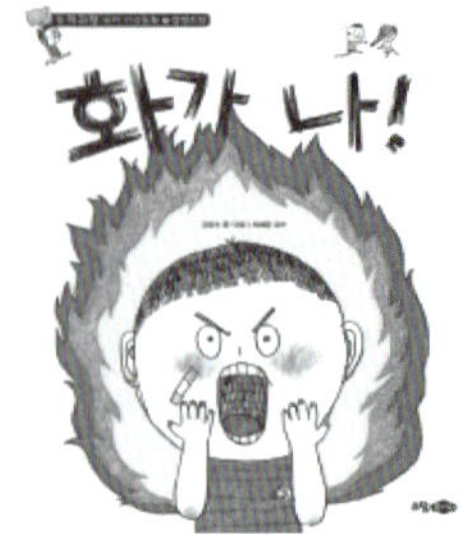

제목 : 화가 나!

지은이 : 강경수
출판사 : 소담주니어
출판년도 : 2013

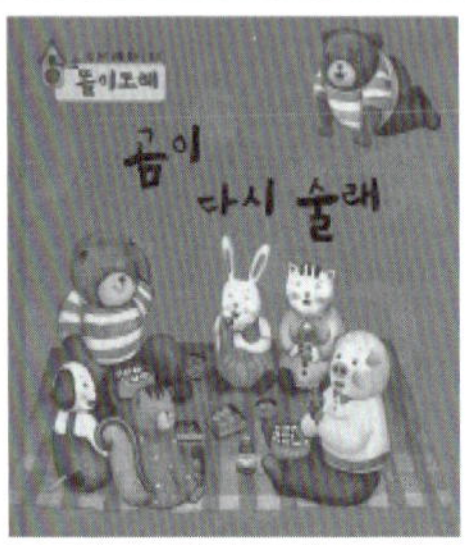

제목 : 곰이 다시 술래

지은이 : 마음상자
출판사 : 하누리아이앤씨
출판년도 : 2015

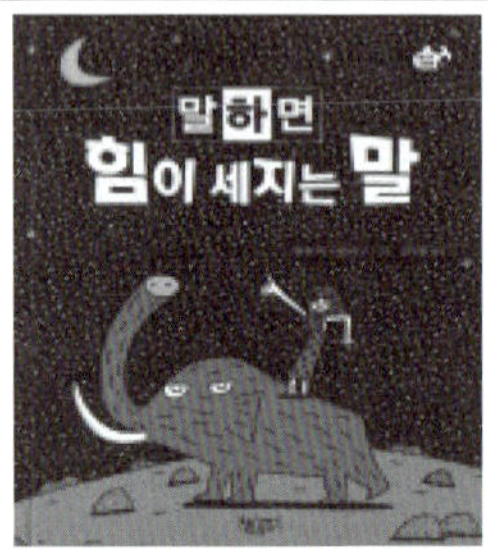

제목 : 말하면 힘이 세지는 말

지은이 : 미야니시 타츠야
출판사 : 책속물고기
출판년도 : 2015

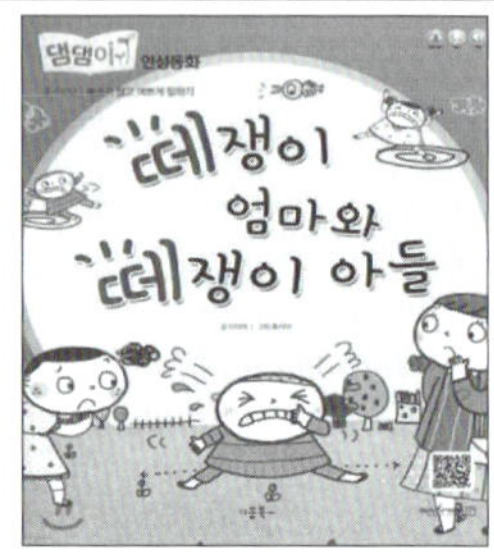

제목 : 떼쟁이 엄마와 떼쟁이 아들

지은이 : 이미애
출판사 : 키움북스
출판년도 : 2020

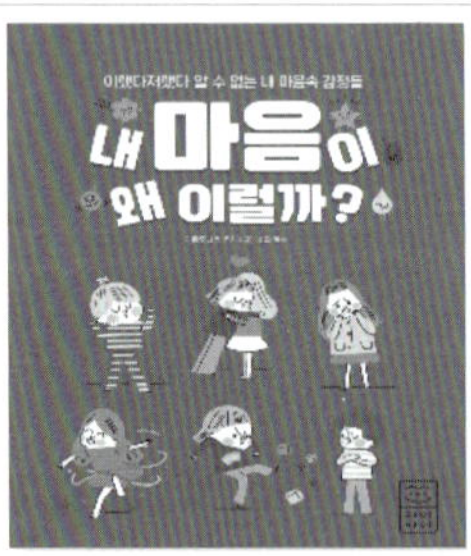

제목 : 내 마음이 왜 이럴까?

지은이 : 베로니크 코시
출판사 : 라이카미
출판년도 : 2021

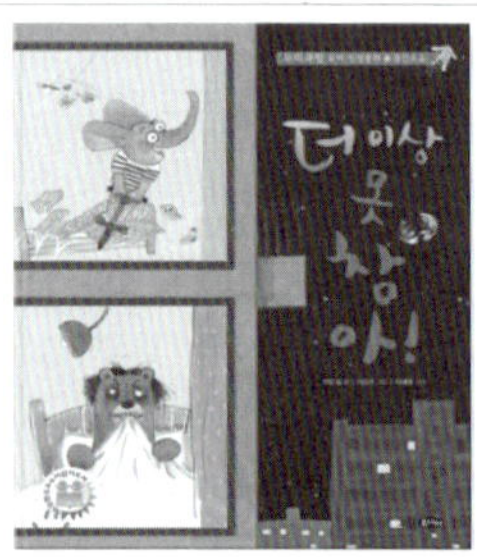

제목 : 더 이상 못 참아!

지은이 : 허은실
출판사 : 소담주니어
출판년도 : 2015

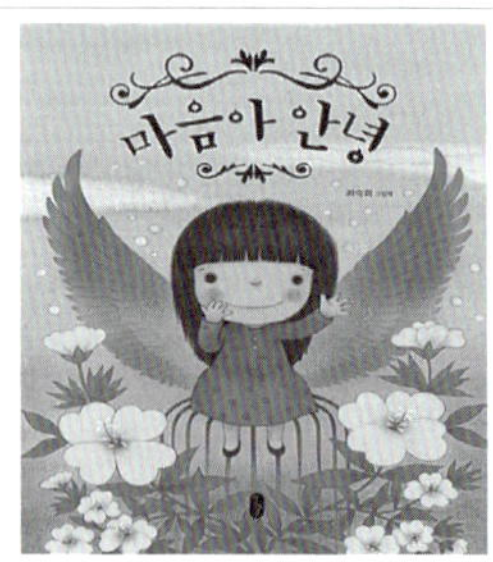

제목 : 마음아 안녕

지은이 : 최숙희
출판사 : 책읽는 곰
출판년도 : 2018

④ 안전

구분			
생활	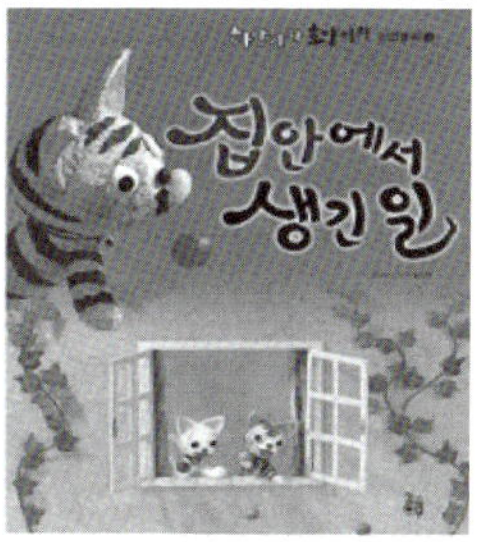	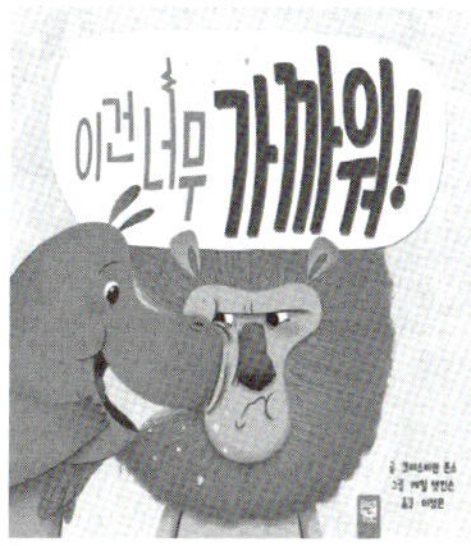	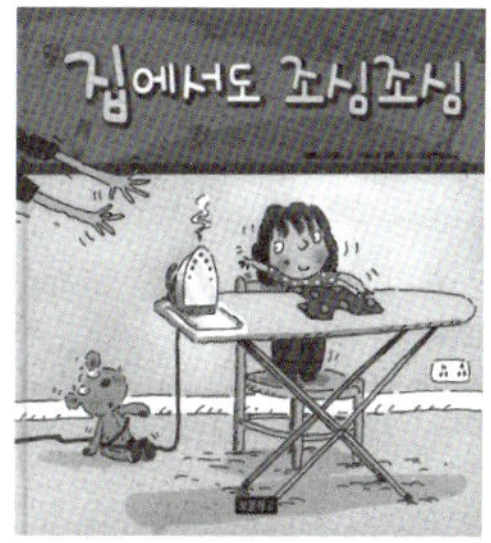
	제목 : 집안에서 생긴 일	**제목 : 이건 너무 가까워!**	**제목 : 집에서도 조심조심**
	지은이 : 오진목 출판사 : 걸음동무 출판년도 : 2019	지은이 : 크리스티안 존스 출판사 : 키즈엠 출판년도 : 2019	지은이 : 클레어 레웰린 출판사 : 보물창고 출판년도 : 2017
교통	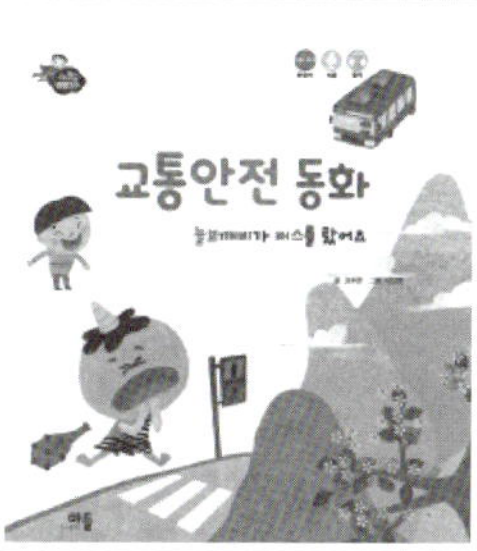	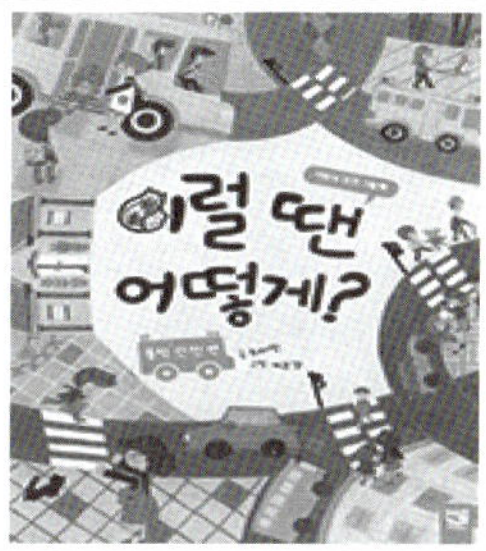	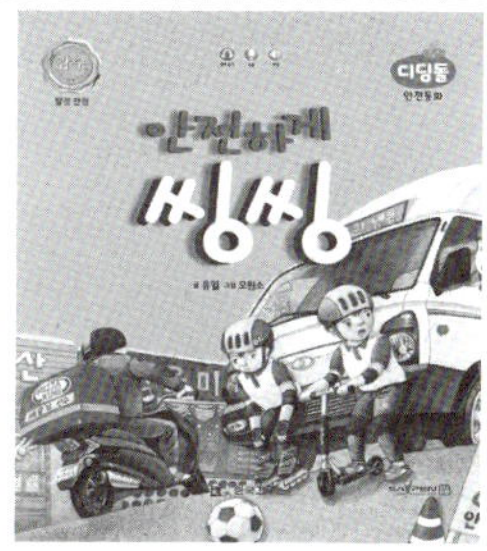
	제목 : 늘보깨비가 버스를 탔어요	**제목 : 이럴 땐 어떻게?**	**제목 : 안전하게 씽씽**
	지은이 : 오수연 출판사 : 마들 출판년도 : 2016	지은이 : 최미란 출판사 : 키즈엠 출판년도 : 2017	지은이 : 유일 출판사 : 한국가우스 출판년도 : 2020
폭력예방 및 신변보호	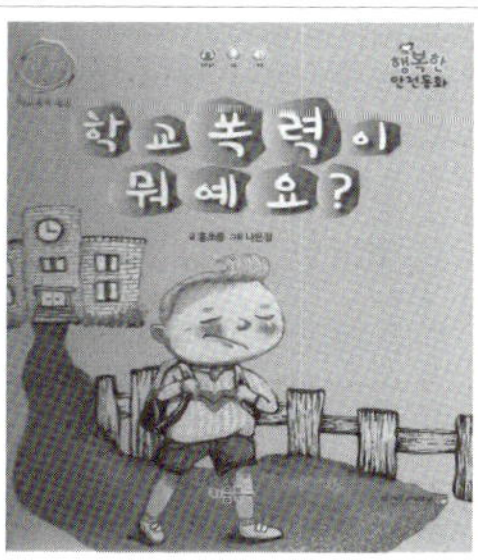	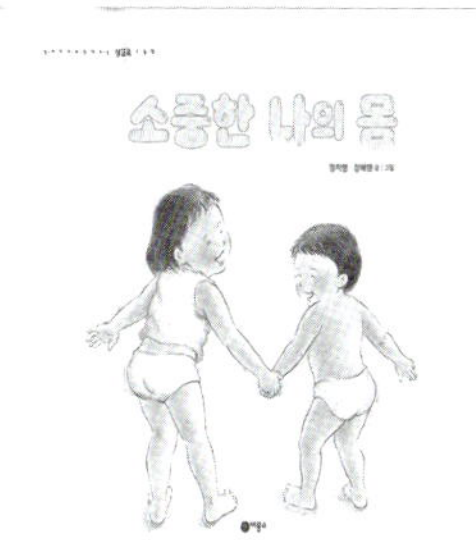	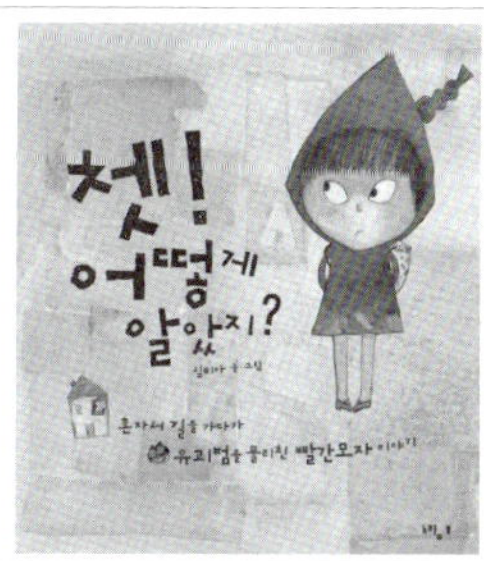
	제목 : 학교폭력이 뭐예요?	**제목 : 소중한 나의 몸**	**제목 : 쳇! 어떻게 알았지?**
	지은이 : 홍초롱 출판사 : 키움북스 출판년도 : 2018	지은이 : 정지영 출판사 : 비룡소 출판년도 : 1999	지은이 : 심미아 출판사 : 느림보 출판년도 : 2010

약물중독			
	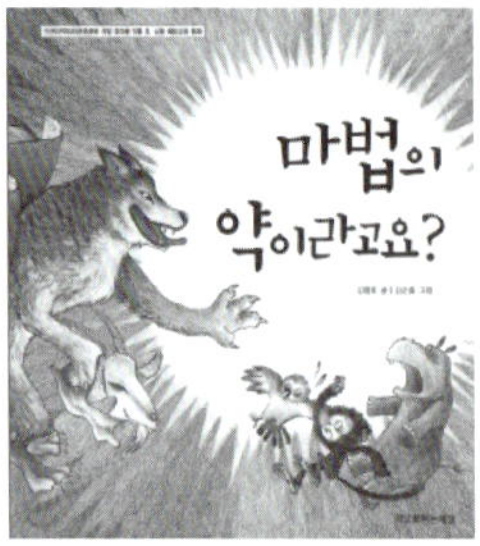	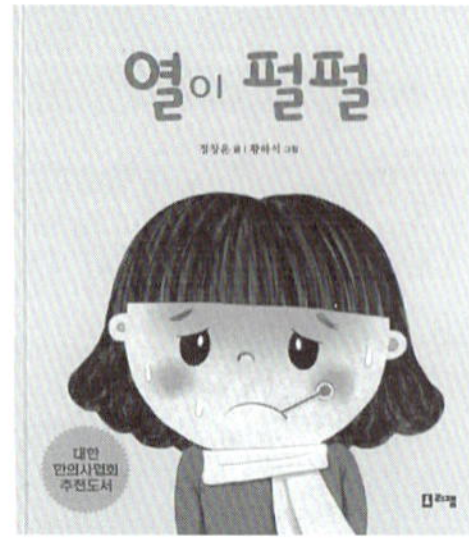	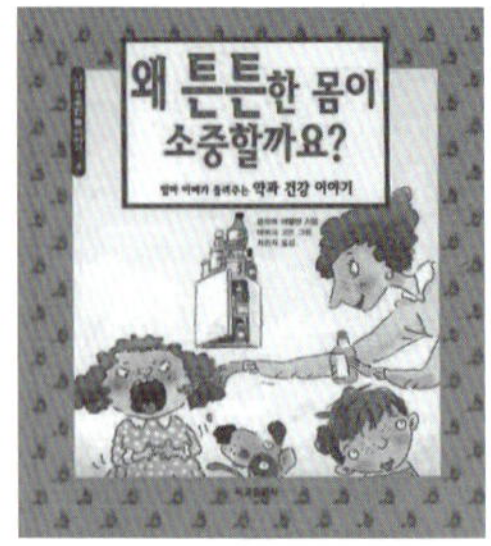
	제목 : 마법의 약이라고요?	제목 : 열이 펄펄	제목 : 왜 튼튼한 몸이 소중할까요?
	지은이 :김영호 출판사 : 책으로여는세상 출판년도 : 2014	지은이 : 정창운 출판사 : 리젬 출판년도 : 2016	지은이 : 클레어 레웰린 출판사 : 서교출판사 출판년도 : 2019

사이버 중독			
	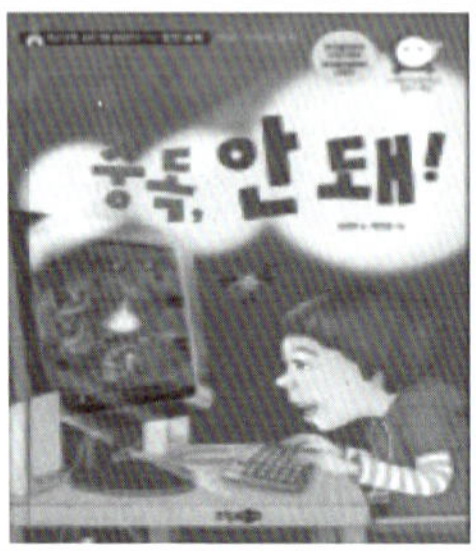	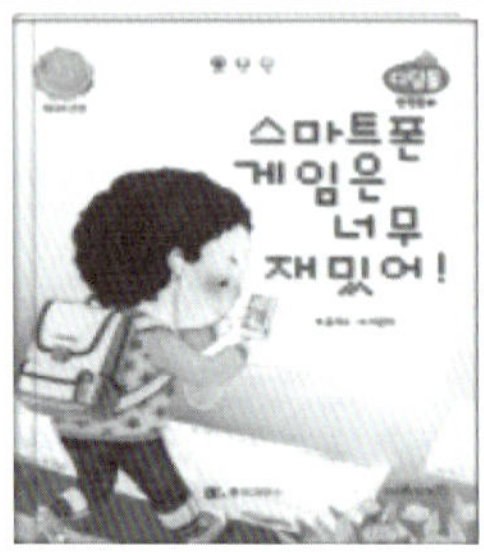	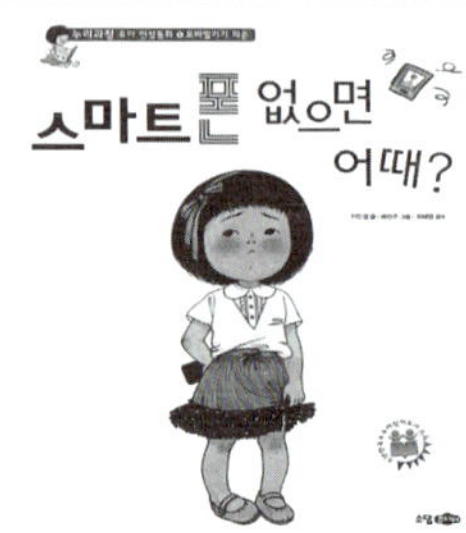
	제목 : 중독, 안 돼!	제목 : 스마트폰 게임은 너무 재밌어!	제목 : 스마트폰 없으면 어때?
	지은이 : 김경옥 출판사 : 소담주니어 출판년도 : 2016	지은이 : 윤지수 출판사 : 키움북스 출판년도 : 2018	지은이 : 이민경 출판사 : 소담주니어 출판년도 : 2014

응급처치			
	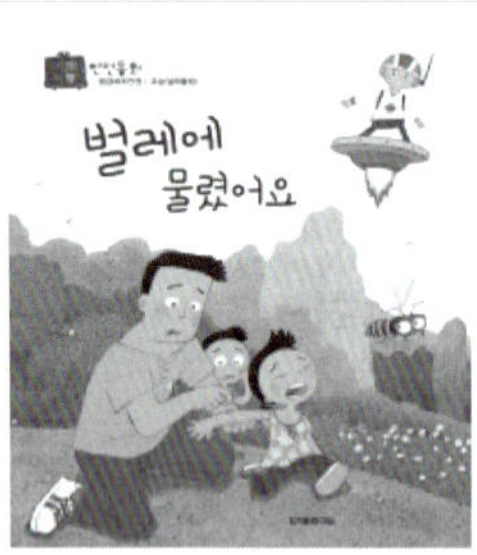	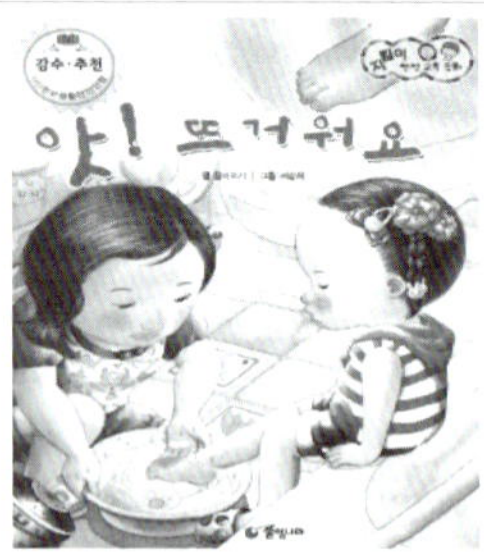	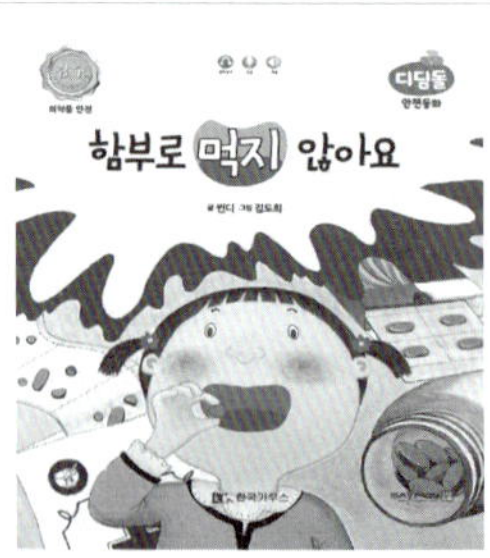
	제목 : 벌레에 물렸어요	제목 : 앗! 뜨거워요	제목 : 함부로 먹지 않아요
	지은이 : 김영희, 김선희 출판사 : 대원 출판년도 : 2020	지은이 : 꿈바라기 출판사 :풀잎나라 출판년도 : 2011	지은이 : 씬디 출판사 : 한국가우스 출판년도 : 2020

재난안전			
	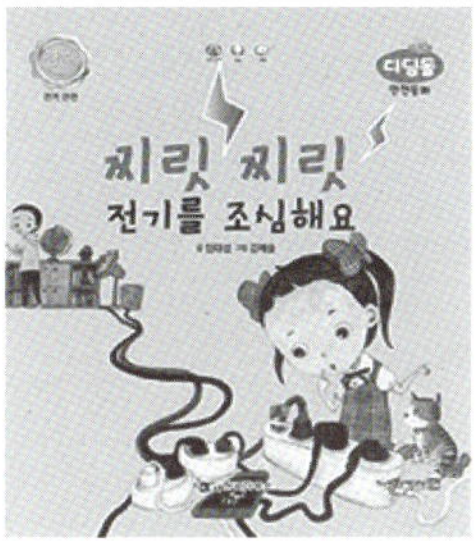	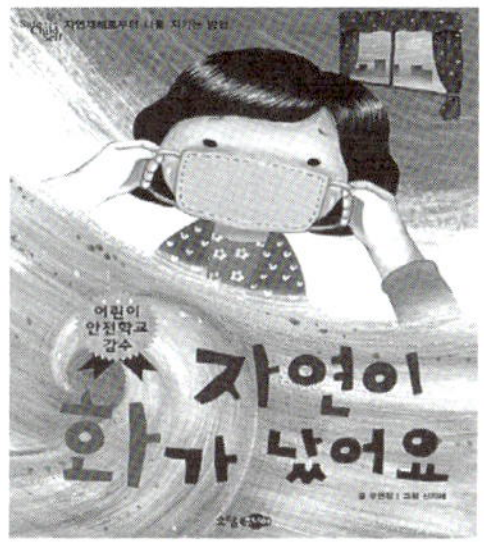	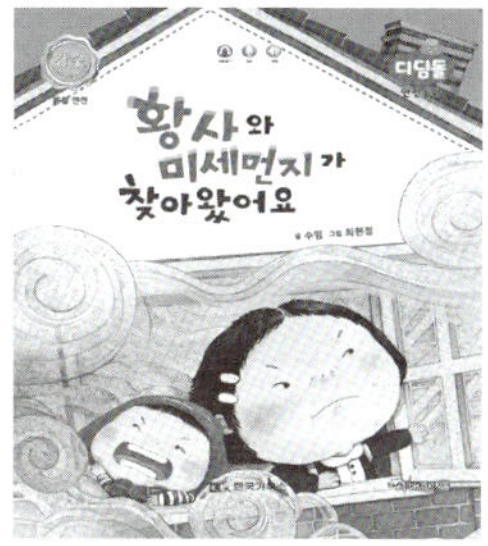
	제목 : 찌릿찌릿 전기를 조심해요	**제목 : 자연이 화가 났어요**	**제목 : 황사와 미세먼지가 찾아왔어요**
	지은이 : 임태섭 출판사 : 한국가우스 출판년도 : 2020	지은이 : 우연정 출판사 : 소담주니어 출판년도 : 2011	지은이 : 수임 출판사 :한국가우스 출판년도 : 2020

소방안전			
	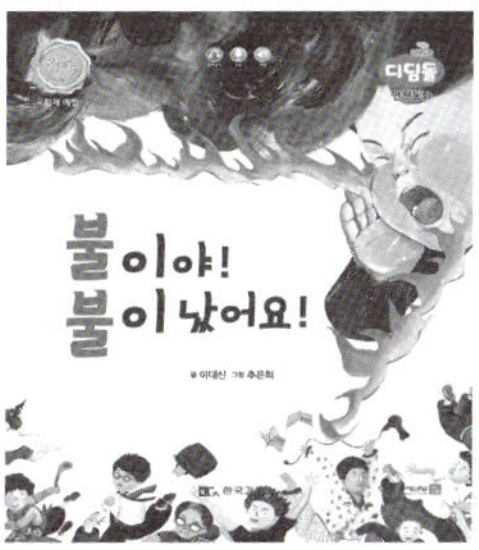	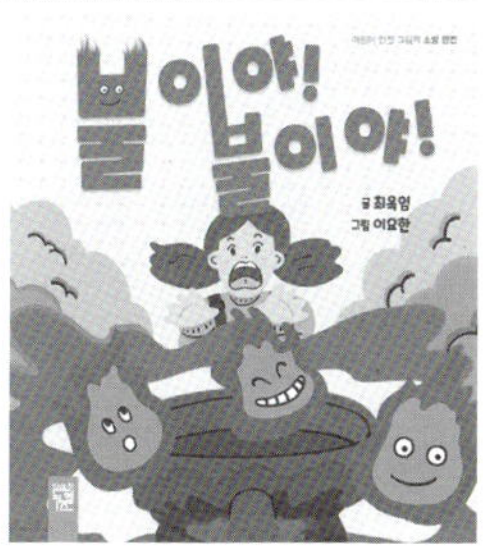	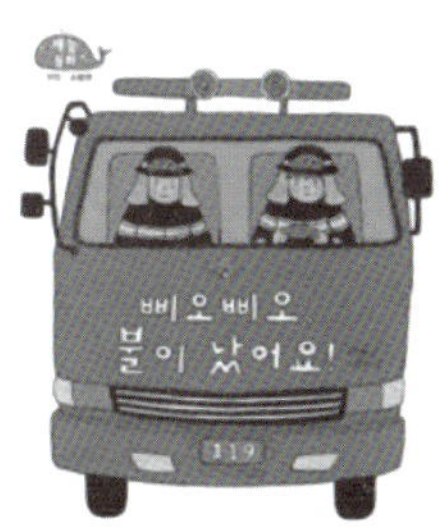
	제목 : 불이야! 불이 났어요!	**제목 : 불이야! 불이야!**	**제목 : 삐오삐오, 불이 났어요!**
	지은이 : 이대신 출판사 : 한국가우스 출판년도 : 2020	지은이 : 최옥임 출판사 : 키즈엠 출판년도 : 2020	지은이 : 박종환 출판사 : 한얼교육 출판년도 : 2017

성			
	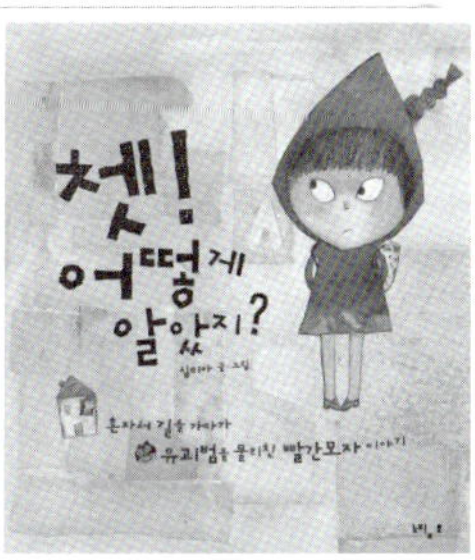	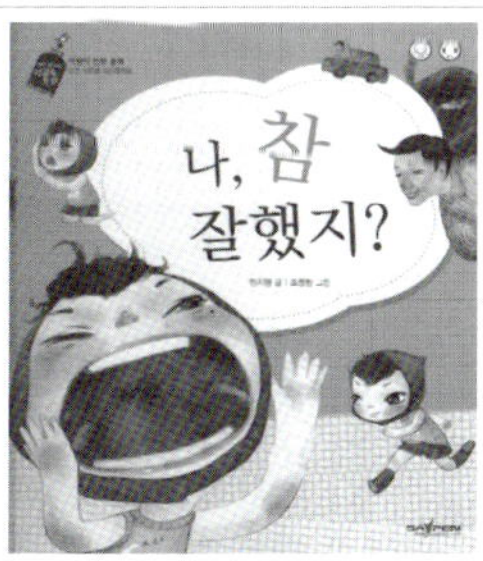	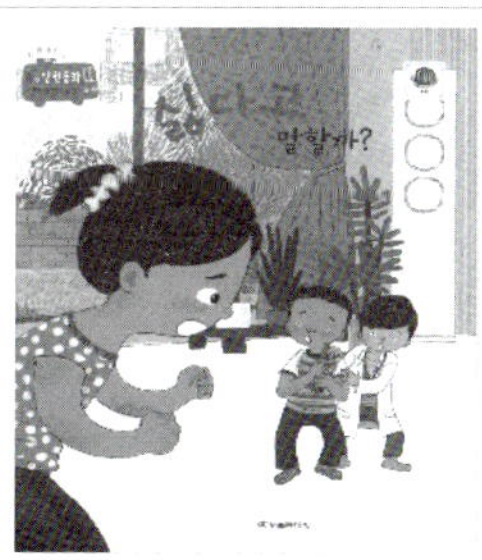
	제목 : 첫! 어떻게 알았지?	**제목 : 나, 참 잘했지?**	**제목 : 싫다고 말할까?**
	지은이 : 심미아 출판사 : 느림보 출판년도 : 2010	지은이 : 민지영 출판사 : 바오북 출판년도 : 2021	지은이 : 생각연필 출판사 : 대원 출판년도 : 2019

〈표 6-3〉 문학 활동(동화 듣기)의 예

<table>
<tr><th colspan="2">활 동 명</th><th>음식을 골고루 먹어요</th><th>대상연령</th><th>만 2세</th></tr>
<tr><td colspan="2">활동목표</td><td colspan="3">• 음식을 골고루 먹고 남기지 않는다.
• 음식을 골고루 먹는 습관을 가진다.</td></tr>
<tr><td colspan="2">준비물</td><td colspan="3">동화『난 밥 먹기 싫어(이민혜, 2009)』</td></tr>
<tr><td rowspan="3">활동내용</td><td>도입</td><td colspan="3">① 영아들과 편식하는 아이의 그림자료를 보며 이야기 나눈다.
• 이 그림을 볼까? 무엇을 하는 그림일까?
• 여기 이 친구는 어떤 표정을 짓고 있을까?
② 음식을 먹기 싫었던 경험을 이야기해 본다.
• 어린이집에서 간식도 먹고 점심도 먹기도 해. 그런데 혹시 먹기 싫었던 음식이 있었니?</td></tr>
<tr><td>전개</td><td colspan="3">③『난 밥 먹기 싫어』 동화를 들려준다.
• 주인공이 어떤 음식을 좋아하거나 싫어하는지 주의 깊게 살펴보도록 유도한다.
④ 동화를 들은 후 내용을 회상해 본다.
• 주인공이 좋아하는 음식은 무엇이니? 또 싫어하는 음식은 무엇이니?
• 좋아하는 음식만 먹으면 몸이 어떻게 될까?
• 주인공이 좋아하는 음식(싫어하는 음식)을 골라볼까?
• 싫어하는 음식은 왜 싫을까?
⑤ 골고루 먹어야 하는 이유와 음식을 먹을 때 바른 태도, 식습관에 대해 이야기한다.
• 골고루 먹지 않으면 어떻게 될까?
• 우리 주인공에게 밥을 잘 먹어야 하는 이유를 이야기해 주세요.
⑥ 음식을 골고루 먹는 즐거움과 감사함을 이야기한다.
• 맛있는 음식을 골고루 준비해 주시는 엄마에 대한 감사함을 이야기한다.
• 고마운 마음을 어떻게 표현하면 좋을까?</td></tr>
<tr><td>마무리</td><td colspan="3">항상 골고루 먹겠다는 의미로 구호를 외치며 다짐한다.
"건강을 위해 골고루 먹어요!"라고 외친다.</td></tr>
<tr><td colspan="2">활동사진</td><td colspan="3">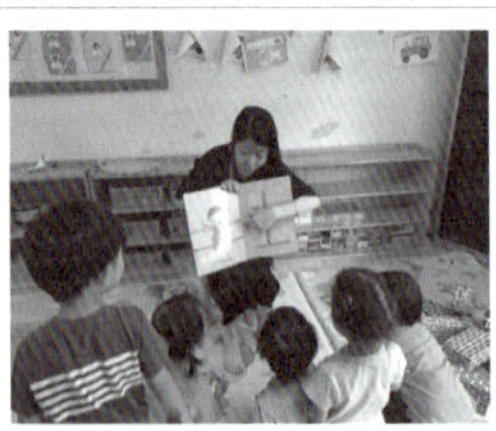 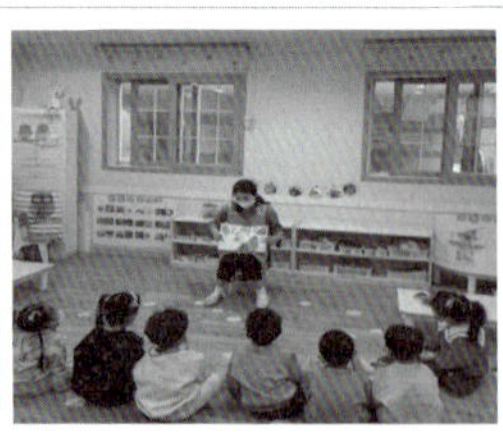 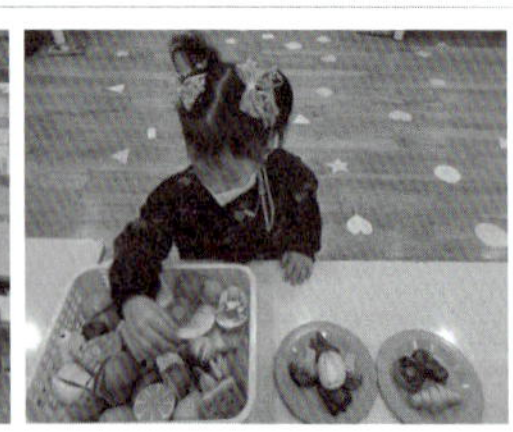</td></tr>
<tr><td colspan="2">유의점</td><td colspan="3">채소와 과일의 색깔이 중요하다는 걸 강조해서 설명한다.
다양한 활동을 통하여 채소와 과일과 친숙할 수 있도록 유도한다.</td></tr>
<tr><td colspan="2">확장 및 연계 활동</td><td colspan="3">역할영역에 다양한 모형음식을 놓아둔다.</td></tr>
</table>

(3) 역할놀이

활발하게 일어나는 역할 및 극화놀이를 통해 영유아기 건강교육을 실시한다. 영유아가 자신의 경험에 기초하여 참여자나 관찰자로서의 역할을 함으로써 역할 및 극화놀이를 촉진할 수 있도록 교구 · 교재, 실물, 모형 등을 비치한다. 병원놀이, 슈퍼마켓놀이, 소방서놀이, 119구급대놀이, 교통놀이 등을 통해 영유아가 건강을 유지하기 위해 필요한 일을 이해하고 실천하도록 한다.

〈표 6-4〉 역할놀이의 예

<table>
<tr><th colspan="2">활 동 명</th><th>병원놀이를 해요</th><th>대상연령</th><th>만 2세</th></tr>
<tr><td colspan="2">활동목표</td><td colspan="3">• 병원에 대한 일상적인 경험을 회상하며 환자, 의사, 간호사의 역할을 흉내 내어 본다.
• 자신의 경험을 또래와 놀이로 함께 해본다.</td></tr>
<tr><td colspan="2">준비물</td><td colspan="3">청진기, 주사기, 체온계, 약통 등</td></tr>
<tr><td rowspan="2">활동내용</td><td>도입</td><td colspan="3">① 영역에 준비된 병원 놀이 소품을 탐색해 본다.
(이때 영아와 병원에서의 경험에 대해 이야기를 나눈다)
• 이건 뭘까요? 주사기네요.
• 주사기를 본 적 있나요?
• 청진기도 있네요. 누가 쓰는 걸까요?
• 의사 선생님이 어디 아픈지 살펴보실 때 하시는 거예요.
• 주사를 맞아본 적 있나요? 느낌이 어땠나요?
• 병원이 무서웠나요?</td></tr>
<tr><td>전개</td><td colspan="3">② 병원놀이 소품을 이용해 병원에서 있었던 일을 놀이로 표현해 본다.
• 병원놀이를 해볼까요?
• 누가 먼저 의사 선생님을 하고 누가 환자를 할까요?
• ○○이가 침대에 누워있네요. 무슨 일인가요?
• 넘어져 다쳐서 피가 나네요.
• 선생님이 약을 발라줄게요.
• △△이는 기침도 나고 콧물도 나는군요?
• 먼저 열이 있나 재어보고 주사도 맞아야겠어요.
③ 친구와 역할을 바꾸어 병원놀이를 해본다.
• 이번엔 간호사 선생님은 누가 할까요?
• 아프지 않게 주사 놓아주세요.</td></tr>
</table>

마무리	④ 병원놀이 활동을 마무리하고 평가한다. • 친구들과 병원놀이를 해보니 어땠나요? • 어떤 점이 재미있었나요?
활동사진	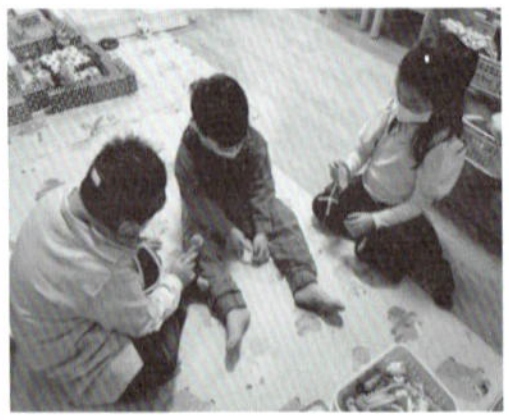 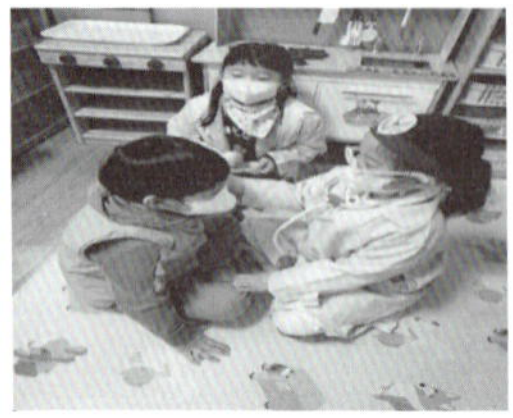 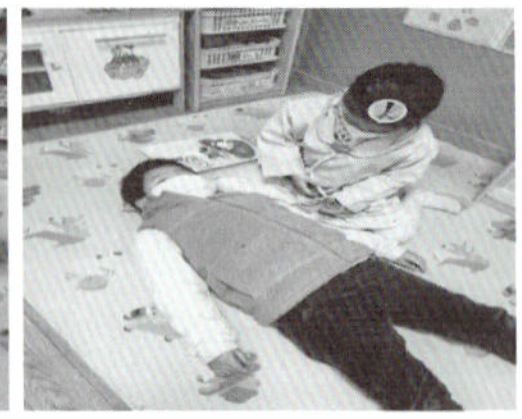
유의점	영아가 병원에 다녀온 경험을 놀이로 표현하면서 병원에 대한 부정적인 감정을 해소해 볼 수 있도록 한다.
확장 및 연계 활동	몸에 좋은 과일과 채소, 음식 책을 만들어 볼 수 있다.

(4) 요리활동

음식의 재료를 준비하고, 청결하게 조리하고, 골고루 먹어보는 요리활동을 통해 건강교육을 실시한다. 영유아가 바른 식생활을 경험하고 안전하게 도구를 사용하는 방법을 배울 수 있도록 한다. 요리활동은 계절을 고려하며 요리 순서표에 따라 재료와 도구를 탐색해 보고, 일정한 순서로 요리를 해보는 과정에서 음식이 건강에 미치는 영향, 재료의 모양, 색, 맛의 변화와 청결, 영양, 위생, 안전 등 참여를 통한 즐거움을 학습하도록 한다. 송편 만들기, 화전 만들기, 주스 만들기, 콩나물 무치기, 김치 담그기 등 과정을 통해 음식의 맛과 우리 몸에 좋은 음식을 알 수 있다.

〈표 6-5〉 요리활동 예

활 동 명	내 친구 얼굴 꾸미기	대상연령	만 5세
활동목표	• 다양한 야채를 보여주며 호기심을 갖고 스스로 탐색하도록 한다. • 다양한 야채로 친구의 얼굴을 꾸며 보며 나와 친구의 모습이 다름을 안다.		
준비물	여러 가지 야채, 뻥튀기, 식빵, 꿀, 꿀을 바를 솔, 접시, 칼, 도마, 요리 순서도		

<table>
<tr><td rowspan="3">활동내용</td><td>도입</td><td>① 여러 가지 야채를 관심 갖고 알아본다.
• 야채의 이름을 알아볼까?
• 야채가 우리 몸에 들어가서 어떤 일을 할까?
• 쉽게 섭취하고 자주 먹을 수 있는 가장 좋은 방법을 찾아볼까?
• 내 주위에서 가장 많이 먹어본 야채가 무엇인지 이야기해 볼까?</td></tr>
<tr><td>전개</td><td>② 요리 활동 시 주의할 점에 관해 이야기 나눈다.
• 칼을 사용할 때 주의해야 할 점은 무엇인지 이야기해 볼까?
• 야채를 만진 손으로 눈을 비비거나 얼굴을 만지면 어떻게 될까?
• 야채를 자를 때 친구에게 장난치지 않고 안전하게 칼을 사용해 볼까?
③ 요리 방법을 알아본다.
• 친구의 얼굴을 생각한다.
• 야채를 잘라본다.
• 친구의 얼굴을 꾸며본다.

[요리방법]
재료 : 뻥튀기, 식빵, 야채(당근, 오리, 파프리카, 토마토, 깻잎, 방울토마토, 안 매운 고추), 꿀
도구 : 접시, 도마, 칼
1) 준비된 야채를 탐색한다.
2) 꿀을 뻥튀기와 식빵에 바른다.
3) 뻥튀기, 식빵에 야채로 친구 얼굴을 꾸민다.
4) 뻥튀기, 식빵과 같이 먹어본다.</td></tr>
<tr><td>마무리</td><td>④ 활동을 마무리한 후 평가한다.
• 야채로 만들어 보니 어땠니?
• 내가 만든 친구 얼굴 먹어볼까?</td></tr>
<tr><td colspan="2">활동사진</td><td>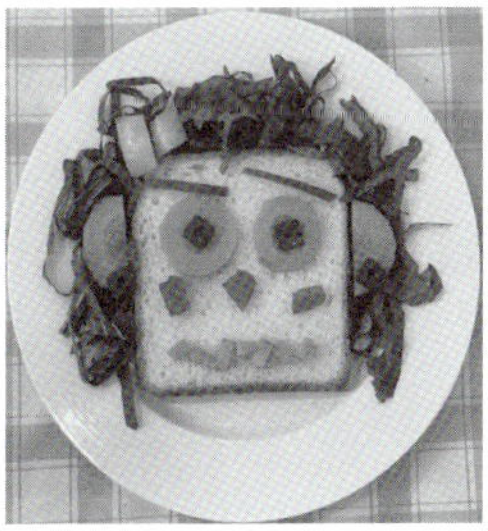 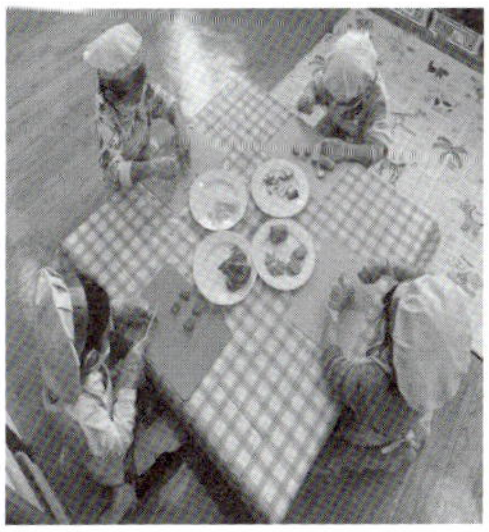 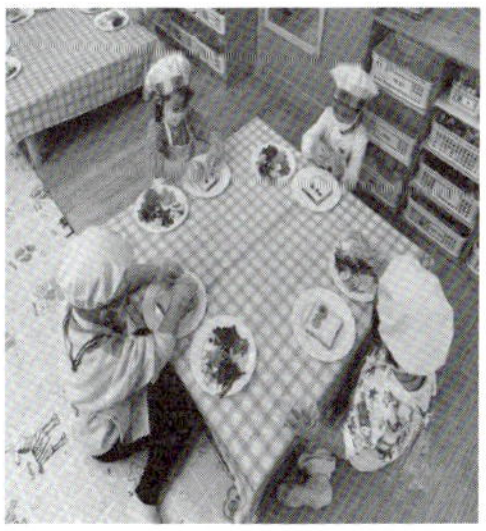</td></tr>
<tr><td colspan="2">유의점</td><td>알레르기가 있는 유아가 있는지를 알아본다.</td></tr>
<tr><td colspan="2">확장 및 연계활동</td><td>시장에 가서 여러 야채를 알아본다.</td></tr>
</table>

(5) 게임

즐겁고 자유롭게 이루어지는 게임 활동을 통해 건강교육을 실시한다. 연령, 발달, 흥미, 수준에 적합한 게임을 선정하여 또래 친구들과 규칙이나 질서를 지키고 협동하며, 끝까지 게임에 참여하는 경험을 하도록 한다. 좋은 음식과 나쁜 음식 분류하기, 식품 구성 자전거 게임하기, 손 씻기, 순서 끼워 맞추기, 계절과 옷 연결하기, 숲에서 게임하기 등 게임에 적극적이며 즐겁게 참여하도록 한다.

〈표 6-6〉 게임 활동 예

<table>
<tr><th colspan="2">활 동 명</th><th>이름을 불러주세요</th><th>대상연령</th><th>만 3세</th></tr>
<tr><td colspan="2">활동목표</td><td colspan="3">• 문제를 내면서 채소와 곡식의 이름을 알고 몸에 필요한 영양소에 대해서 안다.</td></tr>
<tr><td colspan="2">준비물</td><td colspan="3">여러 가지 채소와 과일 곡식의 사진, 5대 영양소 그림 카드, 동영상자료</td></tr>
<tr><td rowspan="3">활동내용</td><td>도입</td><td colspan="3">① 자기가 먹어보거나 알고 있는 채소나 곡식에 대해 이야기 나눈다.
• 우리가 좋아하는 채소나 곡식에 대해 이야기해 볼까?
• 안 먹어본 채소나 곡식이 어떤 것이 있을까?</td></tr>
<tr><td>전개</td><td colspan="3">② 채소와 곡식의 이름을 스무고개로 수수께끼 활동을 한다.
• 이것은 올라가는 걸 무척 좋아해요.
• 나는 아삭아삭 상큼한 맛이 나지요.
• 몸이 오돌토돌 길쭉하고 초록색이지요.
• 비타민과 수분이 많이 들어 있어요.
• 나는 누구일까요?
③ 스무고개 수수께끼를 친구들과 돌아가면서 한다.
• 5대 영양소 수수께끼를 맞추고 그림카드를 붙인다.
• 영양소가 하는 일을 동영상 자료로 알아본다.</td></tr>
<tr><td>마무리</td><td colspan="3">④ 우리 몸에 필요한 영양소는 어떤 채소에 있을까?
⑤ 자기가 먹어본 채소의 영양소를 찾아본다.
⑥ 그림카드를 정리하고 마무리한다.</td></tr>
<tr><td colspan="2">활동사진</td><td colspan="2">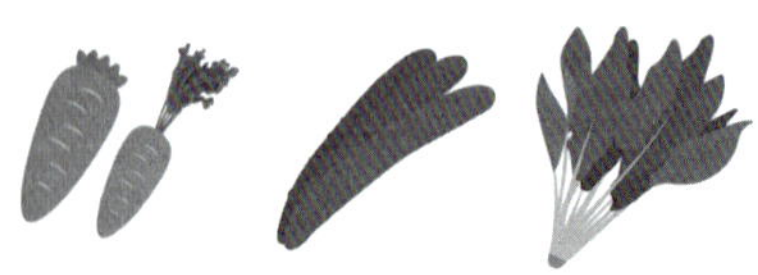
비타민-채소</td><td>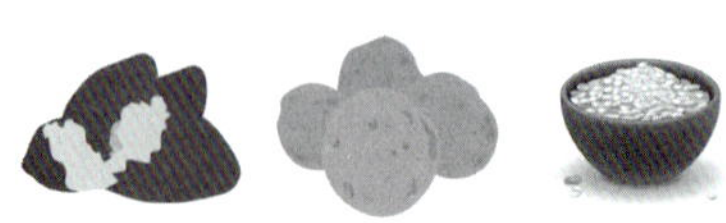
탄수화물</td></tr>
</table>

유의점	유아들이 수수께끼 활동을 할 수 있도록 사전에 과일과 채소에 대해 다양하게 경험하도록 한다.
확장 및 연계활동	몸에 좋은 과일과 채소, 음식 책을 만들어 볼 수 있다.

(6) 미술활동

적절한 시간, 공간, 자료를 활용하여 미술을 통해 건강교육을 실시한다. 안정된 분위기에서 다양한 재료를 활용하여 자신의 생각과 느낌, 경험을 표현해 보거나, 제작해 보는 과정을 갖도록 한다. 건강포스터 만들기, 환경캠페인, 병원놀이를 위한 간호사 모자 만들기, 약국 구성하기, 시장놀이 준비하기 등 대 · 소근육을 마음껏 움직여 보며 표현하는 즐거움을 갖도록 한다.

〈표 6-7〉 미술활동 예

활 동 명		쓱싹쓱싹 청소해요	대상연령	만 5세
활동목표		• 청소 도구의 쓰임을 알아본다. • 청소 도구를 탐색하고 재활용품을 이용하여 만들어 본다.		
준비물		방과 청소 도구 사진, 재활용품(우유갑, 페트병, 휴지심 등), 스티커, 노끈, 빨대, 골판지, 모루, 하드보드지, 가위, 풀, 색연필, 사인펜		
활동내용	도입	① 사진 자료를 보고 어떤 상황인지 이야기 나눈다. • 이 사진 속의 방을 한번 보세요. 어떤 모습인가요? • 정리가 되지 않아 쓰레기도 많고, 지저분한 모습이에요. • 지저분한 방을 어떻게 하면 좋을까요? • 맞아요, 청소를 해야 할 것 같아요. • 우리 친구들은 청소를 해본 적 있나요? • 청소를 하려면 어떤 도구들이 필요할까요?		
	전개	② 청소에 필요한 도구를 알아본다. • 청소 도구에는 어떤 것들이 있을까요? • 빗자루와 쓰레받기는 무슨 청소를 할 때 필요한가요? (먼지털이, 청소기, 걸레 등에 대해서도 차례대로 이야기 나눈다) • 함께 청소에 필요한 도구들을 만들어 보아요.		

		③ 만들기 재료를 알아보고 청소 도구를 만들어 본다. • 어떤 재료들이 있는지 한번 살펴볼까요? • 이 재료들로 어떤 청소 도구를 만들어 보고 싶나요? ④ 만든 청소 도구를 이용하여 청소하기 놀이를 해본다. • 친구들이 만든 도구로 무엇을 해보면 좋을까요? • 우리 반을 깨끗이 청소해 보아요.
	마무리	⑤ 활동을 마무리하고 평가한다. • 청소를 하기 전과 후의 느낌이 어떻게 달라졌나요? • 청소 도구를 만들며 어려웠던 점이 있나요? • 오늘 활동을 하며 아쉬웠던 점이 있나요? • 오늘 어떤 것이 가장 기억에 남나요?
활동사진		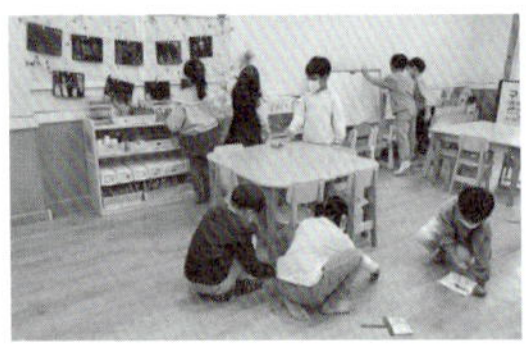 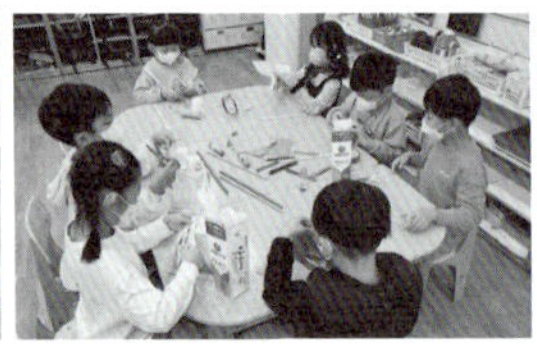 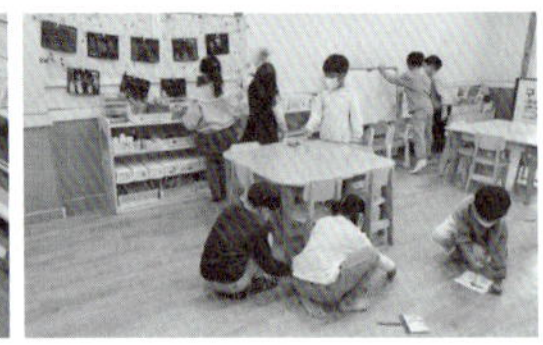
유의점		다양한 재활용품을 제공하여 유아들이 표현 활동을 풍부하게 할 수 있도록 돕는다.
확장 및 연계활동		역할 영역과 연계하여 청소 도구 가게 놀이를 해볼 수 있다.

(7) 음률 · 동작활동

음악을 감상하며 즐겁게 표현하는 동작활동을 통해 건강교육을 실시한다. 건강 관련 개념을 멜로디를 통해 즐겁게 공감하고, 노래, 음악 감상, 동작 등을 통해 반복적으로 불러봄으로써 보다 쉽고 오래도록 기억하도록 한다. 음식 광고 송 듣기, 노랫말을 바꾸어 광고 송을 만들기, 목욕하기 신체표현 등으로 다양하게 표현하며 즐거움을 느끼도록 한다.

〈표 6-8〉 음률 · 동작활동 예

<table>
<tr><th colspan="2">활 동 명</th><th>깨끗하게 씻어요</th><th>대상연령</th><th>만 2세</th></tr>
<tr><td colspan="2">활동목표</td><td colspan="3">• 손을 씻어야 하는 이유에 대해 안다.
• 바른 손 씻기 방법을 알고 실천한다.
• 친구들과 함께하는 신체표현 놀이에 즐겁게 참여한다.</td></tr>
<tr><td colspan="2">준비물</td><td colspan="3">음악, 손 씻기 관련 퍼즐, 손 씻기 6단계 그림</td></tr>
<tr><td rowspan="3">활동내용</td><td>도입</td><td colspan="3">① 손을 씻는 여러 가지 사진자료를 보여준다.
• 사진 속의 친구들이 무엇 하고 있을까?
② 손 씻기 6단계 그림을 보면서 이야기를 나눈다.
• 어떻게 손을 씻고 있니?
– 손바닥과 손바닥을 마주 대고 문질러 씻어요.
– 손등과 손바닥을 마주 대고 문질러 씻어요.
– 손바닥을 마주 대고 손깍지를 끼고 문질러 씻어요.
– 손가락을 마주 잡고 문질러 씻어요.
– 엄지손가락을 다른 편 손바닥으로 돌려주며 문질러 씻어요.
– 손가락을 반대편 손바닥에 놓고 문지르며 손톱 밑을 깨끗하게 씻어요.
• 손 씻기 순서에 맞춰 손 씻는 연습을 해본다.</td></tr>
<tr><td>전개</td><td colspan="3">③ '나처럼 해봐요 이렇게' 음악에 맞춰 손 씻는 연습을 해본다.
• 그럼 음악에 맞춰 손을 뽀득뽀득 깨끗하게 씻어볼까?
④ 손 씻기를 할 때 행동에 대해 교사는 말로 표현해 주고, 반복적으로 알려준다.
• 그엄마손가락, 아빠손가락, 언니손가락
• 그오빠손가락, 아기손가락, 빙글빙~글~
• 그손바닥을 마주 대고, 쓱쓱싹싹 비벼보자
• 그손~ 등도 쓱쓱싹싹, 손~등도 쓱쓱싹싹
• 그깍지 끼고 흔들흔들, 깍지 끼고 흔들흔들
• 그손톱으로 간질간질, 손바닥을 비벼보자
⑤ 「나처럼 해봐요 이렇게」 노래를 부르면서 손 씻기 6단계를 손동작으로 표현해 본다.</td></tr>
<tr><td>마무리</td><td colspan="3">⑥ 손을 씻어야 할 때에 대해 이야기 나눈다.
• 우리가 어린이집에서 손을 씻어야 하는 때는 언세일까요?</td></tr>
<tr><td colspan="2">활동사진</td><td colspan="3">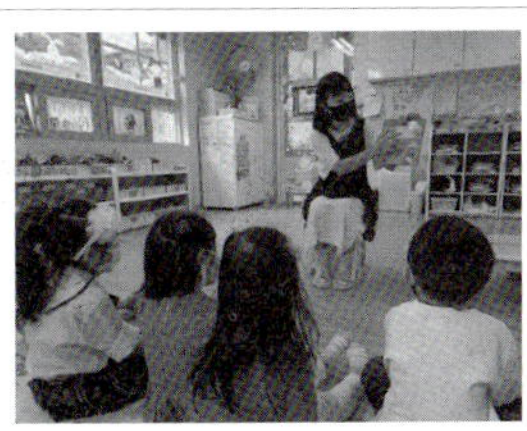 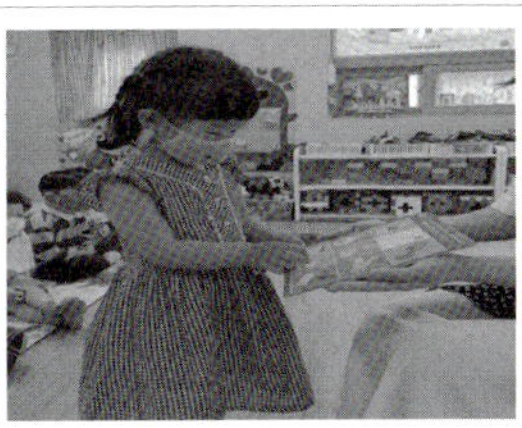 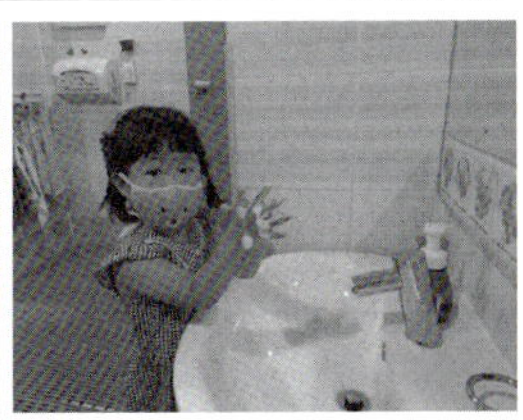</td></tr>
<tr><td colspan="2">유의점</td><td colspan="3">손을 자주 깨끗하게 씻을 수 있도록 강조한다.</td></tr>
<tr><td colspan="2">확장 및 연계활동</td><td colspan="3">연습했던 손 씻기 6단계를 지키면서 실제로 손을 씻어본다.</td></tr>
</table>

노래 부르기 활동의 예

냠 냠

김성균 작사
김성균 작곡

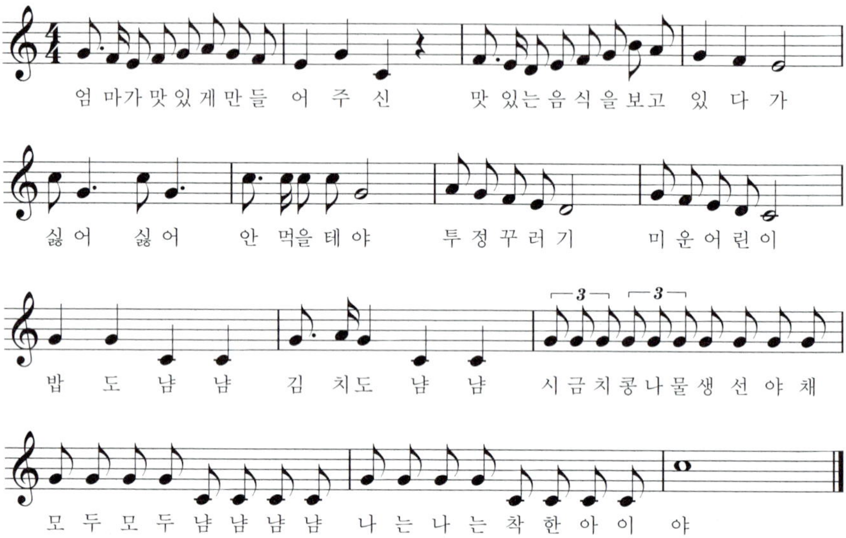
엄 마가 맛 있 게 만 들 어 주 신 맛 있는 음 식 을 보고 있 다 가
싫 어 싫 어 안 먹을 테 야 투 정 꾸 러 기 미 운 어 린 이
밥 도 냠 냠 김 치도 냠 냠 시 금 치 콩 나 물 생 선 야 채
모 두 모 두 냠 냠 냠 냠 나 는 나 는 착 한 아 이 야

(8) 바깥놀이

실내에서뿐 아니라 햇볕과 바람, 흙이 있는 실외에서 하루 중 한 시간 이상을 놀이하는 방법으로 영유아 건강교육을 실시한다. 실외는 계절에 따른 자연의 변화를 쉽게 경험할 수 있으며 영유아의 건강을 위하여 매우 좋은 놀이장소가 되므로 실내 놀이와 연계하여 균형이 이루어지도록 매일 바깥놀이를 계획한다. 바깥 온도나 날씨 변화에 따라 놀이하는 시간을 융통성 있게 조정하고 다양한 놀잇감이나 놀이기구를 준비하여 자연환경을 직접 탐색하고 관찰하여 모래놀이, 동화 듣기, 그림 그리기와 같은 정적인 활동과 휴식 등을 경험할 수 있도록 한다.

〈표 6-9〉 바깥놀이의 예

<table>
<tr><td colspan="2">활 동 명</td><td>애벌레 터널을 통과해요</td><td>대상연령</td><td>만 3세</td></tr>
<tr><td colspan="2">활동목표</td><td colspan="3">• 신체를 조절하여 애벌레 터널을 통과한다.
• 애벌레 터널을 이용하여 몸을 빠져 나오며 민첩성을 기른다.</td></tr>
<tr><td colspan="2">준비물</td><td colspan="3">그림자료, 애벌레 터널</td></tr>
<tr><td rowspan="3">활동내용</td><td>도입</td><td colspan="3">① 그림을 보며 이야기 나누어 본다.
• 친구들이 무엇을 하고 있나요?
• 긴 터널 안으로 들어가면 기분이 어떨까요?
• 밖으로 나올 때의 기분은 어떨까요?
• 어떻게 하면 터널을 빨리 통과할 수 있을까요?</td></tr>
<tr><td>전개</td><td colspan="3">② 애벌레 터널을 탐색해 본다.
• 그림에서 보았던 기다란 애벌레 모양의 터널이에요.
• 터널 끝의 구멍으로 얼굴을 넣어 보아요.
• 까꿍! 선생님이 보이나요?
• 터널 안은 어떤 모습인가요?
③ 애벌레 터널을 통과해 본다.
• 터널 안으로 들어가 터널을 통과할 수 있을까요?
• 조금 무서운 생각도 들지만 씩씩하게 할 수 있나요?
• 누가 먼저 터널을 통과해 볼까요?
• 터널 안으로 들어가서 반대편으로 나와보아요.
• 나오는 쪽으로 들어가면 반대쪽 친구들과 터널 안에서 부딪힐 수 있어요.
• 한쪽으로만 터널 안을 들어가기로 약속해요.
• 모두 터널을 씩씩하게 통과했나요?</td></tr>
<tr><td>마무리</td><td colspan="3">④ 긴 터널 안으로 들어갔을 때와 나왔을 때 느낌을 이야기해 본다.
⑤ 애벌레 터널을 정리하고 마무리한다.</td></tr>
<tr><td colspan="2">활동사진</td><td colspan="3">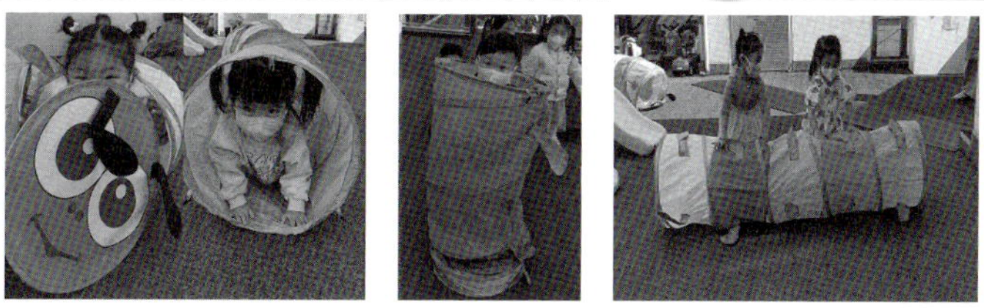</td></tr>
<tr><td colspan="2">유의점</td><td colspan="3">터널 안에서 부딪힐 수 있으므로 들어가는 방향과 나오는 방향을 제시한다.</td></tr>
<tr><td colspan="2">확장 및 연계활동</td><td colspan="3">미술영역과 연계하여 애벌레를 만들어 본다.</td></tr>
</table>

(9) 현장학습

지역사회의 다양한 장소를 방문하여 영유아가 직접 감각을 활용해 보는 현장학습을 통해 건강교육을 실시한다. 효과적인 현장학습을 진행하기 위해 교사는 사전답사와 과정에 대한 체계적인 계획을 세우고 영유아와는 현장학습 기관 방문 전 건강과 관련한 기관의 역할에 대해 이야기 나누기, 방문 시 궁금한 사항 질문 목록 만들기와 질문하기, 방문 후 현장에서 보고 듣고 느낀 것의 경험과 개념을 확장시켜 보는 다양한 활동을 전개하도록 한다. 보건소, 병원 등 건강관리를 해주는 시설물을 돌아보고 건강관리에 대해 알아본다. 현장학습 후 안내책자, 건강관리에 관한 책, 영상 또는 사진 등으로 평가한다.

〈표 6-10〉 현장학습의 예

활 동 명		보건소를 방문해요	대상연령	만 5세
활동목표		• 보건소에서 하는 일에 관심을 가진다. • 올바른 건강관리에 대해 알아본다.		
준비물		보건소에서 하는 일 영상자료		
활동내용	도입	① 보건소에서 하는 일의 영상을 본 후 이야기를 나눈다. • 보건소에 가본 적 있나요? • 무슨 일을 하는 곳일까요? • 보건소에서는 어떤 분이 일하고 있을까요? ② 보건소에서 지켜야 할 약속을 정한다.		
	전개	③ 보건소에 가서 시설물을 둘러보며 궁금한 것을 물어본다. • 보건소는 어떤 일을 하는 곳일까요? • 보건소에도 의사 선생님이 계신가요? • 병원과 보건소가 다른 점은 무엇인가요? • 보건소에서 일하면서 가장 기쁜 일과 힘든 일은 무엇인가요? ④ 올바른 건강관리에 대해 알아본다. • 평소에 어떤 습관을 지녀야 건강하게 지낼 수 있을까요? • 건강을 위해 우리가 할 수 있는 일이 무엇일까요? • 보건소에서 권장하는 건강법은 무엇이 있을까요?		

	마무리	⑤ 보건소가 전염병이나 질병을 예방 치료하는 것뿐 아니라 몸이 불편한 사람들을 방문해 건강을 돌봐주는 곳이라는 것도 알게 한다.
활동사진		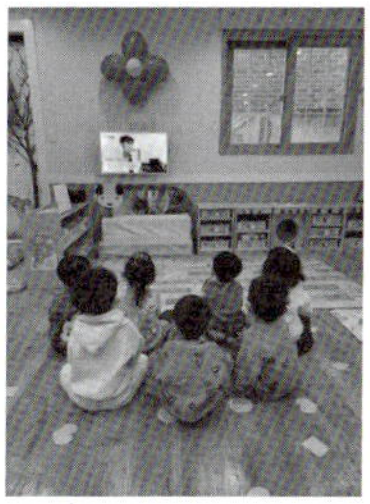 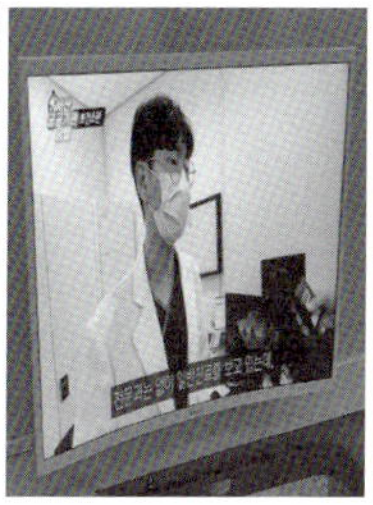 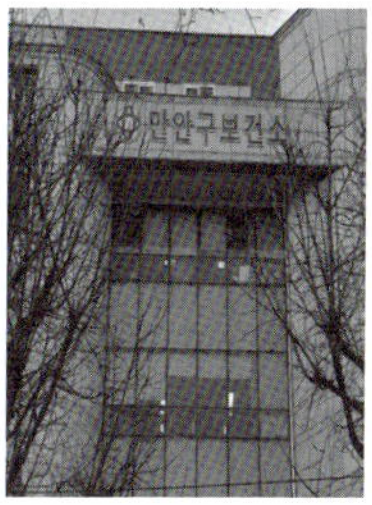 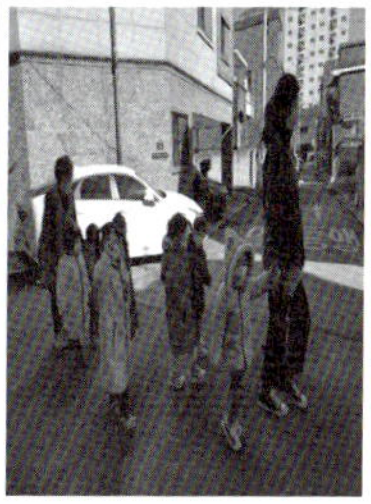
유의점		위험한 행동을 하지 않고 안전한 견학이 되도록 한다.
확장 및 연계활동		보건소에서 기억에 남는 모습을 그림으로 표현해 본다.

3 아동건강교육과정의 가정 및 지역사회와의 연계

영유아교육기관은 영유아의 건강과 관련하여 부모와 원활한 의사소통을 하며 부모교육의 기회를 제공해야 한다. 또한 영유아교육기관 주변의 환경과 자원을 적극 활용하여 영유아의 선상을 증진할 수 있는 다양한 활동을 할 수 있다. 영유아교육기관이 가족 및 지역사회와 협력하여 영유아의 건강관리 및 지도를 할 때 영유아는 좀 더 건강한 환경 속에서 성장할 수 있다(강민정 · 유희정 · 곽정인, 2010).

1) 가정과의 연계

영유아교육기관과 가정 간에는 긴밀한 의사소통이 이루어져 영유아의 건강한 성장과 발달 과정이나 활동내용에 대한 정보를 교환해야 한다. 영유아가 영유아교육기관에서 받은 건강교육의 효과와 일관성을 유지하기 위해서도 교사와 부모 간의 원활한 의사소통이 중요하다. 영유아교육 프로그램에 부모를 참여시키는 것도 부모의 이해 증진을 위한 좋은 방법이다. 이러한 프로그램은 영유아가 영유아교육기관에서 받는 건강과 관련된 정보를 부모와 공유할 수 있게 하며, 영유아가 받은 교육의 내용을 일상생활에 적용하고 일반화된 습관으로 자리잡을 수 있도록 돕는다.

- 입소 시 영유아의 수면습관, 식습관, 질병, 알레르기, 아토피, 특별한 돌봄이 필요한 부분 등과 같은 영유아의 건강과 관련된 정보를 부모와 영유아교육기관이 충분히 교류할 수 있도록 건강기록부 제출 및 개별면담을 진행한다. 〈표 6-11〉과 같이 부모로부터 파악한 영유아의 특징적인 질병, 증상, 건강 상태, 생활습관, 부모 요구사항 등을 정리하여 영유아의 건강생활 지도에 활용한다.

〈표 6-11〉 영유아 건강생활기록부

구분	이름	건강	생활습관	부모 요구사항	기타
1	○○○	• 현재의 건강상태 양호함	• 늦은 시간 잠자리에 듦 • 식사량이 적고 늦게 먹는 편	• 인지적인 면 발달 요망 • 식사를 천천히 할 수 있도록 요망	
2	○○○	• 감기가 걸리면 중이염 증상이 있는 편 • 잠이 부족해 아침에 피곤해 함	• 야채류 섭취가 어려움	• 다양한 음식을 섭취할 수 있도록 요망	
3	○○○	• 현재 건강상태 양호함	• 성격 온순한 편 • 편식이 없고, 잘 먹음 • 원하는 것을 울음으로 표현하려 함	• 다치지 않도록 세밀히 관찰 요망 • 언어로 표현할 수 있도록 요망	

- 등 · 하원 시 영유아의 건강상태에 대한 정보를 부모와 교사가 항상 교환하여 영유아가 가정이나 영유아교육기관에서 적절한 돌봄을 받을 수 있도록 한다.
- 영아의 경우에는 알림장 등을 활용하여 수유, 이유, 낮잠과 밤잠, 대소변, 활동 등이 어떠했는지에 대해 부모와 교사 간에 긴밀한 의사소통이 이루어져야 한다.
- 소식지, 가정통신문, 학부모회의, 학급의 프로젝트 발표회, 견학이나 건강검진 등의 활동에 보조교사로 돕기, 특별한 주제에 대한 간단한 프로그램 준비와 진행 등과 같은 유아의 건강교육 프로그램에 부모들을 참여시킨다.
- 영유아교육기관의 식품 구매 및 주방 위생관리 등에 부모들을 참여시킨다.
- 영유아교육기관의 보육실 및 놀이공간 청소, 장난감 세척 등 영유아교육기관의 청결과 위생관리에 부모들을 참여시킨다.
- 최근 영유아에게 제공했던 새로운 음식에 대한 조리법과 기록을 부모에게 제공한다.
- 가족들이 좋아하고 영양가 있는 특별한 요리법을 공유한다.
- 부모가 영유아교육기관에서 생일이나 기념일을 축하하기 위해 가져올 수 있는 음식들을 위한 지침을 개발하는 데 참여한다.

2) 지역사회와의 연계

영유아 건강에 대한 기본적 책임은 부모에게 있다. 부모는 궁극적으로 자녀의 건강을 지켜주어야 할 책임이 있으므로 권고사항에 따라 필요한 검사와 치료를 받을 수 있도록 해야 한다. 교사들은 부모들이 그들 자녀의 정기적인 건강관리의 필요성과 중요성을 인식하도록 돕는 것이다. 따라서 교사는 지역사회 의료기관의 특징을 잘 알고 유아 개인이 필요로 하는 의료형태에 따라 부모를 도와줄 수 있어야 하며(Allen & Schwartz, 2001), 지역사회에 도움을 받을 수 있는 공공의료시설에 대한 정보를 제공해 주어야 한다.

병원, 클리닉, 보건소, 의료 전문인, 치과의사, 안과의사, 간호사, 체육강사, 영양사 등과 같은 지역사회 인사를 초빙하여 영유아, 교직원, 부모를 대상으로 전문적인 건강교육을 실시할 수 있다. 또한 보건소와 같은 지역사회기관에서 실시하는 건강교육의 도움을 받을 수 있다(정영희 · 신현미, 2009).

또한 지역사회의 환경이 영유아들의 성장 · 발달에 위해한 요소가 없는지 점검하여 영유아가 건강한 환경에서 성장할 수 있도록 한다. 예를 들면, 지역사회에 위치한 문구점에서 불량식품 판매나 사행성 오락기구 운영을 할 경우 영유아교육기관의 학부모회나 운영위원회에서 이에 대한 시정을 요구하는 것도 영유아의 건강을 지키기 위해 중요하다.

4 아동건강을 위한 교사의 역할

영유아기는 전 생애 건강의 기틀이 마련되고 동시에 건강생활 습관이 형성되는 시기다. 이 시기의 건강교육은 영유아의 신체적 · 정신적 · 사회적 안녕을 도모하기 위해 건강 향상뿐 아니라 생활의 질 향상에도 기여한다는 점에서 영유아 건강교육은 매우 중요하다 할 수 있다.

최근 정부의 보육료 지원 정책으로 상당수 영유아가 보육시설을 이용하고 있다. 교사는 부모와 함께 영유아를 돌보는 주요 양육자로 영유아와 많은 시간을 함께 보내고 있다. 교사는 영유아의 건강을 유지 · 관리하도록 지도하며 올바른 생활습관을 형성하도록 돕고, 부모교육을 통해 건강관리에 대한 올바른 지식을 가정에 전하는 등 적극적으로 지도하고 관리해야 한다.

Leeper, Witherspoon과 Day(1984)는 영유아건강과 관련하여 영유아교육기관과 교사의 역할을 제시하고 있다(전남련 외, 2010 재인용). 영유아 건강교육에서의 교사의 역할을 살펴보면 다음과 같다.

- 다양한 활동과 경험을 통해 영유아에게 건강교육을 시행한다.
- 환경을 안전하고 건강하게 관리한다.
- 영유아의 건강을 평가하고 건강에 대한 정보를 기록하고 보관한다.
- 영유아의 건강에 대한 정보를 교환하고 도움을 주기 위해 부모와 의사소통한다.
- 영유아에게 나타나는 질병의 징후를 주의 깊게 관찰하여 어떤 영유아에게 건강상의 문제가 있는지를 확인한다.
- 건강과 관련된 문제는 부모와 상담하거나 경험이 많은 교사에게 도움을 요청하여 필요시 전문가와 연결해 준다.
- 교사 자신의 건강을 사전에 체크하고 유지하고 개선하기 위해 노력한다.

PART 03

안 전

CHAPTER

07

아동안전교육

1. 안전교육의 개념
2. 안전교육의 필요성
3. 안전교육 내용
4. 안전교육활동의 계획

CHAPTER

07 아동안전교육

1 안전교육의 개념

안전이란 편안해서 위험하지 않은 상태로 인간이 신체적 · 정신적 · 심리적 위협을 받지 않음을 의미하며, 인간의 드러난 신체적 안전의 상태뿐 아니라 드러나지 않는 정신적 · 심리적 상태의 평안함을 포함한다. 영유아 안전이란 영유아가 사고의 위험과 신체적 손상을 최소화하기 위해 시도하는 항상 변화하는 역동적인 상태이며, 영유아의 능동적인 행동변화를 통하여 사고의 위험을 줄일 수 있는 것이다(곽은복, 2008; 김민화, 2011).

안전교육이란 사고를 줄일 수 있도록 위험한 상황에서의 대처능력과 기술을 기르는 것이며, 안전은 이를 실천함으로써 이루어질 수 있다. 안전교육은 일상생활과 주변 환경에서 일어날 수 있는 위험으로부터 자신을 사전에 보호하고 안전사고가 발생했을 때 안전에 필요한 지식과 태도, 기능을 익혀 그 사고에 대하여 신속한 처리를 함으로써 피해를 최소화하고 자신뿐만 아니라 타인까지 보호할 수 있는 예방적 기능을 갖도록 하여 건강한 생활을 하는 데 도움을 주는 교육이다(교육부, 2000).

안전교육에 대한 여러 정의를 기초로 유아의 발달적 특성을 고려하여 유아안전교육의 개념을 종합적으로 제시하면 다음과 같다(이기숙 외, 2012).

유아안전교육이란 유아 스스로 위험으로부터 자신을 보호할 수 있도록 안전지식과 태도, 기능을 익히게 하여 건강한 생활을 할 수 있도록 도와주는 교육으로, 궁극적으로는 자신에 대한 보호뿐 아니라 타인의 생명을 존중하는 인간 개개인의 존엄을 배우게 하는 교육이다. 유아는 자기조절능력 및 상황에 대한 인식이 부족하므로 안전사고에 노출되기 쉽다. 그러므로 안전에 대한 바른 습관 및 태도를 형성시켜 일상생활 속에서 안전하게 삶을 유지할 수 있도록 해야 한다.

2 안전교육의 필요성

영유아안전교육은 영유아들에게 안전을 위해 필요한 사항을 이해시키고 위험요소를 예측하고 예방하며 신중하고 안전하게 행동할 수 있는 능력을 갖도록 하는 교육이다.

영유아는 성인에 비해 안전사고에 더 취약하다. 영유아는 발달 특성상 주변의 사물이나 환경에 대한 호기심이 높고 탐구하는 충동이 강한 반면, 신체기능의 미성숙으로 균형을 유지하는 능력이나 운동기능이 충분히 발달되어 있지 않기 때문에 성인에 비해 상황에 대한 대처능력이 현저히 떨어진다. 그러므로 영유아가 스스로 위험으로부터 자신을 보호할 수 있도록 안전에 대한 지식, 기술과 태도를 익혀 안전의식을 내면화하여 건강하고 안전한 생활을 할 수 있도록 어린 시기부터 지속적이고 체계적인 안전교육이 이루어져야 한다.

영유아안전교육의 필요성을 구체적으로 살펴보면 다음과 같다(김영심 외, 2012).

① 영유아는 발달 특성상 안전사고의 위험성이 높은 시기이다

영유아는 주변의 사물이나 환경에 호기심이 많고 탐구하려는 충동이 강하나 신체기능의 발달은 미숙하여 신체균형 유지능력이나 운동기능이 충분히 발달되어 있지 않고, 판단능력과 자기조절 및 상황에 대한 인식능력이 부족하다. 이처럼 영유아기는 안전에 취약한 시기이므로 안전교육을 통해 사고의 위험에서 벗어나도록 한다.

② 안전사고는 안전에 대한 지식, 태도 및 기술의 결핍에서 유발된다

가정이나 영유아교육기관의 안전하지 못한 환경, 부모의 안전에 대한 지식 부족과 지도소홀 및 안일한 태도로 인하여 영유아들이 안전하지 못한 행동을 하게 된다. 따라서 가정과 교육기관에서는 안전교육을 통해 영유아 스스로가 자신을 보호할 수 있도록 안전에 대한 지식이나 기능, 태도 및 습관을 형성해 나갈 수 있도록 해야 하며, 영유아와 관련된 각종 시설, 설비 및 교구, 교재는 재해를 미연에 방지할 수 있도록 안전한 환경으로 구성되어야 한다.

③ 영유아기는 안전교육을 실시할 수 있는 가장 효과적인 시기이다

안전에 대한 교육은 개인이 사고의 위험성이 높은 행동에 노출되기 이전에 제공되는 것이 효과적이라는 점을 고려할 때, 유아기는 안전교육을 실시할 수 있는 가장 효과적인 시기라고 볼 수 있다(Hendricks & Smith, 1996). 특히 유아기는 모든 생활습관의 기초를 형성하는 시기이므로 이 시기에 주변 환경이나 대상에 대해 안전하고 건강한 생활태도와 습관을 갖도록 해야 한다.

체계적인 안전교육은 안전능력의 향상을 가져오기 때문에 지속적이고 계획적인 안전교육을 통해 안전하고 건강한 생활습관과 태도를 형성해야 한다. 영유아의 안전에 있어서 성인들에 의한 보호나 예방에는 한계가 있다. 영유아들은 부모나 교사를 떠나 영유아 자신들끼리 놀이에 참여할 수도 있기 때문에 안전교육을 통해 언제, 어디에서, 어떠한 안전사고가 일어날지에 대해 영유아 스스로 자기방어적 자세나 안전문제에 대한 대처능력을 키워야 한다.

영유아를 위한 안전교육의 목표는 일상생활 속에서 필요한 사항을 안전하게 이해시키는 것으로, 영유아교육기관에서는 영유아가 안전하게 생활할 수 있는 안전조건에 관한 내용을 지속적이고 체계적으로 교육하여야 한다. 영유아가 안전한 생활을 하기 위한 안전교육의 목표는 다음과 같다(김경화 외, 2012; 이기숙, 1996).

첫째, 생활 주변에서 일어날 수 있는 사고의 종류를 안다.

둘째, 생활 주변에서 사고를 일으킬 수 있는 위험한 물체나 대상을 안다.

셋째, 생활 주변에서 사고가 일어날 수 있는 위험한 장소나 행동을 안다.

넷째, 생활 주변에서 일어날 수 있는 사고를 예방하기 위한 규칙이나 구체적인 방법을 알고 지킨다.

다섯째, 생활 주변에서 사고가 일어났을 때의 대처방안을 알고 실천한다.

3 안전교육 내용

영유아의 안전을 위한 교육내용은 여러 가지 사물이나 사건, 위험에 처한 상황에 대한 정보를 획득하여 안전하게 해결할 수 있는 안전지식 습득, 어떠한 상황에 부딪혔을 때 올바른 판단으로 자신이 위험한 상황에서 신중한 행동으로 대처하는 태도 교육, 새로운 안전사고에 직면했을 때 적절한 방법을 적용하여 사고를 미연에 방지할 수 있는 교육 등으로 안전한 생활을 실천하도록 돕는다(김일옥 외, 2010; 이선애 외, 2014). 안전교육에서 다루어질 수 있는 주요 내용의 범주는 다음 〈표 7-1〉, 〈표 7-2〉와 같다(경기도교육청, 2014).

〈표 7-1〉 연간 안전교육기준(아동복지법 시행령 제28조)

구분	성폭력 및 아동학대 예방교육	실종 · 유괴의 예방 · 방지 교육	감염병 및 약물의 오용 · 남용 예방 등 보건위생관리 교육	재난대비 안전교육	교통안전교육
실시 주기 (총시간)	6개월에 1회 이상 (연간 8시간 이상)	3개월에 1회 이상 (연간 10시간 이상)	3개월에 1회 이상 (연간 10시간 이상)	6개월에 1회 이상 (연간 6시간 이상)	2개월에 1회 이상 (연간 10시간 이상)
교육 내용	1. 내 몸의 소중함 2. 내 몸의 정확한 명칭 3. 좋은 느낌과 싫은 느낌 4. 성폭력 예방법과 대처법	1. 길을 잃을 수 있는 상황 이해하기 2. 미아 및 유괴 발생 시 대처방법 3. 유괴범에 대한 개념 4. 유인 · 유괴 행동에 대한 이해 및 유괴 예방법	1. 감염병 예방을 위한 개인위생 실천습관 2. 예방접종의 이해 3. 몸에 해로운 약물 위험성 알기 4. 생활 주변의 해로운 약물 · 화학제품 그림으로 구별하기 5. 모르면 먼저 어른에게 물어보기 6. 가정용 화학제품 만지거나 먹지 않기 7. 어린이 약도 함부로 많이 먹지 않기	1. 화재의 원인과 예방법 2. 뜨거운 물건 이해하기 3. 옷에 불이 붙었을 때 대처법 4. 화재 시 대처법 5. 자연재난의 개념과 안전한 행동 알기	1. 차도, 보도 및 신호등의 의미 알기 2. 안전한 도로 횡단법 3. 안전한 통학버스 이용법 4. 바퀴 달린 탈 것의 안전한 이용법 5. 날씨와 보행 안전 6. 어른과 잡고 걷기
교육 방법	1. 전문가 또는 담당자 강의 2. 장소 · 상황별 역할극 실시 3. 시청각 교육 4. 사례분석	1. 전문가 또는 담당자 강의 2. 장소 · 상황별 역할극 실시 3. 시청각 교육 4. 사례분석	1. 전문가 또는 담당자 강의 2. 시청각 교육 3. 사례분석	1. 전문가 또는 담당자 강의 2. 시청각 교육 3. 실습교육 또는 현장학습 4. 사례분석	1. 전문가 또는 담당자 강의 2. 시청각 교육 3. 실습교육 또는 현장학습 4. 일상생활을 통한 반복지도 및 부모교육

〈표 7-2〉 학생 안전교육 시간 및 교육내용

(단위 : 단위활동, 차시)

구분		생활안전교육	교통안전교육	폭력예방 및 신변보호교육	약물 및 사이버 중독 예방 교육	재난안전교육	직업안전교육	응급처치교육
교육시간	유치원	13시간	10시간	8시간	10시간	6시간	2시간	2시간
		학기당 2회 이상	학기당 3회 이상	학기당 2회 이상	학기당 2회 이상	학기당 2회 이상	학기당 1회 이상	학기당 1회 이상
교육내용	유치원	1. 교실, 가정, 등하굣길에서 안전하게 생활하기	1. 표지판 및 신호등의 의미 등 교통안전 규칙 알고 지키기	1. 내몸의 소중함과 정확한 명칭 알기	1. 올바른 약물 사용법 알기	1. 화재의 원인과 예방법 알기	1. 일터 안전의 중요성 및 안전을 위해 지켜야 할 일 알기	1. 응급상황 알기 및 도움 요청하기
		2. 안전한 장소를 알고 안전하게 놀이하기	2. 안전한 도로 횡단법 알기	2. 좋은 느낌과 싫은 느낌 알기	2. 생활주변의 해로운 약물·화학제품 만지거나 먹지 않기	2. 화재 발생 시 유의사항 및 대처법 알기	2. 일터 안전시설 현장 체험하기	2. 119신고와 주변에 알리기
		3. 놀이기구나 놀잇감, 도구의 바른 사용법을 알고 안전하게 사용하기	3. 어른과 손잡고 걷기	3. 성폭력 예방 및 대처방법 알기	3. T.V, 인터넷, 통신기기(스마트폰 등) 등의 중독 위해성을 알고 바르게 사용하기	3. 각종 자연 재난 및 사고 적절하게 대처하는 방법 알기		3. 손 씻기와 소득하기 등 청결유지 하기
		4. 실종, 유괴, 미아 상황 알고 도움 요청하기	4. 교통수단(자전거, 통학버스 등) 안전하게 이용하기	4. 나와 내 주변 사람(가족, 친구 등)의 소중함을 알고 사이좋게 지내기		4. 각종 재난 유형별 대비 훈련 실시		4. 상황별 응급처치 방법 알기
		5. 몸에 좋은 음식, 나쁜 음식 알기		5. 아동학대 신고 및 대처방법 알기				
교육방법		1. 학생 발달 수준을 고려한 전문가 또는 교원 설명 2. 학생 참여 수업 방법 연계 적용 (예시 : 역할극, 프로젝트 학습, 플립러닝 등) 3. 교내외 체험교육 또는 현장학습 4. 일상생활을 통한 반복 지도 및 부모 교육 연계						

출처 : 학교안전교육 실시 기준 등에 관한 고시(시행 2020. 1. 1) (교육부고시 제2019-214호, 2020. 1. 1., 일부 개정)

유아에게 필요한 안전지식, 태도, 기술의 안전대처능력 항목을 살펴보면 다음 〈표 7-3〉와 같다(서울탑동유치원, 2008).

〈표 7-3〉 안전대처능력 항목

구분	안전대처능력		
	안전지식	안전태도	안전기술
유괴·실종 안전	• 길을 잃었을 때의 적절한 대처방법을 안다. • 부모님 이름과 집주소, 전화번호를 안다. • 위험한 상황에서 도움을 요청하는 방법을 안다.	• 밖에 나갈 때는 보호자와 함께 하거나, 어른들께 알리고 나가는 태도를 기른다. • 낯선 곳에 혼자 가지 않기를 습관화한다. • 유치원, 집, 친구집에 갈 때는 안전한 큰길로 다니는 것을 습관화한다.	• 길을 잃었을 때 적절하게 대처한다. • 낯선 사람을 따라가지 않는다. • 유괴를 당하지 않기 위한 방법을 알고 행동한다. • 낯선 사람에게 자기의 신상에 대하여 자세히 말하지 않는다.
성폭력 안전	• 내 몸과 다른 사람의 몸이 소중함을 안다. • 기분 좋은 접촉과 기분 나쁜 접촉을 구별한다. • 위험한 상황에서 감정표현과 도움요청 방법을 안다.	• 자신의 몸이나 다른 사람의 몸을 소중하게 여긴다. • 위험한 상황을 인식하고 대처하는 태도를 기른다.	• 다른 사람의 감정을 상하게 하는 말과 행동은 하지 않는다. • 자신의 감정을 적절히 조절하여 표현한다. • 다른 사람이 함부로 내 몸을 만지지 않게 한다. • 성적 학대를 당했을 때 도움을 구하거나 대처한다.
식품 안전	• 몸에 이로운 음식과 해로운 음식을 안다. • 음식의 유통기한과 식중독 사고의 예방법을 안다. • 식품첨가물과 합성색소의 유해성을 안다. • 먹거나 만지면 위험한 약품을 구별한다.	• 유통기한을 살피고 음식을 고르는 태도를 기른다. • 음식을 먹기 전에는 손을 깨끗이 씻는 태도를 기른다. • 약을 함부로 먹지 않는 태도를 기른다.	• 트랜스지방이 들어 있는 음식 섭취를 줄인다. • 우리 몸에 좋은 천연식품을 즐겨 먹는다. • 알코올, 카페인이 들어 있는 음료수는 먹지 않는다. • 약 또는 먹을 수 없는 것을 함부로 먹지 않는다.

구분		안전대처능력		
		안전지식	안전태도	안전기술
물놀이 안전		• 수영장, 비 오는 날 등 미끄러운 곳에서의 위험성을 안다. • 물놀이를 안전한 장소에서 해야 함을 인식한다.	• 물놀이할 때 안전용구의 착용을 습관화한다. • 물놀이한 후 휴식하는 습관을 기른다.	• 물놀이하기 전 준비운동을 한다. • 어른과 함께 물놀이를 하고 적절한 휴식을 취한다.
놀이 안전	실내 안전	• 유치원에서 안전하게 생활하기 위해 지켜야 할 규칙이 있음을 안다. • 여러 도구들의 편리함과 위험성이 있다는 것을 안다. • 도구를 안전하게 사용하는 방법을 안다. • 복도, 계단, 화장실에서의 위험한 상황을 안다.	• 놀이안전규칙을 지키며 다른 사람을 존중하는 마음을 기른다. • 유치원 생활 속에서 위험 상황을 알고 안전하게 생활하는 태도를 기른다. • 위험한 도구를 다룰 때는 조심해서 다루려고 한다. • 계단에서 차례를 지키는 태도를 기른다.	• 교구나 놀잇감을 바르게 사용한다. • 복도와 계단에서 안전하게 걸어다닌다. • 도구의 용도에 대해 정확히 알고 바르게 사용한다.
	실외 안전	• 놀이터에 위험한 곳과 안전한 곳이 있음을 안다. • 놀이는 안전한 장소에서 해야 한다는 것을 인식한다.	• 놀이안전규칙을 지키려는 태도를 가진다. • 놀이기구를 바르게 이용하는 태도를 기른다.	• 놀이기구를 안전하게 올바른 방법으로 사용한다.
교통 안전	보행 안전	• 유치원에 안전하게 오고 가는 방법을 안다. • 안전횡단 5원칙을 안다. • 무단횡단의 위험성을 안다. • 보행자가 알고 있어야 하는 안전표지판을 인식한다.	• 보행안전규칙을 지키는 태도를 기른다. • 찻길에서 위험한 행동을 알고 스스로 조심하는 태도를 기른다. • 보행자가 안전표지판을 보고 지키는 태도를 기른다.	• 차도에서 멀리 떨어져서 걷는다. • 주변을 살피며 걷는다. • 횡단보도에서 안전하게 건너는 방법을 알고 행동한다.

<table>
<tr><th colspan="2" rowspan="2">구분</th><th colspan="3">안전대처능력</th></tr>
<tr><th>안전지식</th><th>안전 태도</th><th>안전기술</th></tr>
<tr><td rowspan="2">교통안전</td><td>교통기관 이용안전</td><td>• 교통기관의 안전한 이용방법을 안다.
• 안전벨트의 필요성과 사용법을 안다.
• 차 밖으로 신체나 물건을 내미는 것이 위험하다는 것을 인식한다.</td><td>• 교통수단을 안전하게 이용하는 태도를 기른다.
• 교통규칙을 이해하고 지키는 태도를 기른다.</td><td>• 교통기관을 안전하게 이용한다.
• 차 안에서는 반드시 안전벨트를 착용한다.
• 차가 완전히 멈춘 후 내리고, 차에 타고 내릴 때는 주변을 살핀다.</td></tr>
<tr><td>탈것에 대한 안전</td><td>• 보호장구의 필요성과 착용방법을 안다.
• 자전거나 롤러스케이트를 탈 때의 안전규칙을 인식한다.</td><td>• 탈것을 이용할 때 안전용구의 착용을 습관화한다.</td><td>• 탈것을 이용할 때 보호장비를 꼭 착용한다.</td></tr>
<tr><td colspan="2">자연재해안전</td><td>• 태풍, 지진, 홍수, 폭염 등 자연재해의 위험성에 대해 안다.
• 비가 오는 날 우산 이용법과 안전한 보행법에 대해 안다.
• 황사 또는 자외선이 발생하여 우리 몸에 해로운 영향을 준다는 것을 안다.</td><td>• 비가 오는 길에서 바닥이 미끄러운 경우에는 조심스럽게 이동하는 습관을 기른다.
• 우산을 바르게 사용하는 태도를 기른다.
• 우리 몸에 해로운 황사나 자외선으로부터 내 몸을 보호하는 태도를 기른다.</td><td>• 천둥, 번개, 폭우, 폭염에는 외출하지 않는다.
• 홍수나 지진 발생 시 대처요령대로 행동한다.
• 우산을 안전하게 접고 펴며 바르게 쓰고 다닌다.
• 황사나 자외선이 심한 날에는 외출을 삼가고 보호장구를 착용한다.</td></tr>
<tr><td colspan="2">미디어안전</td><td>• 텔레비전의 이로움과 해로움을 안다.
• 텔레비전의 올바른 시청거리와 바른 자세를 안다.
• 게임기의 해로움을 안다.</td><td>• 유해 프로그램을 알고 이용하지 않는 태도를 기른다.
• 미디어의 위험성을 알고 사용하는 태도를 기른다.</td><td>• 연령에 맞는 텔레비전 프로그램을 시청한다.
• 바른 자세로 텔레비전을 시청한다.
• 정해진 시간만 텔레비전을 시청한다.</td></tr>
</table>

구분	안전대처능력		
	안전지식	안전태도	안전기술
동물안전	• 친근한 동물이라도 위험할 수 있음을 안다. • 위험한 동물을 자극하는 행동이 무엇인지 안다. • 동물로 인해 상처를 입었을 때 대처방법을 안다.	• 동물의 위험신호를 알고 침착하게 대처하는 행동을 기른다. • 벌이 가까이 올 때 대처하는 바른 태도를 기른다.	• 애완동물도 위험하다는 것을 알고 애완동물로부터 자신의 몸을 보호한다. • 벌이 가까이 올 때 안전하게 행동한다. • 산에 갈 때는 긴팔, 긴바지를 입는다.
화재·전기안전	• 불의 유익함과 위험성을 안다. • 화재 발생이 가능한 상황을 안다. • 화상의 원인과 예방법, 응급처치 방법을 안다. • 전기 사용의 편리함과 사용할 때 주의할 점을 안다.	• 화기는 건드리지 않고 조심해서 다루는 태도를 기른다. • 위험상황에서는 당황하지 말고 어른의 지시에 따른다. • 전기제품을 함부로 만지지 않는 태도를 기른다.	• 화재대피과정을 몸에 익힌다. • 비상시 119에 도움을 청한다. • 화상을 입었을 때 대처방법을 안다. • 전기콘센트를 함부로 만지지 않는다.

4 안전교육활동의 계획

안전교육활동 내용이 영유아에게 효과적으로 전달되기 위해서 교사들은 영유아 안전교육 시 다음과 같은 점을 고려하여 실행하도록 한다(김경화 외, 2012; 임미혜 외, 2006; 장영희 외, 1997).

첫째, 영유아의 연령에 따른 교육 프로그램을 운영하고, 교육내용을 영유아 안전사고 유형 및 영유아의 발달 특성, 교사 및 부모의 요구를 반영하여 구성한다. 안전교육의 접근은 가정과 교육기관의 일과 속에서 자연스럽게 이루어질 수 있으며, 계획적 교수에 의해서도 이루어질 수 있다. 안전교육은 부모와 교사에 의해 이루어지기도 하지만 전문가나 전문단체에 의해서도 이루어진다.

둘째, 계속적인 재교육의 기회를 통해 교사가 안전교육의 중요성을 바르게 이해하고 영유아와 교사가 상호작용하면서 이를 올바로 실천할 수 있도록 하며, 자연스러운 학습의 기회를 이용하는 것이 효율적이다.

예를 들어, 유아가 그네를 서서 타거나 물건을 손에 든 채로 달리기를 할 때 교사는 이러한 기회를 이용하여 그러한 행동이 왜 적절하지 않은지 설명할 수 있으며, 보다 안전한 대안행동이 제시될 수 있다. 또한 한 유아가 가벼운 타박상을 입었을 때 이러한 사고를 예방하는 방법에 관하여 유아들과 이야기를 나눌 수 있다. 유아들에게는 이러한 형태의 학습이 보다 의미가 있다. 안전교육은 또한 관련 주제 내에서 계획된 활동에 의해 이루어질 필요가 있다.

셋째, 영유아안전교육과 관련한 각종 유아안전사고의 예방 및 사고사례, 사고 시 대처방법 및 응급조치 등의 행동요령을 포함하여야 한다. 아동학대, 동식물로부터의 안전, 환경으로부터의 안전 등도 계획된 활동을 통해 체계적으로 다루어질 수 있다.

넷째, 영유아안전교육을 가정과 연계할 수 있도록 부모를 대상으로 하는 안전교육을 계획하고 실시해야 한다. 안전교육의 많은 부분은 일상적인 경험과 성인의 행동을 모방함으로써 이루어진다.

안전에 대한 태도는 유아기부터 형성되기 시작하여 안전한 행동습관에 영향을 미친다. 태도 형성에 수많은 요인들이 영향을 미치지만, 특히 부모를 비롯하여 성인의 행동과 태도가 유아에게 중요한 영향을 미치므로 긍정적인 역할모델이 되도록 한다. 또한 유아뿐만 아니라 교사 자신의 안전도 간과하지 말아야 한다. 스트레스를 받거나 과로하면 부주의해지기 쉬우므로 교사는 일상에서 스트레스를 긍정적으로 전환하고 과로를 피하도록 한다.

안전교육활동 시 유아에게 효과적으로 전달하기 위해 교사가 갖추어야 할 태도, 자질 및 역할은 다음과 같다(서울특별시, 2004).

① 교사는 안전과 관련된 전문적이고 정확한 정보를 가지고 있어야 한다.

② 교사는 안전과 관련된 적절한 대처기술을 보유하고 있어야 한다.

③ 교사는 일상적인 상황에서 안전에 민감한 태도를 보여야 하며, 사고 발생 시에는 침착하고 신중한 태도로 사고를 처리해야 한다.

④ 교사 스스로 안전한 생활습관과 태도를 갖추어야 한다.

⑤ 교사는 그 누구보다 더 안전교육활동의 내용을 잘 이해하고 있어야 한다.

1) 연간안전교육계획

〈표 7-4〉 연간안전교육계획안

생활 주제	활동명	내 용
유치원과 친구	신호등 지키기	• 건널목, 신호등의 모형을 보며 신호색의 의미와 지켜야 할 행동 이야기하기 • 유치원 주변의 신호등이 있는 곳을 알아보고 건너본다.
	놀이할 때의 안전	• 놀이할 때의 위험한 상황그림을 보며 친구들이 안전하게 놀 수 있는 방법에 대해 생각해 본다. • 놀이하다가 사고가 나면 어떻게 해야 하는지 이야기한다.
나와 가족	신호등 없는 길 건너기	• 안전한 횡단시설에 대한 그림, 횡단장소별 위험을 나타내는 그림을 보며 가장 안전한 횡단장소에 대해 이야기하기
	낯선 사람으로부터의 안전	• 낯선 사람의 방문이나 전화, 모르는 사람이 같이 가자고 했을 때 어떻게 대처해야 하는지 통화를 통해 알아본다.
우리 동네	집에 있을 때의 안전	• 집 안에서 안전하게 지내는 방법에 대해서 그림자료를 보며 이야기 나눈다.
	길을 잃었을 때의 안전	• 길을 잃었을 때 대처방법과 길을 잃지 않도록 하는 방법에 대해 알아본다.

생활 주제	활동명	내 용
동식물과 자연	자전거 탈 때의 안전	• 자전거를 타기 전 안전점검과 알맞은 옷차림, 안전한 장소에 대해서 이야기 나눈 후 실행해 본다.
	동물로부터의 안전	• 동물이 가까이 다가올 때 어떻게 행동해야 하는지 알아본다.
계절(여름)	음식물 안전	• 가공식품을 먹을 때 주의해야 할 점을 보면서 이야기 나눈다.
	물놀이할 때의 안전	• 수영장, 야외 등에서 안전하게 물놀이하는 방법에 대해서 알아본다.
건강과 안전	승용차 바르게 이용하기	• 승용차를 타기 전에 다른 차가 오는지 확인하고 인도 쪽에서 타기 • 뒷자석에 앉고 안전띠 매기 • 의자에서 일어서거나 창 밖으로 머리나 팔을 내밀지 않기
교통기관	교통표지판 익히기	• 교통표지판을 익힐 수 있는 교구로 놀이하기 • 역할놀이에서 교통표지판 놀이하기
	버스, 전철 바르게 이용하기	• 버스, 전철 승하차 시 지켜야 할 질서 • 버스, 전철 안에서 지켜야 할 예절
생활도구	에스컬레이터 바르게 이용하기	• 에스컬레이터 이용 시 위험한 상황과 안전한 방법을 알아본다.
	승강기 바르게 이용하기	• 승강기를 안전하게 타는 방법, 승강기가 고장나서 위험한 상황일 때 대처하는 방법을 그림자료를 보며 이야기 나눈다.
	불조심하기	• 불장난하지 않기 • 불이 났을 때 대처방법 알기 • 소방관 아저씨에게 고마운 마음 갖기
계절(겨울)	겨울철 교통사고의 위험을 알고 안전하게 행동하기	• 눈이 오는 날에는 길이 미끄러워서 넘어지는 일이 많으므로 춥다고 몸을 움츠리지 말고 앞을 잘 보고 손을 호주머니에 넣고 다니지 않도록 한다.
	안전한 곳에서 놀이하기	• 버려진 냉장고 안에 들어가 숨지 않기 • 차도, 자동차 뒤에서 놀이하지 않기

〈표 7-5〉 연간안전지도 예시안

월	생활주제	주	영 역	안전교육내용	활동형태
3	유치원과 친구	1	교통안전	유치원버스 안전하게 이용하기	체험활동
		2	성폭력 예방 교육 실종 및 유괴 예방	낯선 사람을 따라가지 않아요	시청각 교육
		3	생활안전	유치원에서의 안전	이야기나누기
		4	재난대비 안전	화재 대피 훈련	체험활동
4	봄	1	교통안전	안전하게 길 건너기	노래 배우기
		2	성폭력 예방 교육 실종 및 유괴 예방	나의 몸 알아보기	이야기나누기
	동식물과 자연	3	생활안전	꽃가루, 황사의 위험성 알고 대처하기	이야기나누기
		4	재난대비 안전	소화기 사용 방법 및 화재대피 훈련	체험활동
5	나와 가족	1	성폭력 예방 교육 실종 및 유괴 예방	'싫어요'라고 이야기해요	인형극 관람
		2	교통안전	안전하게 길 건너기	새노래 지도
	우리 동네	3	생활안전	전기 콘센트 안전하게 이용하기	이야기나누기
		4	약물 오남용 예방	함부로 먹으면 안 돼요	시청각 교육
		5	재난대비 안전	소방서 견학	체험활동
6	환경과 생활	1	교통안전	차도에서 놀이하지 않아요	시청각 교육
		2	성폭력 예방 교육 실종 및 유괴 예방	낯선 사람에게 문 열어주지 않기 우리 집과 가족의 전화번호 알기	이야기나누기 시청각 교육
	건강과 안전	3	생활안전	애완동물 안전하게 다루기	이야기나누기
		4	재난대비 안전	지진대피 훈련	체험활동
7	여름	1	물놀이 안전교육	물놀이 안전하게 하기	이야기나누기
		2	성폭력 예방 교육 실종 및 유괴 예방	실종 예방 지침	시청각 교육
8		3	생활안전	식중독 예방 교육 비 오는 날 우산 바르게 이용하기	시청각 교육 이야기나누기

월	생활주제	주	영 역	안전교육내용	활동형태
9	교통기관	1	교통안전	전문가와 함께하는 안전교육	전문가 강의
		2	성폭력 예방 교육 실종 및 유괴 예방	좋은 느낌과 나쁜 느낌이 있어요	이야기나누기
		3	생활안전	승강기 및 에스컬레이터 안전하게 이용하기	체험활동
	우리나라	4	재난대비 안전	화재 대피 훈련	체험활동
10		1	교통안전	교통 표지판 바르게 알기	시청각 교육
	가을	2	성폭력 예방 교육 실종 및 유괴 예방	나의 몸은 소중해요 우리 집 주소 알기	이야기나누기
		3	생활안전	안전하게 자전거를 타요	시청각 교육
	세계 여러 나라 (다문화)	4	약물 오남용 예방	전문가 초청 약물 오남용 교육	전문가 강의
		5	재난대비 안전	지진대피 훈련	체험활동
11		1	교통안전	골목길 모퉁이 길 조심히 다니기	시청각 교육
	생활 도구	2	성폭력 예방 교육 실종 및 유괴 예방	지켜야 할 비밀과 말해야 할 것	이야기나누기
		3	생활안전	눈이 올 때 안전하게 보행하기	이야기나누기
		4	재난대비 안전	화재대피 훈련	체험활동
12	겨울	1	교통안전	주 · 정차된 차량 근처에서 놀이하지 않아요	시청각 교육
		2	성폭력 예방 교육 실종 및 유괴 예방	이런 일은 나를 사랑하는 것이 아니야	이야기나누기
		3	생활안전	난방기구 안전하게 다루기	시청각 교육
2	즐거웠던 유치원	1	생활안전	인터넷 사용 안전	이야기나누기

2) 주간안전교육계획

〈표 7-6〉 주간안전교육계획안

<table>
<tr><th colspan="2">생활주제</th><td colspan="2">건강과 안전</td><th>활동기간</th><td colspan="2">○월○주(○월○일~○월○일))</td></tr>
<tr><th colspan="2">놀이주제</th><td colspan="2">안전한 놀이와 생활</td><th>대상</th><td colspan="2">만 ○세(○○반)</td></tr>
<tr><th colspan="2">목 표</th><td colspan="5">• 놀이를 위한 안전한 장소와 규칙을 안다.
• 교통안전 규칙을 알고 지킨다.
• 아동학대, 성폭력, 유괴상황 등 위험한 상황에 대처하는 방법을 안다.</td></tr>
<tr><th colspan="2">날짜/ 요일</th><th>18일(월)</th><th>19일(화)</th><th>20일(수)</th><th>21일(목)</th><th>22일(금)</th></tr>
<tr><th rowspan="7">자유선택활동</th><th>쌓기놀이</th><td colspan="5">교통안전 마을 만들기</td></tr>
<tr><th>역할놀이</th><td colspan="2">안전띠 매고 버스놀이</td><td colspan="3">안전지킴이</td></tr>
<tr><th>언어놀이</th><td colspan="5">안전 관련 그림 보고 이야기 꾸미기</td></tr>
<tr><th>수 · 조작 놀이</th><td colspan="2">수 : 인터넷 바른 사용 빙고게임</td><td colspan="3">조작 : 차 안에서 약속을 지켜요</td></tr>
<tr><th>과학놀이</th><td colspan="5">안전 알림판의 쓰임새 살펴보기</td></tr>
<tr><th>미술놀이</th><td colspan="5">동극 준비 :'도와줘요 빨래할머니'가면 만들기</td></tr>
<tr><th>음률놀이</th><td colspan="5">안전 캠페인 노래 짓기</td></tr>
<tr><th colspan="2">함께하는 놀이</th><td colspan="5">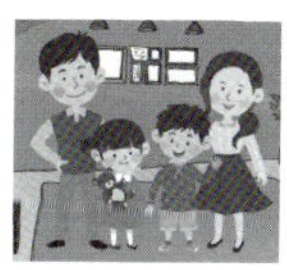
안전한 놀이와 생활
[이야기 나누기]
안전한 놀이방법
여러 가지 교통규칙
나를 지켜요
[신체표현 활동]
「꼭꼭이 미아예방」 노래에 맞추어 신체표현
[게임]
옷에 불이 붙었어요
[동화]
다정한 손길
[동극]
도와줘요 빨래 할머니
[동시]
조심한대요
[새노래 배우기]
꼭꼭이 미아예방
[실외놀이]
인전생활 캠페인
[실내 대체놀이]
응급환자를 옮겨라
☞ 놀이의 주제와 내용은 유아들의 흥미와 요구, 상황에 따라 달라질 수 있습니다.</td></tr>
<tr><th colspan="2">기본생활습관</th><td colspan="5">[질서] 놀이터의 놀이기구를 바르게 사용해요.</td></tr>
<tr><th colspan="2">안전교육</th><td colspan="5">[교통안전] 자동차 옆에서 놀지 않아요.
[생활안전] 길을 잃어버렸어요.</td></tr>
<tr><th colspan="2">나침반 안전교육</th><td colspan="5">[중독예방] 담배 싫다고 말해요.</td></tr>
</table>

▶ 교육활동 사례 1

<table>
<tr><td>주 제</td><td>시설안전교육</td><td>활동명</td><td>안전하게 유치원 생활을 해요.</td></tr>
<tr><td>목 표</td><td colspan="3">• 유치원 내에서의 사고의 위험성에 대해 안다.
• 잘못된 행동을 했을 경우 사고가 발생할 수 있다는 것을 안다.</td></tr>
<tr><td>자 료</td><td colspan="3">멀티미디어</td></tr>
<tr><td>활동내용</td><td colspan="3">[도입]
◇ 활동 1 : 유치원 실내에서 일어날 수 있는 사고유형을 보면서, 무엇이 문제인지 사고의 원인을 예측해 보며 이야기 나누기
1) 상황 1(교실) – 바닥에 있는 놀잇감에 걸려서 넘어지는 장면
2) 상황 2(계단) – 계단을 뛰어내리다가 넘어진 장면
3) 상황 3(복도) – 복도에서 친구과 장난을 치다가 넘어지는 장면
4) 상황 4(화장실) – 화장실에서 뛰어 들어가다가 미끄러지는 장면
[전개]
◇ 활동 2 : 유치원에서의 안전 – 어떻게 해야 할까요?
• 유치원의 각 장소마다 일어날 수 있는 사고유형에 대해 알아보고 바르고 안전하게 행동하는 방법에 대해 알아보기
1) 교실에서의 안전
2) 계단을 오르내릴 때의 안전
3) 복도에서의 안전
4) 화장실에서의 안전
◇ 활동 3 : 실제로 해보아요.
• 유아들을 두 팀으로 나누어 유치원 내 장소(계단, 복도, 화장실)로 이동하여 안전하고 바른 행동을 체험해 보기
[마무리]
◇ 활동 4 : 장소에 따른 안전규칙 정하기
• 유아들을 3~4팀으로 나누어, 장소(교실, 계단, 복도, 화장실)에 따라 지켜야 할 약속에 대해 친구들과 토의해서 정해보고, 각 팀에서 정한 약속들을 친구들 앞에서 발표하는 시간 가지기</td></tr>
</table>

활동사진	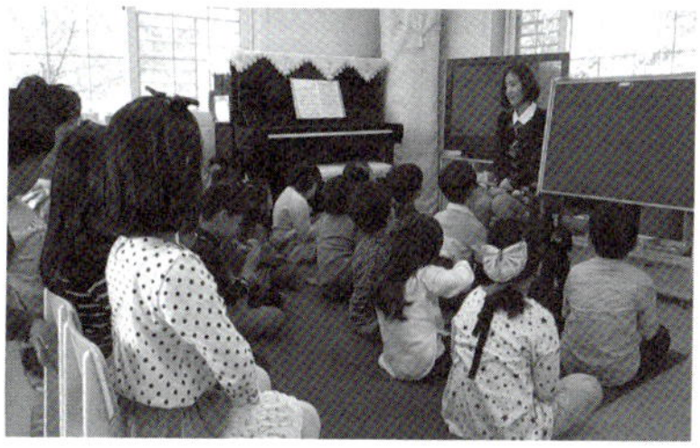 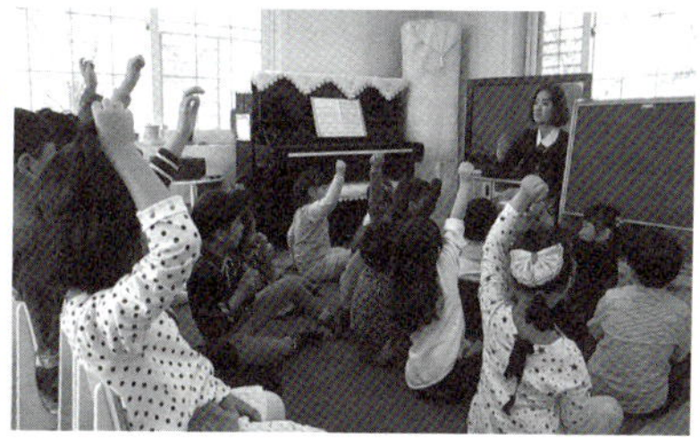
평가	* 입학 후 처음 실시한 안전교육으로 안전하게 유치원에서 생활할 수 있는 방법에 대해 알아보았다. 교실, 복도에서 뛰어다니는 친구들도 있고 계단을 이용할 때 손잡이를 잡지 않는 유아들도 있었는데, 안전하고 올바른 행동에 대해 약속을 해보았다. 안전교육 후 유아들과 생활하면서 오늘의 안전교육 내용을 기억해 실천할 수 있도록 지도해야겠다.

▶ 교육활동 사례 2

주제	식품안전	**활동명**	건강을 위협하는 식품첨가물
목표	• 인체에 유해한 물질이 무엇인지 알아보고 그 해결책을 실천할 수 있다. • 질병을 일으키는 원인을 안다.		
자료	투명컵, 색소 음료수(환타), 광목천, 그림자료(합성착색료, 합성착향료)		
활동내용	1. 유아들이 좋아하는 과자, 아이스크림, 음료수 등의 대해 이야기 나눈다. • 여러분이 좋아하는 음식은 무엇인가요? • 과자, 아이스크림, 음료수 중에 자주 먹는 간식이 있나요? 2. 식품첨가물이 무엇인지에 대해 이야기 나눈다. • 우리가 자주 먹는 과자, 아이스크림, 음료수 등의 음식에는 향을 좋게 해주는 합성착향료, 색을 아름답게 내는 합성착색료라는 식품첨가물이 들어있는데 혹시 알고 있었나요? 3. 실험을 소개한다. • 그래서 지금부터 우리가 자주 먹는 이 음식들로 어떻게 색깔들이 나오는지 실험을 해 보도록 할 거예요. 4. 실험방법을 알아본다. • 투명컵에 색소 음료수를 넣는다. • 음료수 안에 광목천을 담근다. • 담근 광목천의 변화를 관찰한다. 5. 광목천에 물든 색소를 제거하는 방법을 이야기해 보며 실행해 본다. • 물로 제거해 본다. 6. 실행해 본 후 결과를 소개한다.		

활동내용	7. 유아들이 생각해 낸 광목천에 물든 색소를 제거하는 방법들을 우리 몸에도 적용할 수 있는지 생각해 본다. • 색소는 우리 몸에 들어가 어떻게 될까요? • 그럼 우리 몸에 쌓인 색소를 없애려면 어떻게 해야 할까요? • 물을 많이 마시거나 되도록 많이 먹지 않도록 하는 것이 제일 좋을 것 같아요. 8. 활동을 마무리한다.
활동사진	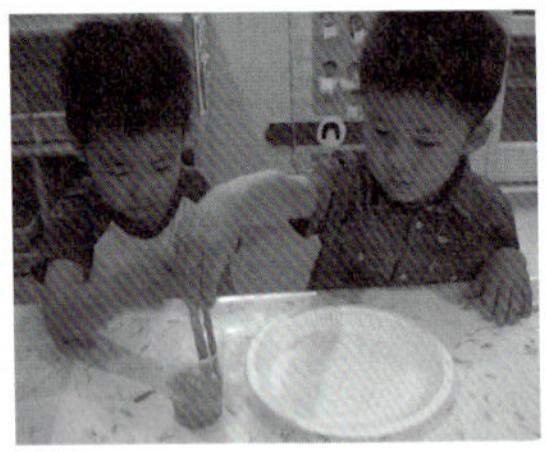 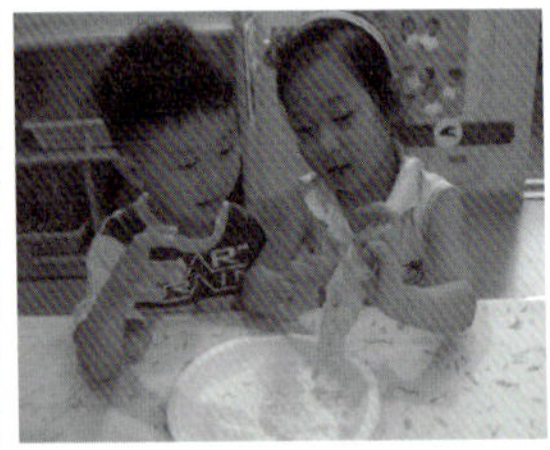 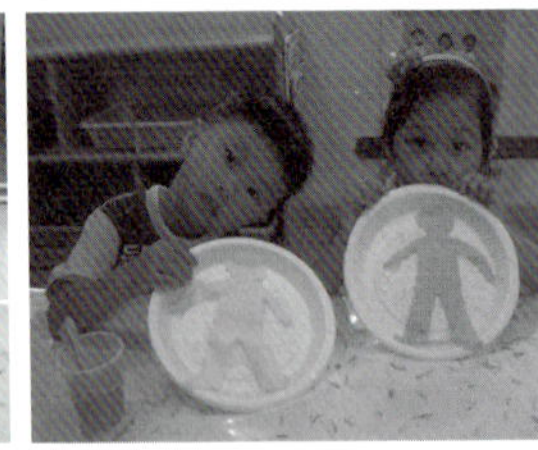
평가	* 흰색 천이 어떤 색이 될지 상상해 보며 실험을 통해 탐구하는 방법을 알고 변화과정을 눈으로 볼 수 있었다. * 식품첨가물이라는 말이 유아들에게 다소 어려운 용어였지만 유아들이 실험을 통해 우리 주변 음식에는 식품첨가물이 들어 있는 음식이 많음을 알고, 그 음식들로부터 우리의 건강을 지켜야 한다는 사실을 알게 되어 우리 몸을 지키기 위한 방법에 관심을 가지게 되었다.

▶ 교육활동 사례 3

주 제	재난대비안전 – 화재	활동명	옷에 불이 붙었어요.
목 표	• 옷에 불이 붙었을 때 안전한 행동요령을 안다. • 옷에 불이 붙었을 때 신속하게 몸을 움직여 끌 수 있다.		
자 료	매트, 부직포 조끼 4장, 불꽃그림, 호루라기, 탬버린, 점수판		
활동내용	1. 유아들이 절대 불을 사용하지 않아야 하는 이유에 대해 알아보면서 이야기 나눈다. • 우리 어린이 중에 혹시 어른들이 안 계신 곳에서 불을 만지거나 사용하는 친구가 있나요? • 불은 왜 우리 어린이들이 사용하지 않아야 할까요? 2. 옷에 불이 붙었을 때 당황해서 뛰거나 몸을 움직이면 안 되는 이유에 대해 알아보면서 이야기 나눈다. • 만약에 불이 내 옷에 붙었을 때는 어떻게 해야 하지요? • 왜 뛰거나 움직이면 안 될까요? 3. 옷에 불이 붙었을 때 안전한 행동요령에 대해 알아보면서 이야기 나눈다. 1) 멈춘다. 2) 얼굴을 감싼다. 3) 엎드린다. 4) 뒹군다.		

활동내용	4. 게임방법을 알아본다. ① 두 팀으로 나누어 앉는다. • 두 사람씩 짝을 지어 가위바위보를 한 후 진 팀과 이긴 팀으로 나눈다. ② 부직포 조끼를 입고 출발선에 선다. • 출발선에 서기 전 교사가 조끼에 불꽃그림(유아 3개)을 붙여준다. ③ 출발신호(호루라기 소리)와 함께 매트로 뛰어가 얼굴을 감싸고 뒹군다. ④ 조끼에 붙어 있는 불 모양 그림을 다 떼어내면 교사가 들고 있는 탬버린을 친다. ⑤ 먼저 탬버린을 친 팀이 점수를 얻는다. • 교사는 소화기 모양의 점수를 점수판에 붙인다. 5. 게임을 한다. 6. 평가 후 마무리한다.
활동사진	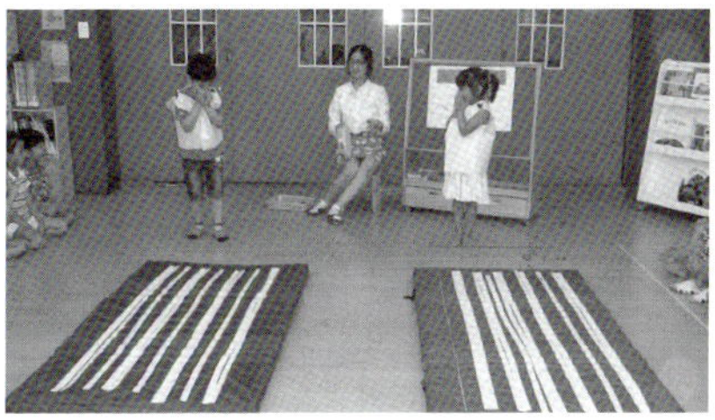 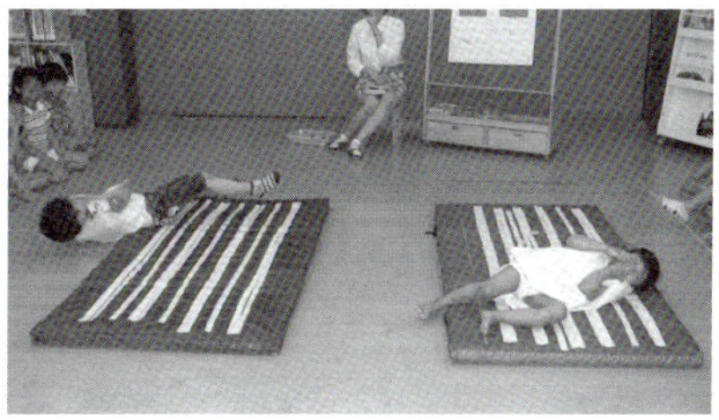
평가	* 아이들이 옷에 불이 붙었을 때의 행동요령을 실제적으로 경험해 봄으로써 행동요령을 익힐 수 있어서 바람직했다. * 게임에 치우쳐 손으로 얼굴을 가리는 것을 잊은 유아들이 많아 행동요령을 반드시 수행해야 점수를 얻을 수 있다는 규칙을 지킬 수 있도록 진행해야겠다.

▶ 교육활동 사례 4

주제	재난대비교육	활동명	번개가 쳐요.
목표	• 번개와 번개의 위험성에 대해 알아보고, 번개가 칠 때 침착하고 신속하게 행동할 수 있다.		
자료	안전교수자료		
활동내용	[도입] ◇ 활동 1 : 번개에 대한 경험 나누기 • 번개가 치는 것을 본 경험과 그때 느꼈던 기분과 생각에 대해 이야기 나누기		

활동내용	[전개] ◇ 활동 2 : 번개에 대해 알아요. • 번개가 무엇인지 알아보고, 번개가 생기는 원리에 대해 알아보면서 이야기 나누기 • 번개는 무엇이라고 했니? (번개는 구름과 땅 사이에 엄청난 전기가 순간적으로 이동하면서 보이는 불꽃을 말함) • 번개는 어떻게 생기는 걸까?/ 번개는 왜 생기는 걸까? (하늘과 땅이 서로 연결되어 있지 않기 때문에 순간적으로 "파팍" 하면서 불꽃이 일어남) ◇ 활동 3 : 번개가 칠 때 안전한 행동요령에 대해 알기 • 번개가 칠 때 실내와 실외에서의 안전한 행동요령에 대해 알아보면서 이야기 나누기 1) 실내에서의 안전 • 번개가 칠 때 집에 있으면 어떻게 해야 할까? (밖에 절대 나가지 말고, 전기가 흐를 수 있는 욕조나 수도꼭지, 싱크대 근처에 가면 안 됨) 2) 실외에서의 안전 • 밖에 있을 때 번개가 친다면 어떻게 해야 할까? (번개가 칠 땐 우산을 쓰지 않아야 하고, 건물 안으로 들어가야 함) [마무리] ◇ 활동 4 : 번개가 칠 때 안전한 행동에 대해 다시 알아보기 • 앞에서 배운 번개가 칠 때 안전한 행동요령을 유아들이 실제로 해보고 느낀 점에 대해 이야기 나누기 1) 번개가 칠 땐 밖에 나가지 않는다. 2) 전기가 흐를 수 있는 욕조, 수도꼭지, 씽크대에는 가까이 가지 않는다. 3) 밖에 있을 때 번개가 치면 우산을 쓰지 않는다. 4) 빨리 큰 건물 안으로 대피한다.
활동사진	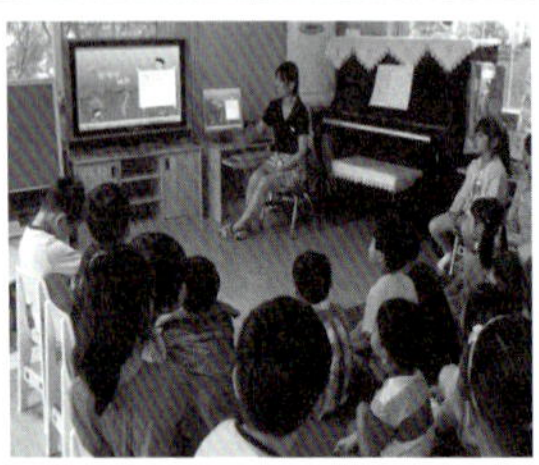 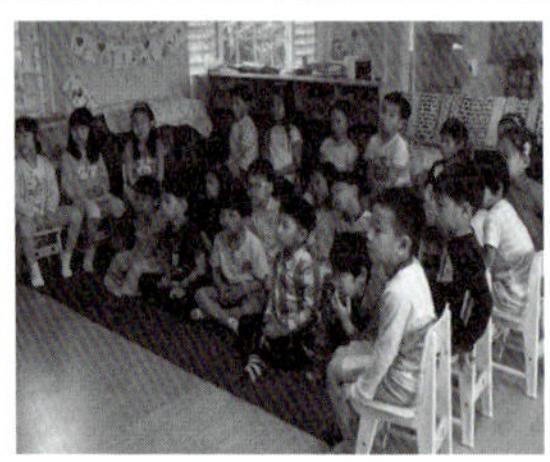 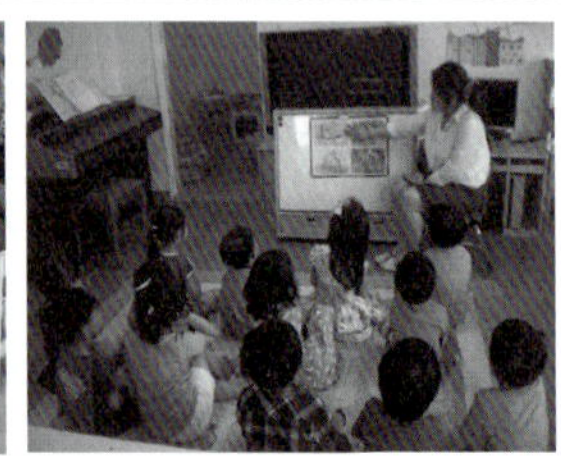
평 가	* 안전교육을 하는 오늘 아침부터 비가 내려 '번개가 쳐요'라는 활동과 잘 연계되었다. 아이들이 번개를 많이 접해보지 못해서 위험성을 몰랐는데 안전교육을 통해 번개에 대해 알고 번개가 쳤을 경우 실내, 실외에 있을 때 안전한 행동요령을 알 수 있었다.

CHAPTER

08

놀이안전

1. 놀이안전교육의 개념

2. 놀이안전교육의 필요성

3. 놀이안전교육의 내용

CHAPTER

08 놀이안전

1 놀이안전교육의 개념

영유아들은 놀면서 배운다. 놀이는 영유아의 생활 그 자체이며 학습의 기본 형식이다. 즉, 영유아는 놀이를 통해 자아에 대한 탐색을 하게 될 뿐만 아니라 주변 사물 및 대상에 대한 수용능력과 성인으로서 적절한 역할을 수행하는 데 필요한 기본적인 학습과 정보를 습득한다. 또한 영유아는 놀이를 통해 건강한 신체발달 및 기본 운동능력, 창의적 표현력과 문제해결력을 증진시키며, 타인과의 상호작용을 통해 다양한 어휘와 의사소통능력을 기른다. 영유아기는 신체적 · 지적 능력은 미숙한 반면, 주변 환경에 대한 호기심이나 탐구심은 매우 강하기 때문에 위험상황에 노출될 가능성이 높은 시기이므로 안전이라는 요소가 반드시 함께 고려되어야 한다(박성옥 외, 2008).

놀이안전교육은 영유아가 놀이기구를 이용할 때 자신의 신체를 조절하여 균형을 유지하는 능력과 안전한 놀이에 필요한 지식 및 위험한 놀이상황을 파악하고, 그것에 대처하는 능력 등을 갖추도록 하는 교육이라고 볼 수 있다. 영유아는 놀이안전교육을 통해 안전한 장소에서 놀이하고 실내 · 외에서 접할 수 있는 여러 가지 시설 · 설비나 놀잇감을 안전하게 사용하는 데 필요한 지식과 태도, 기능을 길러야 한다(구경선 외, 2013).

2 놀이안전교육의 필요성

영유아에게 놀이는 곧 생활이자 삶 그 자체이다. 최근에는 생활수준이 향상되고 자녀교육에 대한 부모들의 관심이 높아지면서 놀잇감과 놀이기구가 영유아의 성장과 발달에 필수적인 것으로 인식되어 그 수요도 크게 증가하고 있다(정아란, 2011). 그러나 동시에 이에 수반되는 안전사고 또한 늘어나고 있으므로 안전에 대한 각별한 주의가 요구된다. 특히 유아기는 놀잇감을 가진 또래와 상호작용하면서 놀이하는 것을 즐기고, 주변의 사물이나 환경에 대한 호기심이 많은 시기이다. 따라서 유아의 놀이안전사고를 최소화하고 안전한 놀이습관을 정착시키기 위해서는 부모나 교사가 영유아기 놀이안전의 중요성을 인식하고, 영유아의 발달 정도에 맞는 안전한 놀이공간을 구성하고, 영유아가 안전한 놀잇감을 선택할 수 있도록 도와주어야 한다.

놀이에 대한 안전을 확보하기 위해서는 무엇보다도 먼저 시설 · 설비를 계획하고 갖출 때 유아 발달의 특징과 안전기준을 고려하도록 하고, 유아가 시설을 안전하게 이용할 수 있도록 지속적인 안전교육을 통해 위험한 상황에 적절히 대처할 수 있는 능력을 기르도록 해야 한다.

무엇보다도 안전사고는 생명을 담보로 하기 때문에 사후대책보다는 사전예방이 최우선이 되어야 하며, 이는 영유아교육기관의 환경을 안전하게 구성하는 것에서 시작된다. 영유아교사는 다양한 안전사고 원인에 대해 알고 영유아의 발달단계에 따른 행동 특성을 이해하여 구체적인 사고예방책을 항상 실천하도록 하며, 영유아에게 안전한 환경을 제공하고 철저한 보호, 지도, 감독을 통해 사고를 사전에 방지하도록 해야 한다(이명희 외, 2013).

3 놀이안전교육의 내용

놀이에서 발생하는 안전사고를 예방하기 위해서 유아교육기관에서는 안전한 환경과 놀잇감을 제공해 주어야 하며, 유아들이 안전하게 놀이할 수 있도록 적절한 지식, 기술, 태도를 길러주어야 한다. 구체적으로 안전한 놀잇감 선택 및 올바른 사용, 놀이규칙 준수, 비상시 대처법에 대한 인식 및 실천력, 놀이위험 예측 및 방법 등이 내용에 포함된다. 이러한 교육내용은 가능한 한 실제와 유사한 상황에서 경험중심으로 접근하는 것이 좋다(김영실 · 윤진주 · 김정주, 2013).

놀이안전교육 활동 시 교사가 유의해야 할 점을 구체적으로 살펴보면 다음과 같다(이화영, 2008; 조희연 외, 2013).

첫째, 놀이안전교육 활동의 목표, 내용, 활동방법 등을 숙지하고 이에 적합한 교수자료를 준비하도록 하며, 활동하기 전에 놀이환경이 안전한지 점검한다. 또한 활동 후 반성적 사고에 의한 평가를 통해 다음 활동 시 반영하도록 한다.

둘째, 유아의 발달수준에 맞는 활동을 계획하고, 각 활동마다 간단하고 적은 양을 제시하여 지도함으로써 유아들이 놀이안전 개념을 습득할 수 있도록 한다.

셋째, 안전교육 활동시간은 유아의 발달수준을 고려하여 진행하도록 한다. 지나치게 긴 시간 동안 활동을 진행할 경우 유아들의 집중력이 떨어지게 되므로 주의한다.

넷째, 놀이안전 개념을 유아에게 전달할 때는 긍정적인 측면을 강조하여 유아의 자율적 학습을 촉진하도록 돕는다. 예를 들어, '~을 하지 마라' 하고 지시하기보다는 '~을 안전하게 이용하는 방법' 등에 대해 이야기 나눈다.

다섯째, 놀이안전교육은 시행착오를 통해 습득될 수 있는 영역이 아니므로 유아가 '해야 할 것'과 '하지 말아야 할 것', '좋은 것'과 '나쁜 것' 간에 혼란을 가져오지 않도록 명확하고 일관적인 내용을 적용한다.

여섯째, 교사는 실물자료, 현장견학, 시청각 자료, 사진이나 상황그림, 인형 등의 다양한 교수매체를 활용한다. 필요하다면 교사가 올바른 시범을 보이고 유아들이 반복할 기회를 주면서 경험할 수 있도록 한다.

일곱째, 교사는 유아의 사전경험을 이끌어 내고 문제해결, 타인의 감정 이해, 타인과의 관계와 관련된 질문을 자주 사용하여 놀이안전 지식이 내면화될 수 있도록 돕는다. '안전한 방법은 무엇일까?', '네가 모래를 던져서 친구의 눈에 들어갔을 때 친구는 어떤 느낌과 기분이었을까?', '만약 안전하지 않은 행동을 하면 어떤 일이 일어날까?' 등을 예로 들 수 있다.

여덟째, 교사는 일상생활에서 유아들의 놀이 관찰을 통해 필요시 개별 또는 그룹으로 지도하도록 하며, 또래들끼리 놀이 등 일상생활을 통해서 안전지식을 습득할 수 있도록 분위기를 조성한다.

아홉째, 교육의 효과를 높이기 위해서는 유아가 목표를 성취하면 긍정적인 강화와 격려를 통해 유아의 안전행동습관이 일상생활에 정착될 수 있도록 한다.

열째, 안전교육 활동은 한 번 진행하는 것으로 끝나는 것이 아니라 여러 가지 확장활동을 통해 반복할 수 있도록 한다. 그러나 제시된 활동을 변형해서 운영하는 과정에서 오히려 유아를 위험한 상황에 빠트리지 않도록 주의한다. 예를 들어, 포크로 떡을 찍어서 빨리 먹고 들어오는 게임, 사탕 먹고 돌아오기 게임 등은 유아가 음식물을 먹다가 질식하거나 뛰어오는 과정에서 넘어져 포크에 찔리는 사고를 당할 수 있으므로 활동방법에 대한 세심한 주의를 요한다.

1) 실외놀이 안전교육

실외놀이는 유아들이 실내에서 갖게 되는 경험과는 다른 종류의 경험을 제공하므로 유아기에 반드시 필요한 활동이다. 유아의 놀이에 대한 연구에 의하면, 유아들은 실내에서보다 실외에서 노는 것을 더 선호하며, 실외환경은 공간적으로 실내와는 다른 특성을 지니기 때문에 유아에게 독특한 놀이경험을 제공한다고 한다. 또한 실외환경은 넓고 융통성이 있으며 비구조적이므로 유아들의 창의적이고 상호 협동적인 놀이를 촉진시키며(Davies, 1996; Shin & Frost, 1995), 잘 설계되고 우수한 실외놀이터는 유아들의 신체운동능력을 통해 기초체력을 향상시키는 것은 물론 놀이과정에서 신체적인 용감성, 문제해결능력, 또래들 간의 사회적인 상호작용능력을 증진시켜 준다. 이런 측면에서 최근 어린이집 평가인증지표나 유치원 평가지표는 일과 중 충분한 실외놀이시간의 확보뿐만 아니라 실외 놀이터의 시설 · 설비 구비에도 비중을 두고 있으며(교육과학기술부, 2012; 보건복지부, 2012, 구경선 외, 2013 재인용), 누리과정에서는 1일 1시간 이상의 바깥놀이시간을 확보하여 운영하도록 권장하고 있다.

실외 놀이공간에서 일어나는 유아 안전사고의 대부분은 유아의 연령, 신체크기, 능력을 제대로 고려하지 않은 부적절한 시설 · 설비, 시설유지를 위한 안전점검의 미비 및 성인들의 안전에 대한 지도 부족으로 일어나게 된다(Frost, 1992). 실외 놀이터는 영유아들에게 가장 편안한 놀이공간임에도 불구하고 각종 안전사고가 빈번하게 발생하는 곳이다. 따라서 주변 환경의 위험에 대한 인지능력이나 대처기술, 신체균형 유지능력, 운동기능이 아직 부족한 영유아들을 위한 안전한 놀이환경을 마련하고 지속적이고 철저한 적절한 관리가 필요하다.

놀이시설의 안전점검자는 대부분 교사이므로 영유아교육기관에서는 놀이안전과 관련하여 교사 재교육을 실시하도록 하며, 교사를 대상으로 하는 실외 놀이시설 안전점검과 관련된 훈련 프로그램을 개발 · 적용할 필요가 있다. 또한 영유아 및 교사가 안전사고의 위험에 미리 대처할 수 있도록 실외 놀이시설 사용 시 처할 수 있는 위험에 대한 경고 및 주의 표시 등과 같은 안전표시의 제공을 의무화하도록 하여야 한다.

실외 놀이터는 영유아가 가장 좋아하는 곳인 동시에 사고의 위험도 가장 높은 곳이므로 영유아의 발달수준에 맞는 안전한 놀이기구를 설치하여야 한다. 또한 매일 점검하고 지속적인 관리를 통해 위험요인이 발견되는 즉시 수리하고 보완하여야 한다. 어린이집 안전점검 월별 체크리스트는 다음 〈표 8-1〉과 같다(보건복지부, 2013).

〈표 8-1〉 어린이집 안전점검 월별 체크리스트(실외 시설설비)

구 분	점검항목	점검결과	조치사항
		월	
실외환경	• 어린이집 주변에 감전위험은 없는가? • 위험한 적치물, 축대 붕괴, 맨홀 등에 대한 위험은 없는가?		
실외 놀이기구 및 공간	• 모든 놀이기구가 바닥에 안전하게 고정되어 있는가? • 놀이시설물의 상태(틈새나 간격)가 영유아의 몸에 끼이지 않는 넓이인가? • 기초대, 지지대 등 매설부분이 노출되지 않았는가? • 모든 놀이기구 아래와 주위(안전지대)의 충격흡수재 성능은 양호한가? • 보수가 필요한 놀잇감 및 놀이기구가 방치되어 있는가? • 놀이기구의 높이가 영유아에게 적합한가? • 품질경영 및 공산품 안전관리법에 의한 안전검사를 필한 제품인가?		
비상대피 시설관리	• 비상계단 및 미끄럼대 등이 화재 등 유사시 사용이 가능한가? • 피난유도등, 유도표지 등이 잘 갖추어져 있고 정상 작동하는가? • 건물 내 대피경로에 장애가 되는 요소는 없는가?		

출처 : 보건복지부(2013).

가정과 유아교육기관에서는 안전한 놀이환경과 놀잇감을 제공하여 놀이로 인한 안전사고를 예방하여야 하고, 아울러 유아들이 안전하게 놀이를 할 수 있도록 적절한 지식, 방법 및 기술을 기르고 놀이과정에서 안전수칙을 지킬 수 있도록 하여야 한다.

안전한 놀이공간을 만들기 위해 지켜야 할 놀이기구의 안전수칙은 다음과 같다(구경선 외, 2013).

(1) 그네

그네는 유아들의 손과 어깨, 팔의 근육을 발달시키고, 신체평형감각과 리듬감각을 길러주며 전신운동을 도와준다. 그러나 그네를 안전하게 타기 위해서는 안전 규격을 통과한 제품을 선택하여 안전하게 설치하여야 한다(이기숙 · 장영희 · 정미라 · 윤선화, 2011). 그네에서 떨어지거나 뛰어내리다가 다치거나 움직이는 그네에 부딪혀서 사고를 당하는 경우가 많으므로 그넷줄이 단단히 매여있는지, 꼬여있지 않은지, 그네 좌석이 훼손되어 있지 않은지, 그네를 타고 내리는 바닥에 모래가 충분히 덮여있는지 점검한다.

그네 놀이기구에서 지켜야 할 안전수칙은 다음과 같다(한국소비자보호원, 2005).

① 줄을 서서 기다렸다가 순서대로 바꾸어 탄다.
② 한 사람씩 탄다.
③ 그네가 완전히 정지한 상태에서 타고 내린다.
④ 그네의 한가운데에 앉아서 탄다.
⑤ 손잡이를 양손으로 꼭 잡는다.
⑥ 서서 타거나 무릎으로 혹은 엎드려 타지 않는다.
⑦ 사람이 타지 않는 그네를 흔들거나 줄을 꼬지 않는다.
⑧ 움직이는 그네와 떨어져서 안전선 밖으로 다닌다.
⑨ 그네 근처에서 다른 놀이를 하지 않는다.

(2) 미끄럼틀

미끄럼틀에서의 대부분의 사고는 추락사고가 가장 많으므로 교육활동 계획 시 안전하게 미끄럼틀을 이용하는 방법 등을 숙지하도록 하고, 스테인리스 미끄럼틀인 경우 온도를 확인하여 화상을 입지 않도록 주의하며, 미끄럼틀 아래에 흙이 15 ㎝ 이상 쌓여있어 충격을 흡수할 수 있는지 살펴본다.

영유아가 미끄럼틀을 탈 때의 안전수칙은 다음과 같다(한국소비자보호원, 2005).

① 미끄럼틀에 올라갈 때는 손잡이를 잡고 한 계단씩 올라간다.
② 앞사람이 올라간 다음 올라간다.
③ 미끄럼판을 거꾸로 올라가지 않고 꼭 계단을 이용해서 올라간다.
④ 차례를 기다린다.
⑤ 한 사람씩 앉아서 내려온다.
⑥ 내려오기 전에 앞에 사람이 없는지 확인한다.
⑦ 엎드려 타거나 서서 타지 않는다.
⑧ 다른 사람을 밀거나 당기지 않는다.
⑨ 내려온 뒤에는 사람과 부딪히지 않도록 빨리 비켜준다.

(3) 시소

시소는 매우 많이 설치되어 있고 유아들이 좋아하는 놀이시설이다. 시소를 통해 유아들은 무게 균형 유지와 평형감각을 경험하게 된다. 시소를 이용하는 경우 부딪히거나 찍히는 경우가 있으며, 대부분의 사고는 시소에서 떨어지는 경우에 발생한다. 이 밖에 손상된 목재시소의 가시에 찔리는 경우도 있다(한국소비자보호원, 2005). 놀이시설물이 설치된 곳에 충격흡수 처리가 잘되어 있는지, 모서리는 안전한지, 조임쇠가 단단히 고정되어 있는지 등을 살펴보도록 한다.

영유아가 시소를 이용할 때의 안전수칙은 다음과 같다(한국소비자보호원, 2005).

① 서로 마주 보고 앉는다(서로 등을 대고 앉지 않는다).
② 시소 위에 서있거나 뛰지 않는다.
③ 두 손으로 손잡이를 꼭 잡는다.
④ 내릴 때 상대방에게 미리 알리고 조심히 내린다.
⑤ 내릴 때 시소 밑에 발을 두지 않는다.

(4) 회전 놀이기구

회전 놀이기구는 놀이시설이 작동할 때 유아들이 올라타거나 내리기도 하므로 이러한 과정에서 안전사고가 많이 발생한다. 안전사고는 대부분 손잡이를 놓쳐서 회전대에서 떨어지거나, 회전대를 밀다가 넘어지거나 바닥에 떨어지는 경우, 회전대를 밀던 어린이가 회전대에 부딪히는 경우로 안전하게 놀이기구를 이용할 수 있도록 사전에 철저한 지도와 생활습관의 형성이 필요하다.

영유아가 회전 놀이기구를 탈 때의 안전수칙은 다음과 같다(한국소비자보호원, 2005).

① 회전하는 도중에 뛰어내리거나 뛰어오르지 않는다.
② 회전 중에 친구와 장난(예 밀기)하지 않는다.
③ 회전대를 갑자기 고속으로 회전하지 않는다.
④ 회전 중에 회전대를 멈추게 하려고 붙잡지 않는다.
⑤ 회전대를 발로 돌리지 않는다(발이 끼일 위험).
⑥ 회전대 밑으로 들어가지 않는다.

(5) 오르기 놀이기구

오르기 놀이기구는 유아들의 팔과 다리 근육을 길러줄 뿐만 아니라 평형감각을 길러준다. 오르기 기구들은 놀이터 손상원인의 1/3에 해당한다. 바닥은 추락으로 인한 손상을 감소시키기 위해 충격흡수 바닥이 필요하다. 날카로운 가장자리와 손가락, 손발, 머리가 끼일 수 있는 구멍은 위험하므로 감독이 필요하다. 모든 기구들은 콘크리트로 견고하게 붙여야 하고, 보호 가능한 바닥을 깔아야 한다(구경선 외, 2013).

영유아가 오르기 기구를 탈 때의 안전수칙은 다음과 같다(한국소비자보호원,

2005).

① 가로대를 양손으로 잡고 올라간다.

② 다른 사람이 내려오는 방향으로 올라가지 않는다.

③ 위에 있는 사람의 발을 잡거나 흔드는 장난을 치지 않는다.

④ 내려올 때는 아래를 잘 살핀다.

⑤ 젖어있는 오르기 기구에서는 놀지 않는다.

2) 실내놀이 안전교육

(1) 놀잇감 안전

영유아들에게 놀이는 삶 자체이자 생활의 표현방식이다. 그러므로 영유아교육기관에서는 놀이사고의 원인을 알고 그에 따른 안전대책을 철저히 세워야 한다. 놀잇감이나 놀이기구에 의한 안전사고는 제품의 문제나 관리소홀에 의한 사고가 많다. 놀잇감은 안전을 고려하지 않고 조잡하게 조작된 것, 유해물질이 함유된 것으로 인해 안전사고가 발생하기도 하지만 더욱 큰 문제는 놀잇감 사용상의 부주의이다. 놀잇감과 관련된 사고의 대부분인 89.2%가 사용상 부주의에 의한 것으로 나타났다. 또 보육시설에서 발생하는 사고 중 가구에 부딪히는 사고와 놀이기구에 의한 사고가 각각 28.6%로 가장 높게 나타났다(한국소비자보호원, 2003, 조희연 외, 2013 재인용). 따라서 교사는 놀잇감을 매일 점검하여 위험요소가 없는지 수시로 살펴보고 파손된 곳이 있을 경우 즉시 수리 · 보완해야 한다. 또한 놀잇감을 정기적으로 세척하고 소독하여 청결을 유지하도록 하여야 한다.

놀잇감 구입 및 관리요령을 살펴보면 다음과 같다(소비자보호원, 2007).

첫째, 놀잇감 구입 시 주의 사항은 다음과 같다.

① 제품 포장의 품질표시와 안전표시를 꼼꼼히 살펴야 한다. KS마크는 공산품의 품질을 정부가 정한 표준규격으로 평가하여 일정 수준에 이른 제품에 표

시하는 최소한이 규격기준이다. 검마크는 제품에 하자가 발생하였을 때 인명이나 재산상의 피해가 우려되는 공산품의 안전도를 해당 검사기관이 평가하여 인정해 주는 검사필증이다.

② 작은 부품이 있는지 확인하고 작은 부품의 탈락 가능성에 대해 생각해 본다. 타 선진국에서는 영유아의 질식사고를 예방하기 위해 3세 이하의 놀잇감에는 직경 3.2㎝, 길이 5.6㎝ 이하의 부속품은 쓸 수 없다고 규정하고 있다. 그러나 현재 우리나라에는 그런 규제가 없으므로 놀잇감을 구입할 때 작은 부속품은 없는지, 그 밖의 부착물이 견고하게 고정되어 있는지 살펴보아야 한다.

③ 연령에 맞는 놀잇감을 골라준다.

④ 날카로운 부분이 있는지, 플라스틱 재질 등이 얇아서 쉽게 부서질 우려는 없는지 살펴보아야 한다.

⑤ 손가락 등이 끼일 수 있는 틈이 없는지 확인한다.

⑥ 영아의 놀잇감을 구입할 때는 독성이 없는 것을 선택해야 한다(프탈레이트 가소제, 중금속 함유 여부 등 체크).

⑦ 현재 리콜이 실시되고 있는 제품인지 확인해야 한다.

⑧ 착색을 확인해야 한다. 착색료가 들어간 제품은 젖은 천으로 가볍게 문질러 묻어나거나 도색이 벗겨지는지 확인한다.

둘째, 놀잇감 관리요령은 다음과 같다.

① 놀잇감이 파손되어 날카로운 부분이 있는지, 작은 부품이 떨어져 있는지 주기적으로 확인하여 안전하지 못한 것은 폐기해야 한다.

② 놀잇감의 주기적인 세척, 파손 여부를 잘 관찰해야 한다.

③ 아이보다 나이가 많은 형제자매의 놀잇감을 가지고 놀지 못하도록 관리해야 한다(37개월 이상 아이의 놀잇감에는 작은 부품 등이 포함될 수 있으므로 36개월 이하의 아이가 작은 부품을 삼킬 위험이 있으니 주의할 것).

④ 3세 미만의 유아가 놀잇감을 가지고 놀 때는 놀이과정을 지켜보아야 한다.

⑤ 어린이가 놀잇감을 가지고 논 후에는 안전한 장소에 보관하도록 가르치고, 어린 동생이 작은 부품을 삼킬 수 있음을 알려준다.

⑥ 리본이나 끈으로 되어 있는 부분은 질식위험이 있으므로 잘라버린다.

교사는 연간안전점검계획을 수립하여 영유아가 안전한 생활을 할 수 있도록 한다.

〈표 8-2〉 영유아 교사를 위한 안내

안전점검 계획 수립	• 안전점검 연간 계획 수립 : 매일, 매월, 분기별, 연간 지정
안전점검 조직 구성	• 업무분담과 책임이행에 대한 안전점검 조직 명문화 • 안전사고 발생에 대비하여 비상대응계획(비상시 업무분담, 응급처리 절차 과정, 비상연락망 등) 수립 • 외부인 출입 통제 · 통제 관리 철저
안전점검의 시행	• 유아들 특성을 고려하여 실시 • 자체적으로 정기 또는 수시 안전점검 실시 • 실내 환경과 시설 · 설비 및 비품 · 교구에 대해서는 매일 점검하고 기록 · 관리 • 위험한 곳에 대해서는 수시 확인 • 안전점검 결과 기록 및 사후관리
사후관리	• 안전점검 실시 후 개선된 사항은 즉시 수정 기록 • 안전점검은 특히 유치원 리모델링 전에 반드시 실시하여 리모델링 후에 발생될 수 있는 사고를 예방 • 연말에는 실시된 안전점검 사항을 정리하여 유치원 내 자체평가를 실시하여 향후 시설 개보수 및 안전점검 계획에 개선사항을 반영

3) 물놀이 안전교육

(1) 물놀이 안전수칙

여름철에 일어나는 대부분의 물놀이 사고는 기본적인 안전수칙을 지키지 않아서 발생한다. 인지능력 및 환경적응력이 떨어지는 어린이는 순간적으로 안전사고가 발생할 수 있다는 점을 명심하고, 어른들의 부주의 및 관심 소홀로 인한 사고가 발생하지 않도록 주의하여야 한다.

영유아의 물놀이 안전수칙은 다음과 같다(소방방재청, 2006).

① 영유아는 반드시 보호자와 함께 물에 들어가도록 한다. 성인이 여러 명일 경우에는 영유아에 대한 보호책임을 명확히 나누도록 한다.

② 적절한 깊이의 물에서 놀이를 하도록 한다. 영유아는 영유아의 엉덩이 아래 깊이의 물에서 빠질 수 있으므로 주의한다.

③ 배를 탈 경우에는 공인받은 구명조끼를 입힌다. 이때 구명조끼는 영유아의 머리에 걸려서 물 밖으로 떨어지지 않을 정도로 꼭 맞아야 한다.

④ 계곡이나 바닷가에서는 쉽게 벗겨지지 않는 신발을 신어 발을 보호한다.

⑤ 튜브에 형제나 친구 등 아이들끼리 남겨두지 않는다. 아이들만 남는 경우 장난을 치다 사고를 당하는 일이 많다.

⑥ 얕은 곳이라 해도 뛰어들거나 다이빙하는 것을 허락하면 안 된다. 바닥에 몸을 부딪히는 경우 깊은 곳으로 빠져들 수 있다.

⑦ 물가나 물속에서 달리거나 거친 놀이를 하지 못하게 한다. 미끄러져 물에 빠지거나 물속에서 넘어지면 당황하게 되어 호흡곤란 등을 일으킬 수 있다.

⑧ 수영을 잘하는 유아라 해도 감독을 소홀히 하지 않는다. 수영에 자신이 있다고 생각할수록 사고의 위험이 높다. 또 깊이를 얕보거나 친구들과 내기를 하다가 사고를 당하기 쉬우므로 이를 막아야 한다.

⑨ 영유아들에게 물에 빠진 것과 같은 장난을 하지 못하게 한다. 실제 응급상황이 발생했을 경우 이를 장난으로 여길 수 있다.

⑩ 물가에 유리 등 날카로운 물질이 없는지 살펴보고 상처를 입었을 때는 신속히 물에서 빠져 나오도록 지도한다.

⑪ 4세 이하의 어린이는 간이 풀장이나 수족관, 욕조 등에서도 사고를 당할 수 있다. 주변에 위험요인이 없는지 주의 깊게 살펴봐야 한다.

⑫ 댐이나 저수지 등 통제된 통로 주변에는 절대 가까이 가지 못하게 한다.

⑬ 시골이나 농장 등에도 물웅덩이가 있을 수 있으므로 영유아가 혼자서 돌아다니지 않도록 보호한다.

▶ 교육활동 사례

주 제	놀이안전	활동명	안전한 놀이동산
목 표	• 실외 놀이기구의 안전한 사용법을 안다. • 실외 놀이터에서 지켜야 할 약속을 안다.		
활동형태/유형	대집단 활동/ 동극		
준비물	동화자료 7장, 동극용 조각그림 9개, 동극 머리띠, 그 외 동극소품		
활동내용	[도입] ① 놀이터에서 지켜야 할 약속이 무엇이 있는지 생각해 본다. • 놀이터에서 안전하게 놀이하기 위해 지켜야 할 약속은 무엇이 있을까? • 만약 안전하게 놀이하지 않는다면 어떻게 될까? [전개] ② 동화를 듣는다. • '안전하게 놀이동산'이라는 놀이터가 나오는데 어떤 일이 일어났을까? • 놀이동산에서 어떻게 놀이를 했을까? ③ 동화 내용을 회상한다. • 동화에는 어떤 동물들이 등장했니? • 어떤 놀이동산들이 나왔니? • 너희라면 어디에서 어떻게 놀이하겠니?		

<table>
<tr><td>활
동
내
용</td><td>④ 다치지 않고 안전하고 재미있게 놀 수 있는 방법에 대해 이야기 나눈다.
⑤ 동극에 필요한 소품을 소개한다.
⑥ 동극을 하기 위한 무대와 관람석을 정한다.
⑦ 배역을 정하고 동극을 해본다.
• 교실 내 소품으로 놀이기구를 구성한 뒤 동극용 머리띠를 사용하여 동극을 한다.

[마무리]
⑧ 동극이 끝나면 놀이기구를 사용하여 놀이할 때 지켜야 할 안전수칙에 대해 이야기 나누며 마무리한다.</td></tr>
<tr><td>활동사진</td><td>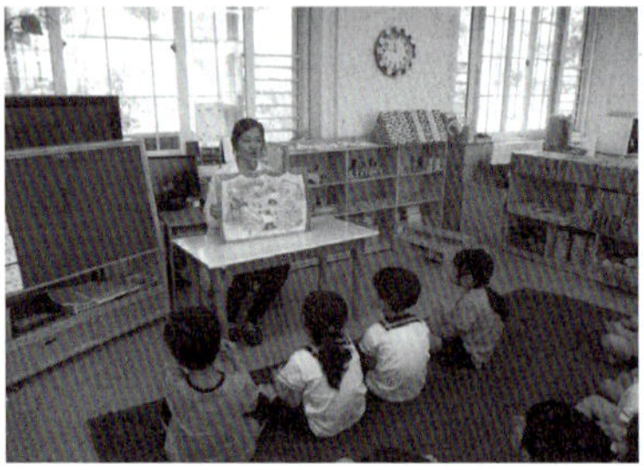 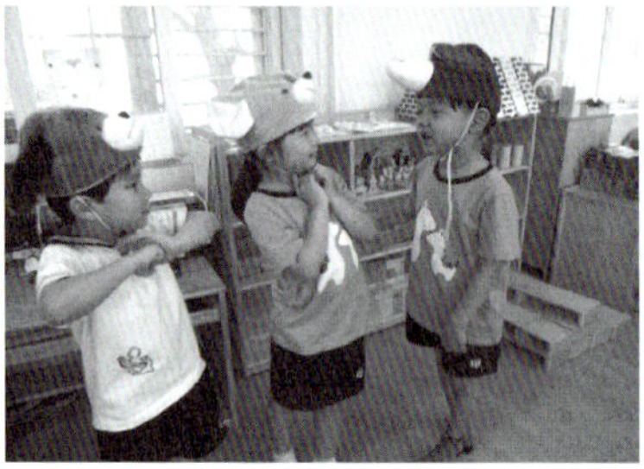</td></tr>
</table>

CHAPTER

09

교통안전

1. 교통안전교육의 개념 및 필요성

2. 교통안전교육 내용

3. 교통안전교육 계획 및 교육방법

CHAPTER

09 교통안전

1 교통안전교육의 개념 및 필요성

교통이란 자동차, 비행기, 기차, 배 등의 탈것을 이용하여 사람이나 짐이 한곳에서 다른 곳으로 오가는 것을 말한다. 영유아의 교통사고는 우리가 주의하고 있는 상태에서도 순식간에 일어날 수 있으므로 다양한 탈것에 대한 안전지도가 반드시 이루어져야 한다.

교통사고의 원인은 매우 다양하나 그중에서도 안전요인이 가장 크다. 특히 영유아는 발달 특성 중 상황 판단 및 신체조절능력의 미숙과 호기심 등으로 인해 성인에 비해 위험에 쉽게 노출되므로 자신의 신체를 보호하기 어렵다. 그러므로 영유아들은 영유아교육기관에 다니게 되면서 새로운 생활에 적응하고 안전한 생활을 하기 위해 꼭 필요한 지식과 기술들을 배우고 익혀야 한다. 영유아 교통사고는 단순히 사고의 차원을 떠나 생명과 직결된다. 영유아기는 다른 연령층에 비해 교육효과가 크므로 어릴 때부터 교통안전을 위한 지식, 기술, 태도를 습득할 필요가 있다. 이러한 교통안전교육은 영유아가 교통사고의 피해자가 되지 않도록 하는 것에서 그치지 않고 성인이 되었을 때 교통안전의 사회적 책임을 다하는 운전자의 기초를 형성해 주므로 반드시 필요하다. 현재 우리나라 영유아 대상 교통안전교육은 아동복지법 제31조 제1항에 의거해서 실시하고 있으며, 그 구체적인 내용과 규정은 다음과 같다.

〈표 9-1〉 교통안전교육 기준

실시주기	내 용
2개월에 1회 이상 (연간 10시간 이상)	1. 차도, 보도 및 신호등의 의미 알기 2. 안전한 도로 횡단법 3. 안전한 통학버스 이용법 4. 날씨와 보행안전 5. 어른과 손잡고 걷기

영유아는 안전사고 상황에 대한 인식 및 대처능력이 부족할 뿐만 아니라 자기조절능력이 부족하여 안전사고 위험에 노출되어 있는 시기이다. 어릴 때부터 올바른 교통행동을 습관화하면 사고예방과 생명 및 사회질서를 존중하는 인성을 형성하게 된다. 영유아를 위한 교통안전교육은 모든 위험이나 사고를 사전에 예방하여 영유아 스스로 자신의 몸을 지키고 안전한 생활을 유지할 수 있는 바른 생활습관과 태도를 길러주는 교육이 되어야 하며, 장래의 바람직한 교통사회인을 육성한다는 측면에서 체계적으로 이루어져야 한다.

영유아 교통사고는 대부분 영유아의 다음과 같은 영유아 교통행동 특성과 관련이 깊은데, 발달에 따른 영유아 교통행동 특성을 요약하면 다음 〈표 9-2〉와 같다.

〈표 9-2〉 영유아 교통행동 특성

구 분	발달 특성	교통행동
자기중심성	영유아는 자기의 관점과 남의 관점을 구별하지 못한다. 자기 입장에서만 사물을 보기 때문에 다른 사람이나 운전자가 어떻게 생각할 것인가를 상상하기 어렵다.	길을 건너갈 때 손을 들고 건너도록 가르치면 언제든지 손만 들면 차가 서줄 것으로 생각하며, 신호가 바뀌려고 깜빡이고 있는데도 앞사람만 보고 그대로 건너가려 한다.

구 분	발달 특성	교통행동
직관적 사고	자신의 감정을 억제하거나 참아내는 능력이 약하다. 기분이나 감정이 변하는 대로 행동하는 충동성이 강하게 나타난다.	부모에게 꾸중을 듣거나 하던 일을 제지당하면 곧 침울해지고 지면을 보고 걷거나 자동차의 접근을 알아채지 못하는 경우가 있다.
모방성	다른 사람을 흉내 내어 그처럼 되고자 하는 충동이 매우 강하다. 어른에 대해 모방의 경향이 강하다. 흔히 어른이 하는 말이나 동작을 그대로 따라한다. 그 행동이 위험한지 아닌지도 모르면서 어른의 행동을 곧잘 따라한다.	어른들이 횡단보도가 아닌 곳을 무단횡단하면 이를 그대로 따라서 행동하기도 하며, 옆에 어른이 있으면 어른들의 횡단물결에 휩싸여 신호도 보지 않고 횡단보도를 건너가기도 한다.
희귀성 본능	유아는 신기하게 생겼거나 구석진 곳을 좋아하며 빈 상자 속에 들어가거나 보이지 않는 곳에 숨기를 좋아한다.	서있는 차의 옆이나 뒤에서 놀면서 차 밑 부분을 들여다보거나 들어가 노는 경향이 있어 후진이나 출발할 때에 교통사고가 많이 발생한다.

2 교통안전교육 내용

1) 교통안전교육의 목표

영유아 교통안전교육의 목표는 안전을 위협하는 교통상황에서 안전한 생활습관을 익혀 영유아가 스스로 안전한 생활을 실천할 수 있도록 하는 데 있다. 안전한 통원과 횡단, 교통수단 이용하기 등과 관련하여 영유아가 교통규칙을 알고 지켜 교통수단을 안전하게 이용하는 방법을 실천하도록 하며, 보행자로서 가져야 할 기본적인 지식을 익히고 안전한 태도와 행동을 습관화할 수 있도록 해야 한다. 교통안전교육의 목표 및 영역은 다음 〈표 9-3〉, 〈표 9-4〉와 같다(도로교통공단, 2013).

〈표 9-3〉 교통안전교육의 목표

지식	교통상황에 대한 이해	기본적인 교통규칙과 교통상황의 특징, 잠재적 위험에 대해 인지한다.
기능	안전능력의 배양	교통상황 정보를 적절히 인지하고 처리할 수 있는 능력과 그에 따른 운동능력을 기른다.
태도	자기통제력 익히기	기본적인 지식과 기술을 바탕으로 안전하게 행동할 수 있는 태도를 기르며, 습관화하여 몸에 배게 한다.

출처 : 도로교통공단(2013).

〈표 9-4〉 교통안전교육의 영역

목표영역	일반 목표	구체적 목표
1. 안전한 보행	도로에서 안전하게 걷는 태도와 습관을 갖는다.	• 안전한 길로 안전하게 유치원을 오갈 수 있도록 한다. • 도로에서 안전하고 바르게 걷도록 한다.
2. 도로횡단	도로를 안전하게 건너는 태도와 능력을 기른다.	• 도로 횡단 시 '우선 멈춤'과 '안전 확인'의 습관을 기른다. • 가장 안전한 횡단장소에 대해 알고 횡단장소로 건널 수 있도록 한다. • 신호에 따라 안전하게 횡단할 수 있도록 한다. • 위험한 횡단장소에 대해 알고 주의하여 횡단하는 습관을 기른다.
3. 교통수단 이용	교통수단의 종류를 이해하고 안전하게 이용할 수 있는 능력을 기른다.	• 기본적인 교통수단의 종류와 특성에 대해 알게 한다. • 버스, 전철 등 교통수단을 안전하게 기다리기, 내리고 타기 등에 대해 알고 안전하게 이용할 수 있도록 한다.
4. 교통상황	일상생활에서 흔히 나타나는 교통의 잠재적 위험에 대해 대처할 수 있는 태도와 능력을 기른다.	• 비 오는 날에 교통의 위험을 알고 도로에서 안전하게 행동하도록 한다. • 도로에서 노는 것의 위험에 대해 알고 도로에서 놀지 않는 습관을 갖도록 한다. • 겨울철에 교통의 위험을 알고 안전하게 행동하도록 한다.

목표영역	일반 목표	구체적 목표
5. 교통질서와 안전	교통질서 및 교통안전의 기초개념에 대해 이해하고 협조하는 태도를 갖는다.	• 기본적인 교통안전 표지 및 법규 등에 대해 알고 그에 따라 행동하게 한다. • 교통안전을 위해 애쓰는 사람들에 대해 알고 행동하는 태도를 갖도록 한다.

2) 교통안전교육의 내용

〈표 9-5〉 교통안전교육의 내용

목표영역	하위내용	교육내용
1. 보행	안전한 등원	• 보도와 차도의 구분 • 통원버스 타기
	안전하게 걷기	• 길을 걸을 때의 바른 자세 • 여럿이 걸을 때의 바른 태도
2. 도로횡단	도로횡단과 신호	• 안전한 횡단장소 선정 • 신호에 따라 횡단하기 • 안전한 횡단방법
	위험한 장소에서 횡단	• 신호등 없는 도로 횡단 • 철길 건널목 횡단
3. 교통수단 이용	교통수단의 이해	• 탈것의 종류, 모양, 특성
	올바른 이용방법	• 안전하게 기다리기 • 내리고 탈 때의 주의점
4. 교통상황과 안전	비 오는 날의 안전	• 비 오는 날의 위험 • 비 오는 날의 안전한 통행
	안전한 놀이	• 위험한 놀이장소 • 자전거 타기
	겨울철의 안전	• 겨울철 위험성 • 안전하게 걷기
5. 교통질서와 안전	교통규칙의 이해	• 교통표지판의 이해 • 교통규칙 지키기
	교통안전의 이해	• 교통사고와 안전 • 교통안전을 위해 수고하시는 분들

출처 : 도로교통공단(2013).

3 교통안전교육 계획 및 교육방법

1) 교통안전교육 계획

적절한 교육계획을 세우기 위해서는 가능한 한 모든 교육활동에서 기본적인 교육 지침을 정하고 각 활동 간의 관련성 및 다음과 같은 사항을 고려하여 수립하도록 한다.

① 영유아는 한 번에 한 가지만 생각할 수 있으며, 한 가지 일에 열중하므로 동시에 규칙 지키기 등을 제대로 이해하기 어렵다. 그러므로 교육계획 수립 시 유아발달 과정을 충분히 반영해야 한다.

② 영유아는 입학이나 현장학습을 하는 시기에 교통사고의 위험성이 높아지므로 유아 교통사고의 심각성을 부모에게 인식시키도록 한다. 가정통신문을 활용하여 부모에게 알리고, 통학버스 승하차 등의 안전지도를 병행하며 부모와 함께 경험할 수 있도록 한다.

③ 영유아의 가정 및 교육기관 주변의 환경 특성과 상황 등을 사전에 파악하여 교육내용을 구성한다.

④ 교통안전교육은 교통안전 개념과 더불어 구체적인 행동 훈련 및 체험교육을 강주한 실천적 지도를 할 수 있도록 시간을 배정한다. 또한 교육기관의 교육과정 내에서 각 생활영역과 연계하여 통합적으로 지도하도록 한다.

⑤ 한 번에 많은 내용을 교육하기보다 간단하고 구체적인 용어들을 사용하도록 하고, 끊임없이 반복적인 교육을 통해 행동을 교정하도록 한다. 생활주제와 더불어 자유놀이시간 및 기타 여유시간 등을 이용하거나 귀가교육을 활용한다든지, 현장학습, 견학 등 교외활동 기회를 이용하도록 한다.

〈표 9-6〉 영유아 교통안전 연간교육계획

<table>
<tr><th>월</th><th>활동주제</th><th>활동내용</th></tr>
<tr><td>3~5월</td><td>등 · 하원의 안전교육</td><td>• 길을 걷는 데 규칙이 있음을 알고 안전한 길(보도, 차가 없는 길)로 다니기
• 안전한 등원을 위하여 충분한 시간을 두고 집에서 나오기
• 길을 건널 때는 육교, 지하도를 먼저 이용하기
• 도로 횡단 시의 주의점 알기
– 우선 멈춘 후 좌우를 살핀 다음 손을 들고 건너기
• 신호등의 색깔 구별하기
• 차도에 갑자기 뛰어들지 않기
• 차도에서 장난을 하거나 놀지 않기
• 귀가 시에는 교사 앞에 모여서 한 줄로 서서 나가기
• 자동차를 탈 때는 정해진 장소에서 줄 서서 기다리기</td></tr>
<tr><td>6~9월</td><td>안전한 보행교육</td><td>• 앞을 잘 보고 걷기
• 장난하면서 걷지 않기
• 반드시 보도로 걷되 보도가 없을 때는 도로의 가장자리로 걷기
• 집단으로 걸어갈 때는 각자가 차나 주위의 상황에 주의하면서 너무 옆으로 퍼지지 않고 교사를 잘 보고 걷기
• 신호등의 의미를 알고 신호에 따라 행동하기
• 비오는 날의 위험성 알기
– 도로가 미끄럽고 보행자나 운전자 모두 앞을 보기 힘들다.
– 비바람에 우산을 놓치기 쉽다.
• 비 오는 날의 옷차림 알기
– 간편하고 눈에 잘 띄는 색의 옷
• 우산을 들 때의 주의점 알기
–너무 깊이 쓰지 않고 앞을 볼 수 있도록 쓴다.
• 위험한 장소(주차장 근처 등)에서 놀지 않기
• 안전한 장소에서 자전거 타기</td></tr>
</table>

월	활동주제	활동내용
9~11월	교통기관의 올바른 이용	• 육상 교통기관의 종류와 차이점 알기 • 버스, 전철 등 대중 교통수단을 이용할 때 기다리는 법 알기 – 차도에서 떨어진 곳에서 기다리기 – 노란선 밖에서 기다리기 – 사람들이 완전히 내린 후 타기 – 앞의 사람을 밀지 않기 • 차 안에서의 행동 알기 – 의자에 올라서거나 돌아다니지 않기 – 안전띠 매기 – 뒷자석에 타기 – 운전하는 사람에게 매달리거나 귀찮게 하지 않기
12월	겨울철의 안전한 보행교육	• 겨울철의 안전한 보행에 대해 이야기 나누기 – 눈 오는 날은 운전자, 보행자 모두 앞을 보기 힘들다는 것을 알기 – 빙판길에서 주의하기 – 주머니에 손을 넣고 걷지 않기 – 눈을 등지고 걷지 않기 등 • 겨울철 놀이 시 주의점 알기 – 찻길 근처에서 눈싸움하지 않기, 비탈길에서 미끄럼 타지 않기 • 간단한 교통안전표지 달기 – 횡단보도 표지, 자전거길 표지 등 • 교통안전을 위해 수고하시는 분에게 감사하는 마음 갖기

출처 : 도로교통공단(2013).

2) 교통안전교육 방법

영유아 교통안전교육은 안전에 대한 지식, 태도, 기능을 익힐 수 있도록 각 부분이 균형 있게 통합적으로 이루어져야 한다. 교사는 영유아의 경험과 발달 특성을 고려하여 안전교육의 범위와 깊이를 결정하고 그것을 효과적으로 전달할 교육방법을 선정해야 한다. 영유아 교통안전교육은 영유아의 경험과 발달 특징에 맞게 교육내용을 선정하고 효과적으로 전달할 수 있도록 다음과 같은 교육방법을 고려해야 한다.

첫째, 영유아 교통안전교육은 의도적이고 체계적으로 이루어져야 한다. 영유아의 보호는 1차적으로 부모의 책임이나, 영유아교육기관에서 교육을 통하여 영유아의 행동을 변화시켜야 한다. 따라서 교육기관의 과정과 실정에 맞는 계획을 중심으로 영유아의 발달단계 및 교통행동을 고려하여 교통안전교육을 실시해야 한다.

둘째, 전통적인 이분법적 교육은 영유아가 안전의식습관을 기르는 데 도움을 주지 않는다. 적색신호에는 길을 건너지 말고 녹색신호에서는 길을 건너라는 식의 교육은 바람직하지 않다. 녹색신호를 보고 횡단보도를 건너면 신호를 위반한 자동차에 사고를 당할 가능성이 높기 때문이다. 어릴 때부터 녹색신호가 켜졌더라도 자동차의 멈춤을 확인하고 길을 건너는 습관을 길러주는 것이 중요하다.

셋째, 가정과 연계지도를 통해 교육의 효과가 극대화될 수 있도록 한다. 교통안전에 대해 유치원에서 배운 내용을 가정과 연계하여 부모와 함께 경험하여 습관화할 수 있도록 하여 교사는 부모가 역할모델로서 유아에게 긍정적 영향을 줄 수 있도록 부모와 연계교육에 중점을 두고 교육한다.

넷째, 교통현장에서 유아가 배운 것을 직접 활용할 수 있도록 경험의 기회를 제공하는 것이 바람직하다. 실내 모의 횡단보도 또는 교통공원의 현장학습 등에서 교사의 시범 및 실습을 통하여 안전한 교통행동이 습관화되도록 해야 한다.

다섯째, 생활습관과 교통안전교육은 밀접한 상관관계가 있다. 유치원 실내에서 뛰어다니거나 문을 열고 갑자기 나가는 행동 등은 도로에서 위험행동과 다를 바 없다. 따라서 평소에 생활 속의 올바른 습관교육을 통하여 여유 있고 질서 있는 행동을 할 수 있도록 지도해야 한다.

또한 보행안전 교육을 통해 교통사고를 예방하도록 한다.

〈표 9-7〉 보행안전 지도내용

구 분	지도내용	
등 · 하원길에서의 안전	기다릴 때	• 잊은 물건이 없는지를 항상 확인한다. • 충분한 시간을 두고 나온다.
	길로 다닐 때	• 보도로 다닌다. • 부모나 선생님의 손을 잡고 다닌다. • 등 · 하원길에 한눈을 팔지 않는다. • 장난을 치거나 뛰어다니지 않는다. • 주머니에 손을 넣고 다니지 않는다.
	안전한 길 선택하기	• 육교나 지하도 등 안전한 곳으로 다닌다. • 횡단보도로 건너간다. • 차가 많이 다니지 않는 곳을 이용한다.
횡단보도 건너기 5원칙	① 멈춘다	횡단보도에서는 우선 멈추어야 한다.
	② 살핀다	신호등이 초록색일 때 왼쪽과 오른쪽, 다시 왼쪽을 보고 차가 오는지 살핀다.
	③ 손을 든다	운전자가 잘 보이도록 손을 번쩍 든다.
	④ 확인한다	다시 차가 오는 쪽을 살핀다.
	⑤ 건넌다	횡단보도 화살표가 있는 오른쪽에서 운전자와 눈을 맞추고 차를 계속 보면서 걷는다.
비 오는 날의 안전한 보행	• 밝은 색 옷을 입는다. • 우산을 똑바로 들고 선는다. • 소지품을 가방에 넣는다. • 우산을 든 경우 가방은 등에 메도록 한다. • 우산으로 시야를 가리지 않게 우산을 높이 든다. • 차도에서 먼 쪽으로 걷는다.	

출처 : 경기도교육청(2019).

어린이 통학버스 안전을 위한 유치원 및 운영자의 역할은 다음과 같다.

- 어린이 통학버스의 안전운행이 이루어질 수 있도록 승하차 시 부모가 인계하는 것을 원칙으로 한다. 부득이한 경우 통학버스 이용에 대한 가정통신문을 활용하여 안전한 통원이 되도록 부모와 연계한다.

- 반드시 승하차 시간을 준수하도록 부모님께 알려 통학버스 운전자가 조급한 운전을 하지 않도록 한다.
- 통학버스의 코스를 계획할 때 가급적 유아가 길을 건너지 않도록 안전한 장소에서 승하차할 수 있는 장소를 선정한다.
- 인솔교사나 운전자의 주기적인 교육을 통하여 어린이통학버스 사고가 나지 않도록 경각심을 높인다.
- 정기적인 차량점검으로 고장이나 정비불량으로 인한 사고가 나지 않도록 철저히 관리한다.
- 차량 화재 발생에 대비해 차내에 소화기를 항상 비치하고 사용방법에 대한 교육을 정기적으로 실시한다.
- 차량 고임목, 안전삼각대, 응급구급함 등 교통사고나 비상시에 필요한 장비들을 구비해 둔다.

〈표 9-8〉 승하차 시 안전지도 요령

구분	내용
승차할 때	• 통학버스 앞에서 뛰지 않도록 지도한다. • 승차할 때는 줄을 서서 손잡이를 잡고 이동하며 자리에 안전하게 앉도록 유도한다. • 교사는 미리 아이들 옷맵시를 단정하게 해주고 차량에 탑승시킨다.
출발할 때	• 안전하게 승차한 후 차량 문을 닫는다. • 안전띠 착용을 도와주고 확인 후 서서히 출발하도록 운전자에게 알린다.
차내 안전	• 통학버스로 이동 중에는 위험한 상황이 발생할 수 있음을 평소에 지도한다. • 차창 밖으로 얼굴이나 손과 같은 신체의 일부를 내미는 행위나 장난을 치지 않도록 한다. • 차내에서는 운전자에 방해되는 음악 등을 틀지 말고 정숙한 분위기가 유지되도록 한다. • 잠깐이라도 자리를 비울 때는 어린이 혼자 통학버스에 있지 않도록 하고, 운행 종료 후에는 차 안 맨 뒷좌석까지 꼭 확인한다.
하차할 때	• 차가 완전히 정차한 후 하차할 수 있도록 준비시킨다. • 차문이 열린 후 오토바이나 자전거가 오는지 확인한 후 하차시키고 부모에게 인계한다. • 유아가 보도나 길 가장자리 구역 등 안전한 장소에 도착한 것을 반드시 확인하여 운전자에게 알리고 서서히 출발한다.

출처 : 도로교통공단(2013).

▶ 교육활동 사례 1

주제	교통안전	활동명	횡단보도를 건너요.
목표	• 안전하게 길을 건너는 방법을 안다. • 보행안전을 위한 교통규칙을 지킨다.		
활동형태/유형	대집단 활동/ 이야기 나누기		
준비물	모형 신호등, 횡단보도 퍼즐 매트, 안전터널, 그림자료(안전하게 길을 건너는 방법)		
활동내용	[도입] ① 유치원을 오고 갈 때 건너는 길에 대해 이야기 나눈다. • 유치원으로 오고 갈 때 건너는 곳이 있었니? • 횡단보도는 어떻게 표시되어 있니? [전개] ② 신호등이 있는 횡단보도에서 길을 안전하게 건너는 방법에 대해 이야기 나눈다. • 횡단보도를 건너본 경험이 있니? • 신호등이 있는 횡단보도에서 길을 건널 때 어떻게 건너야 할까? • 신호등에 무슨 색이 켜질 때 건너야 할까? • 초록색 불이 깜빡깜빡할 때는 어떻게 해야 할까? • 빨간색 불이 켜지면 어떻게 해야 할까? ③ 그림자료를 보며 이야기 나눈다. • 횡단보도를 건너기 전에 어떻게 해야 할까? • 횡단보도를 건널 때는 어떻게 해야 할까? • 왜 그렇게 해야 할까? ④ 안전하게 횡단하는 방법에 대해 이야기 나눈다. 1) 우선 멈춘다. 2) 왼쪽, 오른쪽을 살핀다. 3) 운전자를 보며 손을 든다. 4) 차가 완전히 멈추어 섰는지 다시 본다. 5) 손을 들고 차를 보며 횡단보도 오른쪽으로 건넌다. ⑤ 교사가 시범으로 보여준다(모형 신호등, 횡단보도 퍼즐 매트 활용). ⑥ 안전하게 횡단하는 방법을 유아들이 직접 해본다. • 친구들이 직접 횡단보도를 건너보는 활동을 해볼 거예요. [마무리] ⑦ 횡단보도를 건너본 느낌에 대해 이야기 나눈다. ⑧ 신호등이 있는 길을 안전하게 횡단하지 않으면 어떻게 되는지 이야기 나누고 마무리한다.		

활동사진	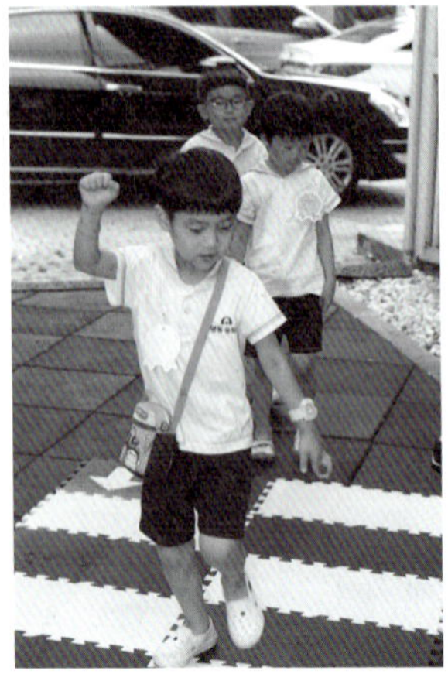 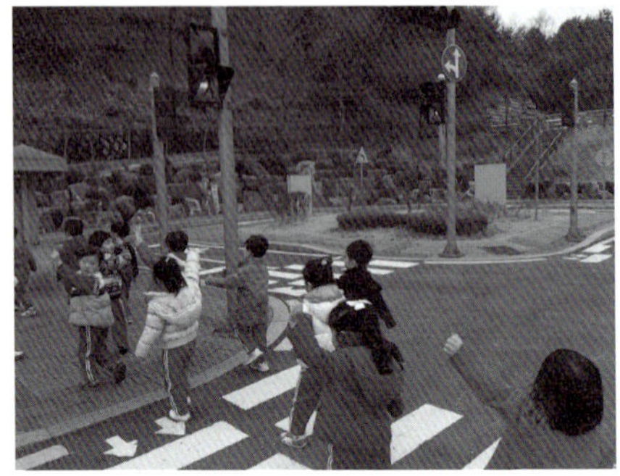

▶ 교육활동 사례 2

<table>
<tr><th>주제</th><td>교통안전</td><th>활동명</th><td>비 오는 날 안전</td></tr>
<tr><th>목표</th><td colspan="3">• 비 오는 날 옷차림에 대해 안다.
• 비 오는 날 지켜야 할 교통안전수칙에 대해 안다.</td></tr>
<tr><th>활동형태/ 유형</th><td colspan="3">대집단 활동/ 미술</td></tr>
<tr><th>준비물</th><td colspan="3">투명 안전우산, 모양 시트지, 유성매직, 가위</td></tr>
<tr><th>활동내용</th><td colspan="3">[도입]
① 비 오는 날 우산을 써본 경험에 대해 이야기 나눈다.
• 비가 오는 날 우산을 쓰고 다녀본 적이 있니?
• 비가 올 때 하늘을 올려다본 적이 있니? 어떠한 모습이었니?
[전개]
② 비가 오는 날에는 어떤 색깔의 옷을 입는 것이 좋을지 이야기 나눈다.
• 운전자 눈에 잘 띄는 밝은 색 옷을 입는다.
③ 비가 오는 날 색깔우산과 투명우산 중에 어떤 우산을 쓰는 것이 안전할지 이야기 나눈다.
• 어두운 색의 우산은 운전자의 눈에 잘 띄지 않아 사고의 위험이 있다.
• 앞을 잘 볼 수 있는 투명우산을 쓰는 것이 안전하다.
④ 비가 올 때 우산은 어떻게 들고 가야 할지 이야기 나눈다.
• 우산을 쓸 때는 앞을 잘 볼 수 있도록 눈높이보다 위로 들어야 한다.</td></tr>
</table>

활동내용	⑤ 비 오는 날 우산을 쓰고 길을 걸을 때 소지품을 손에 들고 가면 어떤 일이 생길 수 있을지 이야기 나눈다. • 소지품이 빗물에 젖을 수 있다. • 빗길에 미끄러져 넘어질 때 땅에 손을 짚지 못하므로 크게 다칠 수 있다. ⑥ 비 오는 날 횡단보도를 건널 때 지켜야 할 안전수칙에는 무엇이 있을지 이야기 나눈다. • 차도로부터 다섯 발자국 뒤로 물러서서 기다려야 한다. • 초록불로 바뀌면 양옆을 살피고 차가 멈춘 것을 확인한 후에 건너야 한다. ⑦ 비 오는 날 지켜야 할 안전수칙에는 어떠한 것들이 있었는지 이야기 나눈다. • 밝은 옷을 입는다. • 투명우산을 쓴다. • 우산을 쓸 때는 눈높이보다 높게 든다. • 소지품은 가방이나 주머니에 넣는다. • 차도로부터 멀리 떨어져 걷는다. ⑧ 투명 안전우산에 모양시트지를 붙이고 유성매직으로 꾸며준다. [마무리] ⑨ 멋지게 꾸민 나만의 우산을 친구들에게 소개한다.
활동사진	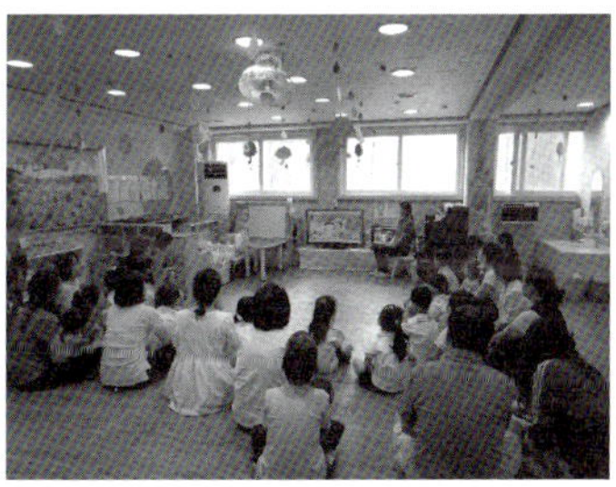 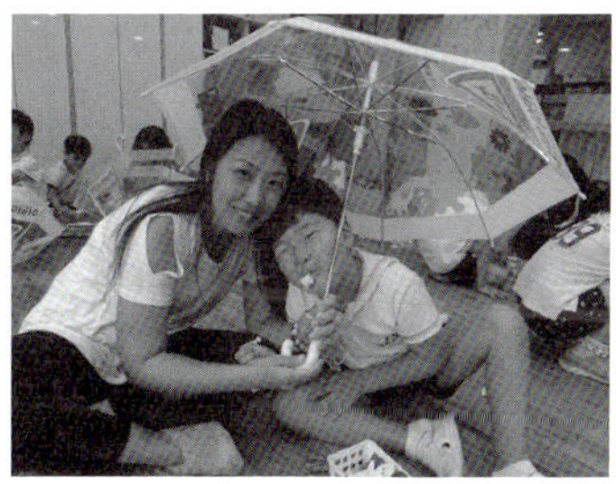

CHAPTER

10

화재 · 재난안전

1. 화재안전교육

2. 재난안전교육

CHAPTER

10 화재 · 재난안전

1 화재안전교육

1) 화재안전교육의 개념

화재는 교통사고와 더불어 영유아 사망의 주요 원인이다. 영유아들을 사망에 이르게 하는 화재사고의 대부분은 화재 취급 시의 부주의와 안전에 대한 인식 부족에서 발생하므로 영유아 화재사고 예방을 위한 노력과 안전지식 및 화재 발생 시 대처하는 방법에 대한 교육이 중요하다. 화재안전교육은 화재를 일으키는 여러 요소와 원인을 알고 안전을 지켜 건강한 생활을 유지하기 위한 적극적인 방법이다. 그러므로 화재안전 의식을 심어주는 이론교육과 함께 화재대피훈련을 병행하여 화재가 발생했을 때 영유아가 훈련했던 대로 대피할 수 있도록 해야 한다. 즉, 화재안전교육이란 위험으로부터 자신과 타인을 보호할 수 있도록 화재안전에 대한 지식과 태도, 기능을 익히게 하여 피해를 예방하거나 최대한 줄여 안전하게 생활할 수 있도록 도와주는 교육으로 일상생활에서 경험하게 되는 여러 가지 활동을 통합적으로 교육한다(이선애 외, 2012).

2) 화재안전교육의 필요성

영유아는 정신적으로 미성숙한 상태에 있으며 일상생활 속에서 발생하기 쉬운 위험을 예측하거나 안전한 행동에 대해 판단하기 어렵고, 환경을 조절하고 대처하는 능력이 부족하여 화재사고 시 큰 피해를 입을 수 있다. 또한 사고 발생 시 정확한 판단을 내리기 어렵고, 스스로 신속하게 대피할 능력이 없다. 그러므로 사고 예방에 대한 적절한 교육을 실시함으로써 영유아 스스로가 사고에 대처할 수 있게 해야 한다. 영유아는 인지능력의 발달이 미숙하여 위험상황 및 물건에 대하여 쉽게 판단하는 능력이 부족하며, 신체조절능력과 기본 운동능력 등 신체 발달 또한 성인만큼 발달되어 있지 않다. 그러므로 예측할 수 없는 순간에 발생할 수 있는 화재에 대해 사전에 철저히 준비해야 하며, 화재 발생 시 당황하지 않고 대처할 수 있는 능력을 키워 상해의 정도를 최소화할 수 있어야 한다. 따라서 영유아 교육기관은 가정과 연계하여 영유아들이 반복적인 교육과 훈련을 통해 화재안전에 대한 지식과 기술을 익히고 안전한 생활습관 및 태도를 형성할 수 있도록 해야 한다.

화재로부터의 안전사고를 예방하기 위해서는 어린 영유아기부터 화재 예방에 관한 지식을 익히고 행동으로 실천하도록 시도하는 것이 중요하다. 화재안전교육은 사고가 발생했을 때 적절한 대처능력을 키워줄 것이며, 장기적으로는 영유아들이 자라 성인이 되었을 때 안전에 대한 올바른 의식을 심어주고 안전불감증을 사라지게 할 것이다(이한용, 2001). 사전교육을 통해 불에 대한 지식을 쌓고 화재 발생 시 대처 및 대피하는 방법을 알아두어야 하는 것도 이 때문이다. 그러나 화재안전교육 프로그램은 영유아의 수준에 맞아야 하며, 쉽게 접근하고 인지할 수 있도록 장기적으로 계획되어야 한다. 이러한 과정을 통해 영유아들은 위험상황에서 자기 자신을 지킬 수 있는 능력을 기를 수 있을 것이다.

3) 화재안전교육의 내용

영유아교육기관에서 화재가 발생한 사실을 알게 되면 가장 먼저 할 일은 바깥으로 나오는 일이다. 영유아들은 불이 나면 오히려 가구 밑이나 구석으로 숨는 습성이 있다. 불이 나면 "불이야"라고 큰 소리로 주위 사람에게 알리고 바로 바깥으로 나와야 한다는 사실을 알려주어야 한다. 그러기 위해서는 평소에 영유아교육기관에서 화재대피훈련 등을 통해 여러 경로의 출구를 익혀두고 비상구를 확인하도록 한다. 물건을 챙기거나 119에 신고하기 위해서 지체하다 보면 건물 안에 갇히게 되어 위험해지므로 유의한다.

(1) 화재 시 대처방법

작은 불은 소화기를 이용하여 진압하여 큰 피해를 방지하도록 해야 하는데, 이때 안전하게 대피할 수 있는 시점을 놓치지 않도록 해야 한다. 화재가 발생하면 먼저 유아들을 안전한 곳으로 대피시켜야 한다. 화재 시 대처방법을 살펴보면 다음과 같다(교육부, 2013)

① 화재대피요령

손수건 등으로 코 · 입을 막고 낮은 자세로 대피한다.

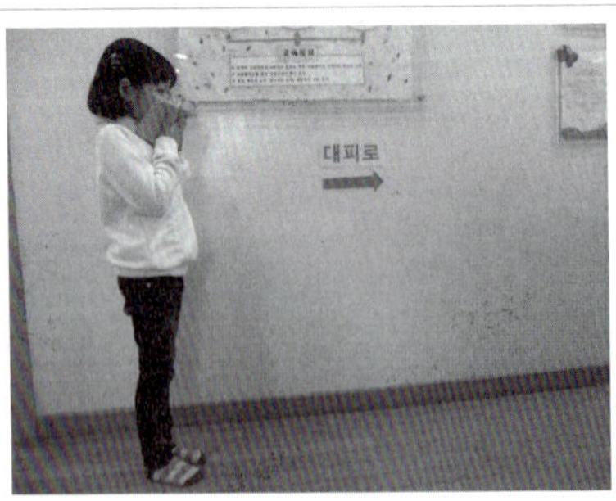

1. 손수건, 옷 등으로 코와 입을 막는다.

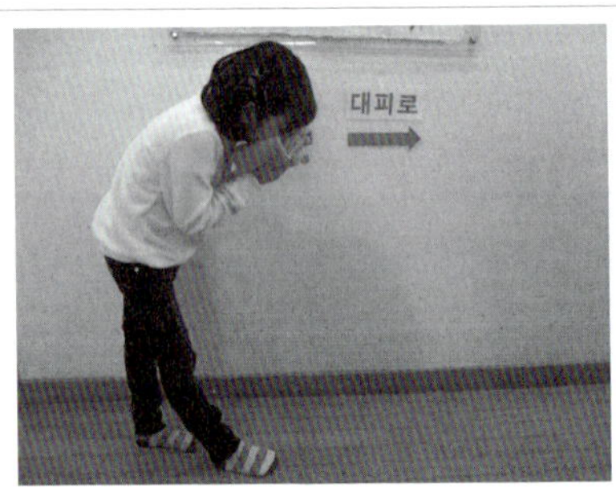

2. 자세를 낮춘다.

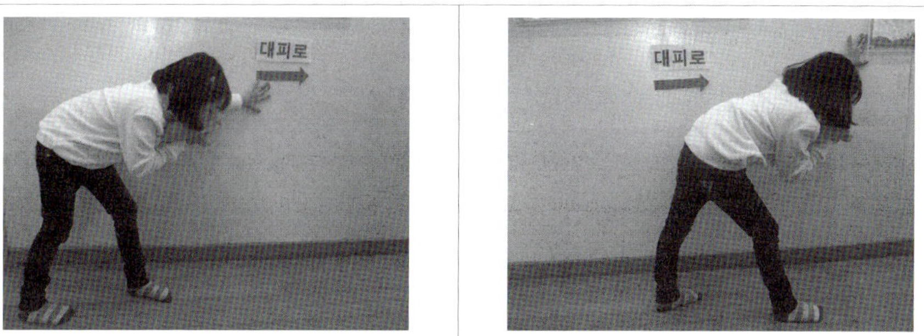

3. 다른 한 손으로 벽을 짚는다.

4. 한 방향으로 밖으로 신속히 대피한다.

|그림 10-1| 화재대피요령

② 소화기 사용요령

반드시 바람을 등지고 선다.

① 소화기를 불이 난 곳으로 옮긴다.
② 소화기 몸체 윗부분을 손으로 잡고 손잡이 부분의 안전핀을 힘껏 잡아 뽑는다.
③ 바람을 등지고 서서 호스를 불쪽으로 향하게 한다.
④ 손잡이를 힘껏 움켜쥐고 빗자루로 쓸 듯이 뿌린다.
⑤ 소화기는 잘 보이고 사용하기에 편리한 곳에 두되 햇빛이나 습기에 노출되지 않도록 한다.
⑥ 화재 시 어린이는 소화기를 사용하지 말고 안전한 장소로 대피하여야 한다.

③ 옷에 불이 붙었을 때

손으로 눈과 입을 가리고 뒹군다.

① 그 자리에 멈추어 선다.
② 바닥에 엎드려 두 손으로 눈과 입을 가린다.
③ 불이 꺼질 때까지 계속 뒹군다.

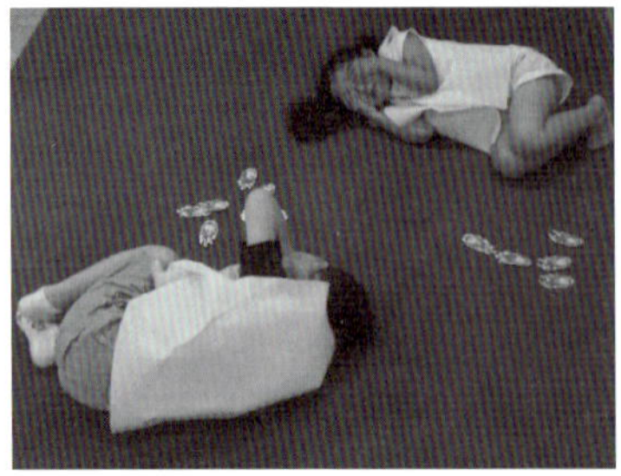

손으로 눈과 입을 가리고 뒹군다.

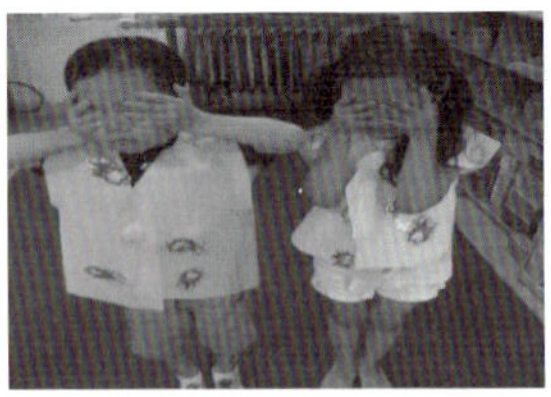	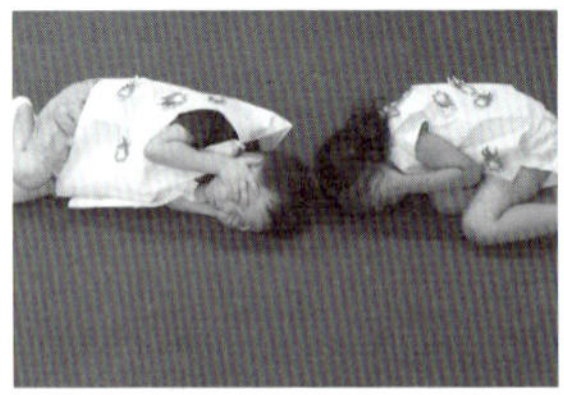	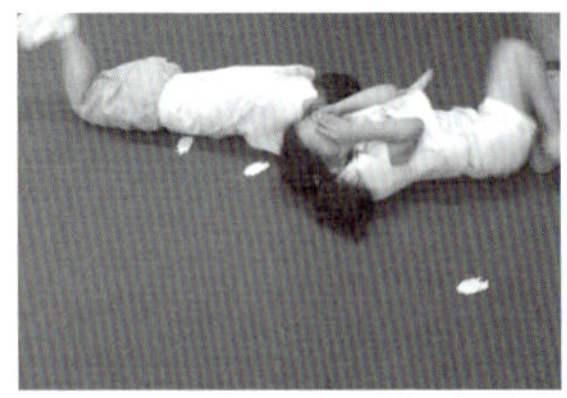
1. 그 자리에 멈추어 선다.	2. 바닥에 엎드려 두 손으로 눈과 입을 가린다.	3. 불이 꺼질 때까지 계속 뒹군다.

|그림 10-2| 옷에 불이 붙었을 때 불을 끄는 요령

④ 지하 대피요령

자세를 낮춘 채로 유도등을 따라 재빨리 대피한다.

① 유도등의 표시를 따라 대피한다.
② 젖은 수건이나 손을 이용하여 입을 막고 자세를 낮춘 후 빠져나간다.
③ 지상으로 무조건 빨리 대피한다.

⑤ 고층건물 대피요령

급하다고 엘리베이터를 사용하면 절대 안 된다.

① 대피할 때 문을 닫고 나온다(화재와 연기확산 지연).
② 엘리베이터는 이용을 금지한다.
③ 대피하지 못한 사람이 있을 땐 즉시 소방관에게 인원수와 마지막으로 확인된 위치를 알려준다.
④ 건물 밖으로 대피 불가 시 창문이 있는 방으로 들어가서 전화나 창문을 통해 구조를 요청한다.

⑥ 화재 신고방법

화재가 발생하면 당황하지 말고 화재 발생 상황과 주소를 차분히 알려준다.

① 침착하게 전화 119번을 누른다.

② 화재상황을 간단하게 말한다(예 우리 집 주방에 불이 났어요. 이층 집이에요).

③ 주소를 알려준다(예 주소는 ㅇㅇ구 ㅇㅇ동 ㅇㅇㅇ번지예요/ ㅇㅇ초등학교 옆에 있어요).

④ 소방서에서 알았다고 할 때까지 전화를 끊지 않는다.

(2) 화재대피훈련

화재가 났을 때 어떤 경로를 통해 건물 밖으로 대피할 것인지에 대한 지침을 마련해 두고 그에 따라 대피훈련을 정기적으로 실시한다. 영유아 대상 훈련은 위급한 상황에서 영유아들이 당황하지 않고 대피할 수 있도록 반복적으로 실시하도록 한다.

- 화재대피훈련은 교사와 영유아들이 당황하지 않고 대피할 수 있는 능력을 기를 수 있도록 정기적이고 예고 없는 훈련을 실시한다. 영유아교육기관의 시설 여건에 따라 조직적이고 계획적인 훈련계획을 세우도록 하며 가능한 한 월 1회 이상 실시한다.
- 대피훈련을 실시할 때는 영유아가 어느 장소에서든지 안전하게 대피할 수 있도록 가상적인 화재발생지점을 설정하여 진행하며, 대피훈련 시마다 다른 지점 설정 및 반복적인 훈련을 통해 영유아가 어느 곳에서 화재가 발생하든지 대처할 수 있는 능력을 갖추도록 한다.
- 가상 연기훈련을 실시하는 것은 영유아들이 연기 발생 시 대처할 수 있는 능력을 기를 수 있으므로 도움이 된다.
  - 복도 또는 가상장소의 중앙지점에 '연기' 표시를 부착한 후 훈련을 실시한다.
  - 대피를 위해 이동하던 중 '연기' 표시를 발견하면 다른 대피경로로 방향을 바꾸어 대피한다.
  - 다른 비상구나 대피경로가 없으면 연기 아래를 낮게 기어가는 훈련을 실

시한다.

– 교사의 일부는 대피훈련 중 구석진 장소(화장실, 주방, 창고 등)에 영유아들이 남아있는지 확인하는 잔존자 검색 훈련을 포함하여 실시하도록 한다.

① **화재대피훈련 절차**

화재가 발생하면 영유아나 교사 모두 당황하여 적절하게 대처하지 못한다. 따라서 영유아교육기관에서는 연간 소방교육계획을 세워 매월 화재대피훈련을 실시하도록 한다. 인원 파악이 제대로 되지 않아 이미 탈출한 영유아를 구하기 위해 화재현장에 재진입하는 위험을 방지하기 위해서 대피한 후에 바깥에서 모이는 장소를 미리 정해 두도록 한다. 화재대피훈련 절차는 다음과 같다.

가. 사이렌이나 경보벨을 울려 화재가 났음을 알리고, 화재발생지점 및 대피경로를 알려주는 안내방송을 한다.

나. 영유아들은 "불이야" 하고 소리를 외쳐 주변 사람에게 화재가 발생한 것을 알리며 교사의 안내에 따라 행동한다.

다. 진행하던 모든 활동을 멈추고 교실출입문을 향하여 줄을 선다.

라. 대피로를 따라 차례로 질서 있게 신속히 대피한다. 이때 교사는 미리 정해 놓은 대피경로를 따라 영유아를 안전하게 인솔한다.

마. 밖으로 나오면 미리 약속해 놓은 대피장소에 집합한다.

바. 교사는 영유아의 수를 확인하고 별도의 지시가 있을 때까지 대피장소에 머물게 한다.

사. 대피훈련이 끝난 후 대피훈련 일지를 작성하고, 대피훈련과정에서 발생한 문제점은 평가를 통해 다음 대피훈련에 반영한다.

〈표 10-1〉 대피훈련 일지

훈련날짜	년 월 일 요일	제( )회
훈련시간	(오전/ 오후) 시 분 ~ 시 분	총( )분
참가인원		총( )명
가상 화재발생지점 및 대피계획도 〔평면도〕		
평가내용		평가란
모의실시 내용	비상벨 및 사이렌 소리는 모두 들을 수 있는 적합한 크기로 울렸는가?	
	대피경로는 화재에 영향을 받지 않으며, 체류, 충돌 등 혼잡한 상황은 발생하지 않았는가?	
	사전에 지정된 대피경로로 재실자의 대피가 이루어졌는가?	
	대피장소는 안전한 곳이며, 대피사(교사, 영유아 등)를 충분히 수용할 수 있는 규모인가?	
	대피 후 보육시설 내 대피하지 않은 잔류자는 없었는가?	
	구성원은 각사의 역할(소화, 경보, 대피유도 등)을 체계적으로 수행하였는가?	
	비상연락체계는 신속하게 이루어졌는가?	
	모의 대피훈련 결과의 문제점은 없었는가?	
	종사자는 모두 소화기를 조작할 수 있는가?	
평 가		

② 대피 시 연기가 많을 때 주의 사항

가. 화재가 난 건물에서 대피할 때 방화문을 닫아두면 연기와 화재의 확산을 지연시킬 수 있다. 그러므로 반드시 문을 닫고 비상구와 계단을 이용하여 대피한다.

나. 엘리베이터는 정전으로 인해 멈출 수 있고, 화재 시에는 유독가스의 통로가 될 수 있어 더욱 위험하므로 이용하지 않는다.

다. 연기가 꽉 찬 곳을 통과할 때는 자세를 낮게 하여 팔과 무릎으로 기어서 나가도록 한다. 바닥에서 30~50㎝ 떨어진 곳에 맑은 공기가 모여 있기 때문이다.

라. 손으로 적신 수건이나 옷으로 코와 입를 막고 숨을 짧게 쉬면 유독가스에 의한 기도의 손상을 어느 정도 감소시킬 수 있다.

마. 문이나 출입문은 함부로 열지 말고 손을 대보았을 때 뜨겁거나 문틈으로 연기가 들어오면 절대 문을 열어서는 안 된다.

바. 미처 대피하지 못하여 건물 내에 갇혔을 때는 당황하지 말고 옷이나 수건에 물을 적셔서 문틈을 막아 연기가 들어오지 못하도록 한다.

사. 침착하게 창밖으로 수건을 흔들거나 소리를 질러 자신의 위치를 알리고 구조요청을 하며 창밖으로 뛰어내리지 않도록 한다.

▶ 교육활동 사례

주 제	화재안전교육	활동명	유치원 3층 입구에서의 화재 발생
목 표	• 불이 났을 경우를 대비하여 안전하고 바른 행동으로 신속히 대피하는 요령을 알 수 있다.		
준비물	사이렌 소리, 소화기, 비상대피도		

활동내용

[도입]

① 불이 나면 어떻게 해야 하는지 이야기 나누어 본다.

- 불이 났을 때 우리가 할 수 있는 행동은 어떤 것들이 있을까?
  (재빨리 대피를 하거나 119에 곧바로 신고를 해야 한다)
- 만약 주변에서 화재가 난 것을 본다면 재빨리 어른들께 알리거나 119에 신고를 해야 한다.

② 119에 신고하는 요령에 대해 이야기 나누어 본다.

- 119에 신고할 때는 어떻게 이야기해야 할까?
- 불이 난 곳의 위치를 이야기해 준다. 누구나 알 수 있는 큰 건물의 이름도 알려준다.
- 공중전화 통화 시에는 빨간색의 긴급통화용 버튼을 누른 후 신고한다.
- 만약 119에 장난으로 전화를 하면 어떻게 될까?

③ 119 재난구조, 구급정보시스템에 대해 이야기해 본다.

- 119에 전화를 걸면 아주 빨리 사고현장에 구조대원들이 도착을 한다.
  119의 재난구도, 구급정보시스템은 재난현장에서 신고를 하면 신고자의 위치와 주소가 지도와 함께 화면에 나타나 출동경로를 빨리 파악할 수 있고, 가장 가까운 곳에 있는 구조대가 출동하게 되므로 사고현장에 빠르게 출동할 수 있는 시스템

[전개]

〈3층 입구에서의 화재〉

- 사이렌 소리와 함께 3층 입구에 화재가 발생하였다는 안내방송을 듣고 신속하게 대피한다. 대피 시 방화문을 닫고 대피한다.

〈대피방법〉

① ○○반, △△반, □□반 순서로 1층으로 신속하게 대피한다.
(○○반이 제일 먼저 아이들을 데리고 대피 → 그 뒤를 이어서 △△반 선생님이 △△반 아이들과 대피 → □□반 선생님이 □□반 아이들을 인솔하여 1층 현관 밖으로 대피)

② □□반 선생님은 3층 방화문을 닫고 1층 현관으로 신속하게 대피한다.

③ ◆◆반이 먼저 대피하고, 그 다음으로 ◎◎반, ◈◈반 순서로 1층으로 신속하게 대피한다.

④ ◈◈반 선생님은 2층 방화문을 닫고 1층 현관으로 대피한다.

⑤ ▲▲반인 ○○○선생님과 ○○○선생님은 소화기를 들고 불을 진압하러 3층 입구로 올라간다.

- 화재 발생 시 각 반은 재빨리 외부로 빠져나간다.

〈대피요령〉

① 손수건, 옷 등으로 코와 입을 막는다. ② 자세를 낮춘다.
③ 다른 한 손으로 벽을 짚는다. ④ 한 방향으로 밖으로 신속히 대피한다.

[마무리]

* 활동 후 유아들과 함께 활동을 평가해 본다.

- 비상시 대피경로에 대해 알고 있는가?
- 대피할 때의 유의점에 대하여 말할 수 있는가?

활동사진	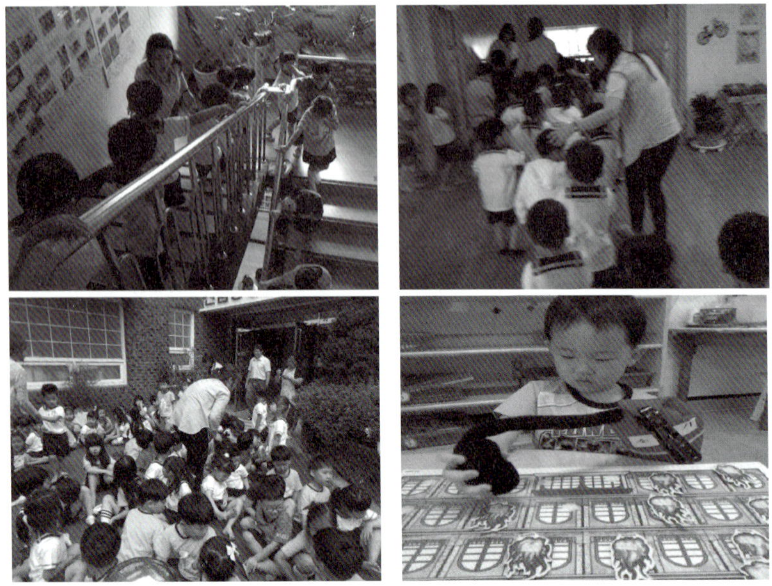
평가	* 대피 전 사이렌 소리가 커서 화재가 났다는 것을 교사, 유아들이 모두 확실히 몸으로 느낄 수 있었다. 그러나 유아들이 대피 시 자세를 많이 낮추지 않는 모습을 보이고, 교사가 방화문 닫는 속도도 느린 모습이 나타났으며, 대피 후 반별로 자리를 지정해 놓고 인원 파악을 했으면 더 좋았을 것 같다는 생각을 했다. 다음 소방대피훈련 시 부족한 점들을 보완하여 실천해야겠다.

2 재난안전교육

1) 재난안전교육의 개념 및 필요성

최근 지구온난화 등 이상 기후변화로 인해 지진, 황사, 태풍 등과 같은 자연재해가 빈번하게 발생하면서 인간의 삶을 위협하고 있다. 재난이란 갑작스러운 사건이나 큰 재해로서, 재해의 영향을 받은 사회가 외부의 도움 없이는 극복할 수 없고, 정상적인 능력으로 처리할 수 없는 재산, 사회시설, 생활수단의 피해를 일으키는 단일 또는 일련의 사건을 말한다(한국산업안전공단, 2003).

자연재해는 재해의 원인이 사람에 의한 것이 아니라 비와 바람, 지진과 같은 자연현상에 의한 것을 말한다. 홍수, 태풍, 지진, 황사, 폭염, 폭설 등 이에 준하는 자연현상으로 인하여 발생하는 재해로 인한 피해를 줄이기 위해 자연재해 발생 시 국민행동 요령 등의 적극적인 예방과 교육으로 대처능력을 기르도록 하는 것이 중요하다.

2) 재난안전교육의 내용

(1) 풍수해 시 안전

풍수해는 태풍뿐만 아니라 장마나 집중호우 등에 의해서도 발생하며 이로 인해 홍수, 침수, 산사태 등의 피해가 발생한다. 풍수해 발생 시에는 방송을 통해 기상상황을 계속 청취하고 외출은 삼가도록 한다. 우리나라의 경우 집중호우가 자주 발생하니, 집중호우로 인한 침수사고와 아이들이 맨홀에 빠지는 사례가 종종 발생한다. 강물이 넘치거나 침수가 될 때에는 지체하지 말고 아이들을 안전한 곳으로 대피시킨다. 또한 등산 중이거나 계곡에 있을 때는 계곡물이 빠르게 불어나기 때문에 아이들이 건너기에는 매우 위험하므로 건너지 말고 구조를 기다리는 것이 바람직하다.

(2) 지진 시 안전

지진이란 지구적인 힘에 의하여 땅속의 거대한 암반이 갑자기 갈라지면서 그 충격으로 땅이 흔들리는 현상을 말한다. 즉, 지구 내부 어딘가에서 급격한 지각 변동이 생겨 그 충격으로 생긴 파동, 즉 지진파가 지표면까지 전해져 지반을 진동시키는 것이다. 그것은 마치 종을 쳤을 때 사방으로 울려 퍼지는 음파와 같은 성질을 갖고 있다. 우리나라는 대규모 지진의 위험이 적은 편이나 우리나라에서도 지진에 대한 대비가 필요하다. 아직 우리나라의 어린이집 설치기준에는 내진 설계에 대한 규정이 없으나, 우리나라도 지진 예외 지역이 아니라는 점을 고려할 때 지진에도 안전한 건물에 대한 고려가 필요할 것으로 보인다(이순형 외, 2013).

① 지진 발생 시 안전수칙

- 지진 발생 시 크게 흔들리는 시간은 길어야 1~2분이므로 이 시간 동안 테이블 등의 밑으로 들어가 몸을 피하고 테이블 등이 없을 때는 방석 등으로 머리를 보호한다.
- 문을 열어서 출구를 확보하고 가스, 전기 등을 차단한다.
- 화재가 났을 때 침착하고 빠르게 불을 꺼야 한다. 불을 조기에 진화할 수 있는 기회는 3번으로 크게 흔들리기 전, 큰 흔들림이 멈춘 직후, 발화된 직후 화재의 규모가 작을 때이다.
- 지진 발생 때는 유리창이나 간판 등이 떨어져 대단히 위험하므로 서둘러서 밖으로 뛰어나가면 안 된다.
- 지진이나 화재가 발생할 때는 엘리베이터를 사용하지 말아야 하고 타고 있을 때는 모든 버튼을 눌러 신속하게 내린 후 대피한다. 만일 갇혔을 때는 인터폰으로 구조 요청한다.
- 큰 진동이 멈춘 후 공터나 공원 등 넓은 공간으로 대피한다. 또한 블록담, 자동판매기 등 고정되지 않은 물건 등은 넘어질 우려가 있으므로 가까이 가서는 안 된다.

〈표 10-2〉 재해대피훈련 일람표

▷비상문에 제일 가까이 있는 유아가 먼저 문을 열고 나가기 시작한다. ▷평상시 정해놓은 대피 장소에서 다른 영유아들을 기다린다.	
▷교사는 영유아가 대피 장소에 가도록 유도한다. 이때 다른 교사는 비상 출구에서 영유아가 잘 대피할 수 있도록 돕는다.	
▷교사 및 직원도 대피장소로 대피했는지 점검한다.	
▷보건 담당 교사는 구급함을 가지고 운동장으로 나온다. 담임교사는 자기 반 유아들의 출석을 확인한다.	
등원한 영유아 모두 대피했나?	
⇩ 예	⇩ 아니요
▷대피 장소에 머문다.	▷교사는 대피하지 못한 어린이를 찾으러 다시 교실로 간다.
▷훈련이 끝나면 교사와 유아들은 다시 교실로 들어간다.	

② 지진 발생 시 안전한 행동

㉠ 집 안에 있을 때

- 책상이나 침대 밑에 들어가 책상다리를 꼭 잡고, 방석 등으로 머리를 보호한다.
- 벽 모서리, 화장실, 목욕탕 등을 벗어나 비교적 안전한 곳으로 간다.
- 불을 끄고 가스밸브를 잠근다.

㉡ 빌딩 안에 있을 때

- 책상이나 탁자 밑으로 재빨리 대피한다.
- 창문, 발코니로부터 멀리 떨어진다.
- 엘리베이터를 이용하지 않고 비상계단을 이용한다.

㉢ 백화점, 극장, 지하, 운동장에 있을 때

- 지진을 느끼면 좌석에 앉은 채 즉시 머리를 감싼다.
- 진동이 멈출 때까지 그대로 앉아있는다.
- 출구나 계단으로 급히 몰려가지 않고 안내자의 지시를 잘 따른다.

㉣ 지하철을 타고 있을 때

- 고정된 물체를 꽉 잡는다.
- 문을 열고 뛰어내리지 않는다.
- 차내 안내방송에 따라 움직인다.

㉤ 산이나 바다에 있을 때

- 산 근처나 급한 경사지는 붕괴위험이 있으므로 안전한 곳으로 대피한다.
- 해안에서는 해일이 발생할 수 있으므로 안내방송을 듣고 안전한 곳으로 신속히 피한다.

(3) 황사 및 미세먼지 발생 시 안전

황사란 바람에 의하여 하늘 높이 불어 올라간 미세한 모래먼지가 대기 중에 퍼져서 하늘을 덮었다가 서서히 떨어지는 현상을 말한다.

황사는 미세입자(입자크기 2.5마이크로미터 이하)가 많기 때문에 호흡기나 눈에 들어가 기관지염이나 천식, 안질 등의 질환을 일으킬 수 있다. 따라서 황사가 발생하면 영유아의 외출과 바깥놀이를 되도록 삼간다. 황사가 실내에 들어오지 못하도록 창문 등을 점검하고, 외출 시에는 마스크를 착용하며 집에 돌아가서는 손과 발을 깨끗이 씻고 양치질을 하도록 한다.

① 황사 및 미세먼지 발생 시 안전한 행동

- 가능한 한 외출을 삼가고 외출 시에는 보호안경, 마스크, 긴소매 의복을 착용한다.
- 귀가 후에는 손, 발 등을 깨끗이 씻고 양치질을 한다.
- 황사가 들어오지 못하도록 창문을 닫고 공기정화기와 가습기를 사용하여 실내 공기를 쾌적하게 유지한다.
- 황사에 노출된 채소, 과일, 생선 등 농수산물은 충분히 세척 후 요리한다.
- 2차 오염을 방지하기 위하여 식품 가공 · 조리 시 손을 철저히 씻는다.
- 실외학습, 운동경기 등을 중지한다.
- 야외나 방목장에 있는 가축은 축사 안으로 신속히 대피시켜 황사에 노출되지 않도록 한다.
- 창문을 닫아 황사 유입을 최소화하고 외부 공기와의 접촉을 가능한 한 적게 한다.

또한 영유아교육기관에서는 다음과 같은 생활수칙을 지켜 더욱 안전한 생활이 이루어질 수 있도록 한다.

- 실외활동을 자제한다.
- 대기오염 예보를 고려해 실내 체육활동으로 대체한다.
- 천식, 아토피질환 영유아의 상태를 점검한다.
- 상비약을 비치한다.
- 외출 시에는 보호안경, 황사마스크를 착용한다.
- 천식 등 호흡기 및 심폐질환 영유아에게 특별 고지한다.
- 창문을 닫고 가급적 실외공기를 차단한다.

• 쉬는 시간마다 손을 씻는다.

(4) 폭염 및 홍수 발생 시 안전

① 폭염 발생 시 안전한 행동

• 외출을 자제하고 외출 시에는 챙이 넓은 모자나 물병 등을 휴대하고 가벼운 옷차림을 한다.
• 물을 많이 마시되 너무 달거나 카페인이 들어간 음료, 주류 등은 마시지 않는다.
• 창문을 닫은 상태로 자동차 안에 남아있지 않는다.
• 냉방기기 사용 시는 실내 · 외 온도차를 5℃ 내외로 유지하여 냉방병을 예방한다.
• 현기증, 메스꺼움 등 열사병 초기 증세가 나타날 때는 시원한 장소에서 휴식을 취한 후 물을 천천히 마신다.
• 기온이 최고조에 달하는 12~16시 사이에는 가급적 외출을 삼간다.
• 정전에 대비하여 손전등, 비상 식음료, 부채, 휴대용 라디오 등을 미리 확인해 둔다.
• 단수에 대비하여 생수를 준비하고 생활용수는 공간을 확보하여 미리 받아 둔다.
• 창문은 커튼이나 전등을 이용하여 건물 안에 들어오는 직사광선을 최대한 차단한다.

〈표 10-3〉 폭염 단계별 조치

구 분	발령기준치	조치사항
폭염주의보	일 최고 기온 33℃ 이상인 상태가 2일 이상 지속될 것으로 예상될 때	• 식중독 사고가 일어나지 않도록 점검 • 건강상태 수시 확인 • 쉬는 시간, 점심시간의 실외 · 야외 활동 자제
폭염경보	일 최고 기온 35℃ 이상인 상태가 2일 이상 지속될 것으로 예상될 때	• 쉬는 시간, 점심시간의 실외 · 야외 활동 중지 • 실외 수업을 실내 수업으로 대체

② 홍수 발생 시 안전한 행동

- 피해가 예상되는 지역 주민은 대피 준비를 하고 물이 집 안으로 흘러가는 것을 막기 위한 모래주머니나 튜브 등을 준비해 둔다.
- 홍수 피해가 예상되는 지역의 주민은 라디오나 TV, 인터넷을 통해 기상변화를 알아둔다.
- 영유아나 노약자는 집 밖으로 나가지 않는다.
- 비탈면이나 산사태가 일어날 수 있는 지역에 가까이 가지 않는다.
- 잘 알지 못하는 지역이나 무릎 위로 물이 흐르는 지역에서는 걸어다니지 않는다.
- 바위나 자갈 등이 흘러내리기 쉬운 비탈면 지역의 도로 통행을 삼가고, 도로를 지날 때는 주위를 살핀 후 이동한다.
- 연못, 구덩이 등에 관한 안전표지판을 잘 살펴본다.
- 우물은 오염될 수 있으니 마실 물은 미리 준비해 둔다.

▶ 교육활동 사례 1

주 제	재난안전 – 지진	활동명	땅이 흔들려요.
목 표	• 지진과 시진의 위험성에 대해 알아보고, 지진대처방법을 알아두어 지진이 발생 시 안전하고 신속하게 행동할 수 있다.		
준비물	멀티미디어, 지진안전교육 동영상		
활동내용	[도입] ◇ 지진에 대해 알아요. • 지진이 일어날 때의 현상과 지진의 의미에 대해 알아보면서 이야기 나누기 – 땅이 흔들리는 것을 느껴 본적이 있나요? 언제 느껴보았나요? – 땅이 흔들리는 것을 무엇이라고 할까? [전개] ◇ 활동 1 : 지진이 무서워요. (소방방재청 지진안전교육 애니메이션 동영상 – 지진해일) • 지진해일을 보면서 지진의 무서움에 대해 알고, 느낀 점에 대해 이야기 나누기		

◇ 활동 2 : 지진 발생 시 행동요령 – 실내와 실외

• 장소에 따른 (실내, 실외) 지진 발생 시 안전한 행동요령에 대해 알아보기

1) 실내

(1) 건물이 흔들리기 시작하면 조리 중인 불과 가스밸브를 잠근다.

– 화재의 위험이 없도록 초기에 불을 끄는 것이 중요함

(2) 지진이 느껴지면 탁자나 책상 또는 침대 밑으로 몸을 피해야 한다.

① 쭈그리고 앉는다.

② 무릎 사이에 머리를 묻는다.

③ 양손과 팔로 머리를 감싼다.

④ 한 손으로 머리와 목을 덮어 보호한다.

⑤ 다른 한 손으로 탁자나 책상 다리를 잡는다.

(3) 맨발로 다니지 않고 신발을 신고 다녀야 한다.

2) 실외

(1) 떨어지는 물건들로부터 머리를 보호한다.

(2) 건물이나 전선 등에서 멀리 떨어진 곳으로 대피한다.

◇ 활동 3 : 지진해일 발생 시 행동요령

1) 지진해일이 발생하면 주변 사람들에게 빨리 알린다.

2) 유치원 옥상 또는 실외 대피장소(고지대, 산), 높은 곳으로 대피한다.

3) 지진해일은 1파가 지났다고 해도 2파 3파가 나타날 수 있으므로 성급히 저지대에서 내려오지 말고 고지대의 안전한 장소에서 현재 상황을 휴대폰, 라디오 등을 통해 지속적으로 파악하여야 한다.

[마무리]

◇ 활동 4 : 지진 발생 시 안전한 행동요령 실제 해보기

• 지진 발생 시 안전한 행동요령을 유아들이 실제로 해보고 느낀 점에 대해 이야기 나누기

활동사진	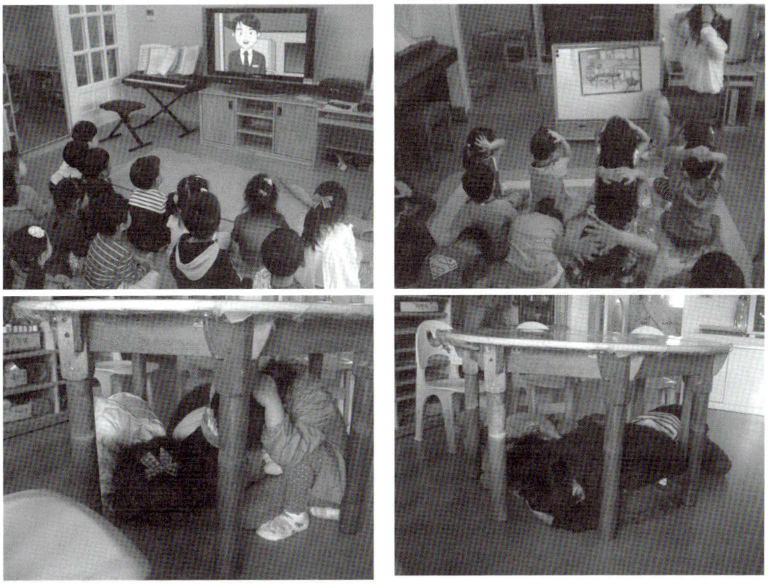
평 가	※ 지진대피훈련을 하면서 유아들이 쉽게 접하지 못한 '지진'에 대해 알 수 있었다. ※ 지진에 대해 알아보면서 지진이 났을 때와 해일이 발생하였을 때의 대피방법에도 어떤 것이 있는지 알아보았고 아이들과 직접 책상 밑에 들어가서 체험해 보기도 하였다. 책상 밑으로 단순히 피하는 것 이외에 책상 밑에서 손으로 머리를 감싸며 보다 안전하게 대피할 수 있는 방법도 알 수 있었다. 나중에 시민안전체험관에 가서 직접 체험해 보도록 하여야 겠다.

▶ 교육활동 사례 2

활동주제	재난안전 – 황사	활동명	봄의 불청객 황사
활동목표	• 황사의 원인을 알고 황사가 심할 때는 외출을 삼가고, 외출 시 주의해야 할 사항을 안다.		
준비물	멀티미디어, 마스크, 벽돌블록, 융판, 황사 사진		
활동내용	[도입] ◇ 황사 사진을 보면서 무엇인지 예측해 보고 느낀 점에 대해 이야기 나누기 [전개] ◇ 활동 1 : 봄의 불청객 황사(황사현상에 대해 알기) – 멀티교수자료를 보면서 황사의 원인에 대해 알아보고, 황사가 우리 몸에 끼치는 영향에 대해 알아보기		

	1) 황사는 몸에 안 좋아요. – 황사가 우리 몸에 미치는 영향에 대해 알아보기 2) 황사가 있는 날 옷차림 – 황사가 있는 날 외출 시 옷차림에 대해 알아보기 ◇ 활동 2 : 황사로부터 우리를 보호하는 방법 • 황사가 있는 날, 외출을 하고 나서 해야 할 일들에 대해 이야기 나누기 * 황사 관련 부위별 질환 대처법 목 : ① 물을 적신 손수건으로 입을 가리고 천천히 깊게 호흡한다. ② 창문을 닫고 물수건을 널어 적정한 습도를 유지한다. ③ 양치질하고 깨끗한 물이나 가글로 목구멍을 헹군다. 코 : ① 코를 엇박자로 눌러 콧물을 빼낸다. ② 콧구멍을 한 쪽씩 막고 번갈아 푼다. ③ 깨끗한 물로 콧속을 세척한다. 눈 : ① 눈을 비비지 말고 눈물을 흐르게 한다. ② 렌즈 대신 안경으로 바꾸어 착용한다. ③ 눈을 편안하게 쉬게 해준다. [마무리] ◇ 활동 3 : 황사게임 – 황사에 대한 내용을 회상하며 마스크를 쓰고 황사그림을 떼어보는 게임을 해본다.
활동사진	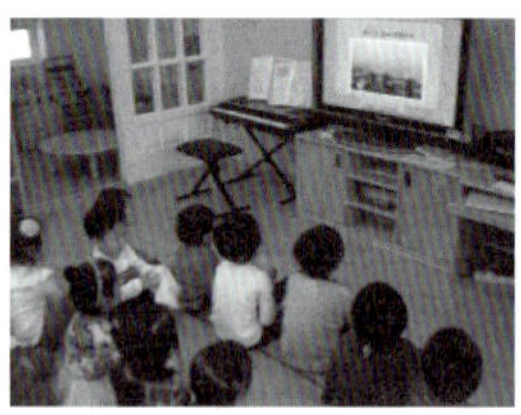 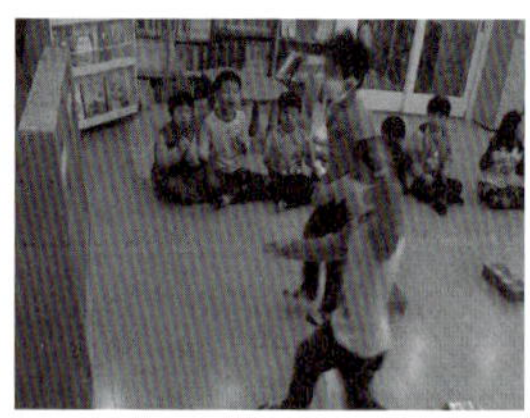 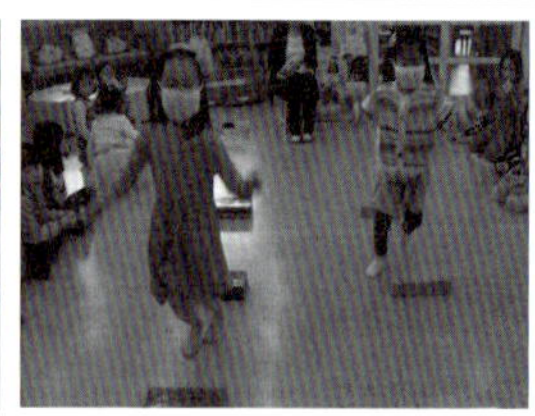 〈사전활동〉 〈본 활동〉
평 가	* 봄을 맞이하여 다가오는 황사로 인해 황사 관련 안전교육을 실시하였다. * 요즘 날씨가 좋지 않아 미세먼지도 자주 일어나곤 하는데 안전교육을 통해 황사에 대해 알고 황사를 예방하는 방법, 외출 시 주의해야 할 일 등에 대해 알 수 있는 좋은 시간이었다. * 게임활동에 아이들이 즐겁게 참여하였지만 게임 시 마스크를 착용하는 부분을 조금 힘들어하는 모습을 보였다.

CHAPTER

11

대인관계 안전

1. 실종 · 유괴 안전교육
2. 영유아 성폭력 안전교육
3. 아동학대 안전교육

CHAPTER

11 대인관계 안전

1 실종 · 유괴 안전교육

1) 실종 · 유괴 안전교육의 개념

영유아들은 발달적으로 호기심이 강하고, 주변 상황에 쉽게 관심을 나타내며 충동적인 반응을 보인다. 특히 주변 현상이나 사물에 대한 변별력이 부족하고 욕구조절 능력이 부족하기 때문에 미아사고의 발생 가능성이 높다. 전 세계에 걸쳐 유괴 등 영유아를 대상으로 하는 범죄들은 끊임없이 일어나고 있다. 유괴범죄는 의사능력이나 자구능력이 부족한 어린이들을 대상으로 하여 피해영유아의 신체와 생명을 담보로 하기 때문에 그 가족은 물론 사회를 더욱 경악시키고 있다(윤선화 · 이경선 · 나미혜, 2004). 영유아들은 사고 특성상 사람들이 미소를 짓고 다가오거나 친절하게 굴면 따라가는 경향이 있고, 친절한 여성은 거짓말을 하지 않으며 자신의 이름을 아는 사람은 누구나 잘 아는 사람일 것이라고 생각한다. 영유아 신변을 위협하는 미아와 유괴사고에 대한 대책으로 법률 강화, 안전한 환경 조성, 안전교육 등 여러 예방대책이 있지만 무엇보다도 영유아 스스로 위험을 인식하고 자기보호기술을 습득하여 대처능력을 형성할 수 있는 안전교육이 중요하다. 무엇보다 영

영유아들에게 유괴에 대한 올바른 판단력을 갖도록 지도해야 한다. 무조건 다른 사람을 불신하거나 지나친 불안감을 갖도록 해서는 안 되며, 영유아들이 위험한 사람과 위험하지 않은 사람을 잘 구분할 수 있도록 지도하여야 하고, 실종 시 대처방법에 대한 올바른 교육이 필요하다.

2) 실종 · 유괴 안전교육의 필요성

현대사회는 여성의 사회참여율이 증가함으로 인해 가정의 기능이 약화되고, 영유아교육의 중요성에 대한 부모들의 인식이 확대되면서 영유아들의 하루 생활 대부분이 가정 밖에서 이루어지고 있다. 영유아들은 가정 외적 환경(어린이집, 유치원, 각종 학원, 동네 놀이터, 골목길 등)에서 사회적 접촉을 형성하며, 다양한 상황 및 문제를 경험한다(윤선화, 2002). 어린이를 대상으로 하는 유괴 및 미아 사고는 영유아의 집이나 교육기관 주변 등 일상적인 공간에서 흔히 발생하고 있다(윤선화 · 이경선 · 나미혜, 2004, 이기숙 외, 2012 재인용).

영유아의 신변 안전 예방교육의 궁극적인 목적은 생활 주변에서 발생하는 여러 가지 위험한 상황을 스스로 인지하고 위험한 상황에서 벗어나며, 주변 사람들에게 도움을 요청하여 자신을 보호할 수 있는 대처방법을 익히도록 교육하는 것이다.

유괴예방교육은 어린이들이 유괴상황에 처했을 때 상황을 정확하게 판단하여 자신을 보호할 수 있도록 하는 것으로, 대처행동을 훈련함으로써 위험상황에 당황하지 않고 안전하게 행동하도록 해야 한다. 미아가 된 유아가 유괴사고의 피해자가 될 수 있다는 점에서 적극적인 미아예방교육 또한 필요하다(윤선화 · 정윤경 · 이경선, 2010).

행정안전부에서 제시하는 유괴 및 실종 예방교육의 목표는 다음과 같다(이선애, 2014).

- 유괴의 개념을 알고 경계할 수 있다.
- 유괴 시 안전한 대응법을 알고 적절하게 대응할 수 있다.
- 낯선 사람과의 만남을 부모에게 알리는 것이 중요함을 알고 이를 실천할 수 있다.
- 길을 잃을 수 있는 장소를 알고 안전하게 행동할 수 있다.
- 길을 잃어버렸을 때의 안전한 행동요령을 알고 이를 실천할 수 있다.
- 믿을 수 있는 사람을 알고 도움을 요청할 수 있다.

3) 실종 · 유괴 안전교육의 내용

영유아는 일반적으로 유괴범이 험상궂게 생겨서 외모만으로도 구별할 수 있다고 생각하지만, 유괴범은 남자일 수도 여자일 수도 있으며 겉모습만으로는 알 수 없다는 것을 영유아가 인지하도록 알려주어야 한다. 누군가 강제로 데려가려 하면 "안 돼요, 싫어요"라고 소리치며 사람이 많은 곳으로 뛰어가 도움을 요청하도록 지도하며, 영유아의 신상정보는 겉으로 잘 드러나지 않는 곳에 기입하거나 넣어두도록 한다. 또한 위급상황 시 대처방법을 알려주고 인형극이나 역할극을 통해 상황을 직접 재연하는 반복적인 교육을 통해 대처능력을 기르도록 하는 것이 효과적이다. 또한 영유아의 실종 · 유괴에 관해 가정에서나 어린이집, 놀이터, 거리, 공원 등 일상생활 속에서 알아야 할 것들을 교육하도록 한다.

영유아교육기관에서는 유괴를 방지하기 위하여 학부모 오리엔테이션, 가정통신문 등을 통해 영유아의 귀가인계과정에 대한 규칙을 마련하고 철저히 지키도록 해야 한다. 예를 들면, 영유아가 귀가할 때 평소 지정된 보호자가 아닐 경우 반드시 부모에게 확인해야 하며, 만약 다른 사람으로 변경되는 경우 사전에 교육기관에 부모가 직접 연락하도록 하는 등의 절차를 철저히 지키도록 하는 것은 유괴 예방을 위해 필요하다. 귀가 시 영유아의 보호자를 반드시 확인 후 어린이를 인계하는 것은 매우 중요하다. 많은 영유아가 귀가하는 시간에 혼잡한 틈을 타서 안전사고가 발생할 가능성이 있으므로, 이를 방지하기 위해서는 반드시 영유아의 보호자를 확인하고 영유아를 귀가시킬 수 있는 절차를 구체적으로 마련하여야 한다.

(1) 낯선 사람이 말을 걸 때

- 낯선 사람이 말을 걸어오면 모른 척한다.
- 낯선 사람에게 자신의 이름이나 주소 등을 말하지 않는다.
- 부모의 이름이나 휴대폰 번호, 집 전화번호를 알려주지 않는다.
- 낯선 사람이 친절하게 대하거나 선물, 먹을 것을 주면 받지 않는다.
- 낯선 사람과 만났을 때 집에서 멀리 떨어져 있으면 주변 사람, 슈퍼, 문방구 등으로 가서 도움을 요청한다.
- 낯선 곳에서 혼자 가지 말고, 공원에서는 친구들과 함께 놀이한다.
- 낯선 사람을 절대 따라가지 말고, 억지로 끌고 가면 "안 돼요! 싫어요! 도와주세요!"라고 큰 소리로 외친다.
- 환하고 밝은 사람들이 많은 곳에서 놀며, 저녁 늦게까지 밖에서 놀지 않는다.
- 아는 사람이라고 함께 가자고 하면 "부모님께 여쭤볼게요"라고 이야기한다.

실종예방수칙

- 자신이 어디에 있는지 알리고 장소를 이동할 때 허락을 받고 간다.
- 자신의 이름, 부모 이름, 집 주소, 전화번호를 꼭 기억한다.
- 길을 걸을 때 사람이 많이 다니는 길이나 큰길로 다닌다.
- 함께 다니거나 부모나 교사를 잃어버렸을 경우 이동하지 말고 제자리에 꼭 서있는다.
- 위험한 일이 생기면 '긴급통화 112'나 부모에게 전화한다.

▶ 교육활동 사례

주 제	미아방지	활동명	엄마를 잃어버렸어요.
목 표	• 위험한 상황에서 자신을 보호하는 방법을 안다. • 실외에서 부모님을 잃었을 때 안전한 대처방법에 대해 알아보고 이를 실천한다.		
자 료	막대 그림자료(아이, 엄마), 미아예방노래, 가사판, 피아노		
활동내용	[도입] ① '미아'라는 것에 대한 의미와 경험을 이야기 나눈다. • 미아라는 말을 들어본 적 있니? • 엄마, 아빠를 잃어버렸던 경험이 있니? • 미아가 되었을 때 어떤 마음이었니? • 아이를 찾거나 부모님을 찾는다는 방송을 들어본 적이 있니? [전개] ② 막대동화를 이용하여 부모님을 잃어버린 친구의 이야기를 들려준다. 엄마와 놀이동산에 간 찬이가 엄마의 손을 놓친 후 엄마를 잃어버렸어요. 찬 : 엄마! 엄마! 엄마 : 찬아! 찬아! 애가 어디갔지? 찬 : 맞다. 엄마가 길을 잃어버렸을 땐 그 자리에서 기다리고 있으라 하셨어. 찬이는 엄마를 잃어버린 자리에 서서 엄마를 기다렸어요. 그리고 놀이공원 매점 아저씨에게 안내방송을 해달라고 부탁드렸어요. 그렇게 해서 찬이는 엄마를 만나게 되었어요. ③ 그림자료를 보며 이야기를 듣고 아이가 엄마를 잃어버린 이유에 대해 알아보고, 이럴 땐 어떻게 대처해야 하는지 함께 이야기 나눈다. • 가장 먼저 해야 할 일은 뭘까? • 누구에게 도움을 청할까? • 미아가 되지 않으려면 어떻게 행동해야 할까? ④ '꼭꼭이 미아 예방송' 노래를 부른다. • '멈추기', '생각하기', '도와주세요' 부분만 유아들이 불러본다. ⑤ 노랫말에 맞추어 동작으로 표현한다. • '멈춰요'는 어떻게 표현하면 좋을까? • '생각하기', '도와주세요'는 어떻게 표현하면 좋을까? [마무리] ⑥ 길을 잃어버렸을 때 어떻게 행동해야 하는지 약속을 정하고 평가를 한다. • 미아 예방 3단계 구호를 말해본다.			

활동 사진	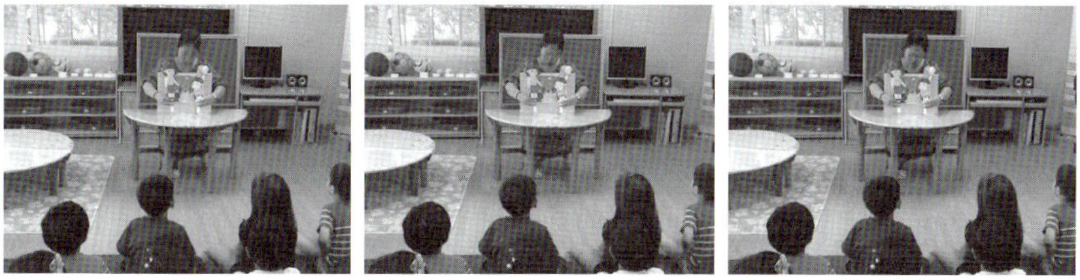
평 가	* 길을 잃어버린 경험을 이야기하는 친구의 이야기에 귀를 기울이며 관심을 표현하였다. 위험한 상황에서 대처하는 방법을 노래와 함께 알아보니 미아 예방 3단계에 더욱 관심을 갖고 적극적으로 참여하였다. 또한 율동을 만드는 과정에도 창의적인 표현들이 돋보였다. 이러한 활동들이 지속적으로 이루어져 실생활에서 실천할 수 있도록 지도해야겠다.

2 영유아 성폭력 안전교육

1) 성폭력 안전교육의 개념

성폭력의 사전적 정의는 심리적 · 물리적 · 법적으로 성과 관련되어 이성에게 위해를 가한 폭력적 사태를 통틀어 이르는 말이다. 사전적 정의에 따르면, 성폭력은 성을 매개로 가해지는 신체적 · 언어적 · 심리적 폭력으로 상대방의 동의 없이 강제적으로 성적 행위(언어 포함)를 하거나 성적 행동을 강요, 위협하는 행위이다(한국여성개발원, 2004). 성폭력은 상대방이 원하지 않는데 자신의 성적인 즐거움을 위해 강제로 하는 성적인 행위를 일컫는다. 성폭력은 행동과 그 행동의 강도도 중요하지만, 상대방이 원하였느냐 원하지 않았느냐가 매우 중요한 기준이 된다. 그러나 아직 생각이나 판단이 성숙하지 못한 영유아인 경우에는 저항하거나 충분히 싫다는 표현을 하지 못했다고 하더라도 영유아에게 가해진 성적인 행동은 모두 성폭력이라고 할 수 있다(조희연 외, 2012).

영유아는 애정표현과 성폭력 행동을 구분할 수 있는 능력이 부족하며, 폭력을 당한 경우에도 외부에 도움을 요청할 수 있는 능력이나 기회가 상대적으로 제한되어 있다. 따라서 어린이를 신체적 · 정서적 · 성적 학대의 가능성으로부터 보호하고, 성폭력 등과 같은 사고를 예방하기 위해서는 영아기부터 발달수준에 적합한 내용과 방법으로 체계적인 성폭력 예방교육이 이루어져야 한다.

설사 어린이가 동의했다고 하더라도 어른이나 나이 많은 사람이 성적인 행동을 함께 한다면 그것은 성폭력에 해당한다. 이와 같이 생각이나 판단능력이 다 자라지 못한 영유아가 몸과 마음을 다치지 않도록 어른들이 보호해 주어야 한다. 성폭력에 대한 다양한 정의를 살펴보면 다음의 〈표 11-1〉과 같다(최혜순 외, 2013).

〈표 11-1〉 성폭력에 대한 정의

영역별 정의	내 용
사전적 정의	• 성을 매개로 가해지는 신체적 · 언어적 · 심리적 폭력 상대방의 동의 없이 강제적으로 성적 행위(언어 포함)를 하거나 성적 행동을 강요, 위압하는 행위
법률적 정의	• 성폭력범죄의 처벌 등에 관한 특례법 제2조 제1항 아동 · 청소년 대상 성폭력범죄란 19세 미만 미성년자에 대한 강간, 강제 추행 행위
관계기관 정의	• 교육인적자원부(2001) 어린이 성폭력이란 13세 미만의 어린이를 대상으로 가슴, 엉덩이, 성기 부위 등을 만지거나 어린이 성기에 자신의 손가락, 성기 등을 삽입하는 행위 • 세계보건기구(WHO : World Health Organization) 어린이 성학대는 어린이가 성행위에 동의를 할 만큼 충분히 발달하지 않은 상태 등에서 성적 활동에 어린이가 노출된 경우
기 타	• 최영해(1998) 어린이 성폭력이란 만 13세 미만의 어린이에게 가해지는 성폭력으로, 어린이 성학대(child sexual abuse)라는 전문용어로 사용되기도 함

출처 : 교육인적자원부(2006).

2) 성폭력 안전교육의 필요성

유아기는 발달적 특성이 주변 사물이나 환경에 대한 호기심은 높은 반면, 신체적 기능이 아직 미숙하여 운동능력이 부족하고 상황에 대한 인식판단능력이 부족하여 그 어느 때보다 성폭력 피해의 위험이 높은 시기이다. 성폭력을 포함한 각종 어린이 안전사고를 예방하기 위해 유니세프(국제아동기금) 및 관련 분야 전문가들은 '3E 정책'을 권유하고 있다. 3E란 '교육(Education)', '안전장치(Engineering)', '단속(Enforcement)'의 약칭이다. 교육(Education)은 성폭력 예방교육으로 어린이 성폭력 사고를 예방하는 전략이고, 안전장치(Engineering)는 성폭력 범죄자들에 대해 전자 팔찌를 착용하게 하는 것과 같은 물리적 장치를 통한 방지전략이며, 단속(Enforcement)은 성폭력범죄자 처벌법에 따른 신상공개와 같은 가해자 단속 및 처벌전략이다. 이 중에서 성폭력 가해자에게 조치가 취해지는 안전장치와 단속보다는 피해자가 될 수 있는 유아들에게 교육을 함으로써 성폭력 범죄를 미연에 방지할 수 있는 것이 가장 효과적인 방법이다(구경선 외, 2013).

최근 성폭력을 예방하고 영유아를 보호하기 위한 우리 사회의 많은 노력에도 불구하고 영유아의 성폭력 피해사례는 증가하고 있다. 성폭력은 우발적으로 일어나기보다는 치밀한 사전계획에 의해 장기간에 걸쳐 일어나므로 영유아가 성폭력 상황을 인식하고 스스로 대처할 수 있는 성폭력 예방교육이 질실히 필요한 실정이다. 특히 영유아는 성지식과 표현능력의 부족으로 성폭력으로 인한 피해가 크고 지속적이기 때문에 그 후유증과 상처가 심하며, 이후 청소년기 및 성인기의 삶에도 부정적 영향을 줄 수 있어 적극적인 예방과 대처가 필요하다(이순형 외, 2013).

Briggs(1995)는 모든 아이는 나이, 성별, 인종, 민족, 사회계층, 종교적 배경 등에 관계없이 성폭력으로부터 보호되어야 한다고 강조하면서 그 이유를 다음과 같이 제시하였다(구경선 외, 2013; 조희연 외, 2012; 최혜순 외, 2012).

① 영유아는 힘이 없다

영유아들은 기본적인 욕구를 충족하기 위해서 성인에게 의존할 수밖에 없는 존재이다. 영유아성폭력범은 자신의 성적 만족을 위해 약하고 무지한 유아들을 이용한다. 특히 영유아가 개인적인 안전과 성교육에 관한 지식이 없을 때 관련 범죄가 자주 일어난다.

② 영유아는 모든 성인을 믿어버리는 경향이 있다

성폭력 안전 등에 대한 특별한 교육을 받지 않은 8세 이하의 영유아는 친절하게 행동하는 모든 성인을 믿는다. 심지어 아버지가 근친강간이나 가정폭력으로 감옥에 있다고 하더라도 유아는 아버지를 유일한 보호자라고 믿는다.

③ 영유아는 성인의 동기를 평가할 수 있는 능력이 부족하다

영유아를 괴롭히는 사람들은 강제, 속임수, 위협, 물질공세, 갈취 등 여러 가지 방법을 동원한다. Piaget의 도덕성 발달이론에 의하면, 특히 7세 이하의 영유아는 다른 사람의 동기를 판단할 수 있는 능력이 없다. 따라서 영유아는 어떤 행동을 평가할 때 그 사람의 동기나 의도가 아니라 외모나 태도 또는 나타난 행동의 결과에 의해 선악을 판단한다.

④ 영유아는 성인에게 순종하는 것이 좋은 것이라고 배운다

일반적으로 영유아는 모든 성인에게 복종해야 한다고 배운다. 이러한 규칙으로 유아는 성인이 하는 일이나 요구가 잘못된 것이라고 생각하지 못하고 복종하게 된다.

⑤ 영유아는 자신의 신체에 대해 호기심이 많으나 성에 관한 지식 및 개념이 부족하다

영유아 중 특히 남아는 성에 대해 관심과 호기심이 많다. 일찍부터 자위행위를 하기도 하고 성적 용어나 성과 관련된 말을 배우기 시작한다. 특히 주변에서 TV

나 영화를 통해 성에 관한 장면도 보게 된다. 그러나 이런 경험은 영유아들로 하여금 단순한 호기심을 갖게 하는 것이지 성에 대한 지식을 갖게 하는 것은 아니다. 성에 관한 지식은 배운 적이 없으므로 성인이 영유아에게 올바른 성교육을 시키지 않고 무관심하면 영유아는 성에 대한 무지 때문에 위험에 빠질 수도 있다.

⑥ 영유아는 성폭력이 잘못된 행동이라는 것을 모른다

영유아가 용납되는 행동과 그렇지 않은 행동을 구분하는 것을 배우지 않았다면 성폭력 행동도 정상적인 행동으로 생각할 수 있다. 그러나 자신의 몸이 누군가에 의해 함부로 다루어진다는 것은 인지할 수 있다. 이러한 감정은 억제되었다가 청소년기 이후에 성 관련 증상이나 품행문제 및 정서행동문제로 나타날 수 있다.

⑦ 영유아는 성폭력을 애정표현이나 애정의 증거로 오해하기도 한다

교육을 받지 않은 영유아는 성폭력적인 행동을 사람들이 서로 사랑할 때 보통으로 할 수 있는 행동으로 받아들일 수 있다. 가해자들은 영유아의 이러한 특성을 악용하여 성폭력을 행한 뒤 “너를 예뻐해 준 거야”라고 영유아를 속이기도 한다.

⑧ 영유아가 자신의 고민이나 두려움을 표현할 수 있는 기회가 많지 않다

영유아가 성폭력으로 인한 신체적인 고통을 호소할 때에도 부모들은 대체로 별일 아닌 것으로 안심시키며, 남자 아이들에게는 뭐든지 참을 수 있어야 한다고 교육시킨다. 한편 여자 아이들은 가족 내 성폭력에 대해 누구에게든 이야기하면 자신의 가족에게 피해가 갈 것이고 그 책임은 자신에게 있다고 생각하게 된다. 또한 “발설하면 벌을 준다”는 가해자의 협박에 의해 자신이 당한 폭력을 다른 사람에게 이야기하면 벌을 받게 될 것이라고 생각하게 되어 피해를 폭로하지 못하게 되는 경우가 많다.

이와 같이 영유아들은 발달 특성상 자신에 대한 애정표현과 성폭력 행동을 구분할 수 있는 능력이 부족하며, 성폭력을 당한 경우라도 외부에 도움을 요청할 수 있는 능력이나 기회도 상대적으로 제한되어 있다. 따라서 영유아가 성폭력으로부터 안전할 수 있도록 영유아와 부모에게 성폭력 예방을 위한 교육을 제공해야 하며, 영유아를 대상으로 하는 성폭력 교육은 지식뿐만 아니라 유아들이 성폭력에 대해 올바른 태도를 형성할 수 있도록 반복적이고 구체적으로 이루어져야 한다. 이를 통해 영유아가 성폭력 상황에 대처할 수 있는 능력을 습득할 수 있도록 하여야 한다.

3) 성폭력 안전교육의 내용

성폭력 사고는 일어나지 않도록 사전에 예방하는 것이 중요하다.

아동 성폭력은 사회의 커다란 문제로 매년 아동 성폭력 사고와 피해가 증가하고 있기 때문에 아동 성폭력에 대해 이해하고, 사전에 적극적으로 예방 및 위험한 상황에 대처할 수 있도록 하는 안전교육이 필요하다. 성폭력 안전교육을 받았던 유아가 그렇지 않은 유아보다 성폭력의 피해를 당할 위험이 훨씬 적으므로(Briggs & Hawkins, 1999; Budin, 1989), 역할놀이 기회를 제공하고 다양한 내용 및 방법을 통해 효과적인 안전교육이 실시되어야 한다.

교사는 평상시 영유아가 성에 대한 긍정적인 생각을 가질 수 있도록 도와야 한다. 성폭력 예방교육은 '나와 가족'이나 '건강과 안전' 등의 생활주제와 관련하여 진행할 수 있다. 성폭력 예방교육과 관련된 영역과 내용은 다음 〈표 11-2〉와 같다.

〈표 11-2〉 성폭력 예방교육 영역 및 내용

영 역	내 용
지 식	• 어떤 것이 성폭력인지를 알게 한다. • 위험한 상황에서 자신을 보호하는 방법을 알게 한다. • 위험한 상황에서 자신을 보호해야 할 필요성을 알게 한다. • 기분 좋은 접촉과 나쁜 접촉을 구별하게 한다.
기 술	• 위험한 상황으로부터 도움을 청하는 방법을 알게 한다. • 성폭력 가능성을 인식하고 올바른 방법으로 대처하도록 한다. • 성폭력을 당했을 때 도움을 구하거나 대처할 수 있는 방법을 알게 한다.
태 도	• 자신의 몸이나 타인의 몸을 소중하게 여기도록 한다. • 위험한 상황에 대처하는 바른 태도를 기르게 한다. • 위험한 상황에서 자신을 보호하려는 적극적인 태도를 기르게 한다. • 위험에 처했을 때 침착하게 대처하는 행동을 기르게 한다. • 위험상황이 있음을 알고 위험에 처한 사람을 돕는 태도를 기르게 한다. • 위험상황을 인식하고 대처하는 태도를 기르게 한다.

출처 : 곽은복(2001).

아동학대 예방 교육자인 Anderson은 'touch(신체접촉)'의 개념을 활용한 전형적인 유아 성폭력 예방 프로그램 'The Touch Continuum'을 제안하였다. 이 프로그램에서는 교사를 대상으로 다음과 같은 교육지침을 제시하였다(교육인적자원부, 2006).

① 신체접촉(touch) 자체는 영유아들의 발달에 매우 가치 있는 활동이다. 단, 영유아가 받아들일 수 있는 신체접촉은 어떤 것인지를 파악하여 적절하게 대응하는 것이 필요하다.

② 영유아를 신체적으로 접촉하기 전에 유아에게 허락을 구하는 것이 필요하다. 예를 들어, "내가 너를 안아줘도 될까?"라고 물었을 때, 유아가 "아니요"라고 하면 안지 않도록 한다.

③ 어깨, 등, 팔, 손과 같이 취약하지 않은 신체 부분을 접촉하도록 한다. 가슴, 머리카락, 성기와 같이 민감한 신체 부위를 접촉하는 것은 가능한 한 피하도

록 한다.

④ 영유아와 신체적으로 접촉할 때 문화적 차이를 고려한다. 어떤 문화에서는 받아들여지는 것이 다른 문화에서는 금기시되는 경우도 있다.

⑤ 영유아의 활동수준을 인식하고 신체접촉을 통해 유아의 놀이를 방해하지 않는다.

⑥ 신체접촉에 대한 유아의 요구는 개인에 따라 다름을 이해하여, 각 유아에게 어떤 종류의 신체접촉이 적절한지를 결정한다.

⑦ 만약 영유아의 민감한 부분을 접촉해야 한다면(예 기저귀를 갈 때) 유아에게 신체를 만지는 이유를 설명한다. 유아에게 설명할 때에는 신체 부위의 정확한 명칭을 사용하는 것이 좋다.

⑧ 영유아들이 배변훈련 중일 때 자신의 성기를 깨끗이 하도록 한다.

⑨ 신체접촉이 적절한지 아닌지를 결정해야 할 때 "Touch Test"를 사용한다(예 낯선 사람과의 악수는 적절하지만 키스는 적절하지 못함).

교사와 부모가 영유아 성폭력을 예방하기 위해 유념하여 교육해야 할 구체적인 내용을 제시하면 다음과 같다.

① 영유아에게 자신과 다른 사람의 몸의 소중함을 알게 한다. 특히 신체의 어떤 부분은 아주 개인적인 것이므로 다른 사람이 함부로 보거나 만지지 않게 해야 함을 말해준다. 또한 다른 사람으로부터 부당한 요구나 취급을 받았을 때는 즉시 부모나 믿을 만한 성인에게 이야기하게 한다.

② 영유아가 좋은 접촉과 나쁜 접촉을 구별할 수 있게 가르친다. 자신이 원하지 않는 행동을 요구당했을 때는 '싫어요'라고 소리치며 피하게 한다. 또한 나쁜 일이 일어난 후 부모에게 절대 비밀로 해야 한다고 범인이 강요하더라도 유아는 반드시 부모나 교사에게 이 사실을 알려야 함을 이야기한다.

③ 좋지 않은 말을 하거나 나쁜 사진이나 잡지, 동영상을 보여주는 사람이 있으면 이를 부모나 교사에게 알리고 피하도록 한다.

④ 어른이 요구할 때에도 때로는 자기 주장을 하거나 거절할 수도 있음을 알게 한다. 가족이나 친지 또는 아는 사람이라도 이상한 행동을 요구할 때에는 단호하게 거절하도록 한다.

⑤ 모르는 사람이 접근하여 친구를 외딴 곳으로 데리고 가면 즉시 근처의 다른 믿을 만한 어른에게 이야기하게 한다.

⑥ 남자는 힘의 상징이고 여자는 힘에 순응하는 왜곡된 성역할을 제시하지 않는다.

⑦ 성폭력에 대한 직접적인 이야기보다 동영상을 보여주거나 동화를 들려주며 이야기를 시작하는 것이 좋다. 그러나 유아가 다른 사람에 대해 지나친 공포감을 갖지 않도록 해야 한다.

⑧ 교사는 학부모나 지역사회 주민을 대상으로 성폭행 예방교육을 실시하고, 성폭력 사고가 발생할 경우 피해사실을 신고하고 도움을 받을 수 있는 창구를 알아둔다.

⑨ 교사는 평소 유아가 성에 대해 호기심을 보일 때 회피하지만 말고 바르게 대답해 주며, 어려운 일이 생겼을 때 즉시 도움을 청하라고 이야기해 준다. 또한 교사가 유아를 지원하고 있다는 것을 느끼도록 노력한다.

⑩ 우리나라에도 성폭력 피해 유아의 신체적 · 정신적 문제의 진단 및 치유를 돕기 위한 중재기관으로 '한국 성폭력 상담소'나 '아동학대 예방협회'가 있다.

성폭력 예방을 위해서는 유아들이 좋은 접촉과 나쁜 접촉, 혼돈스런 접촉의 차이점을 알고 성폭력 예방교육 단계별 대처기술을 익히도록 하여야 한다.

■ 1단계
- "안 돼요, 하지 마세요"라고 큰소리로 말한다.
- 평상시에 충분한 연습을 하도록 한다.

■ 2단계
- 그 자리를 피한다.
- 다른 성인의 도움을 받을 수 있는 곳으로 가야 한다.

■ 3단계 • 일어난 일에 대해 부모님 등 믿을 수 있는 사람에게 말한다.

좋은 접촉	• 친한 친구와 손을 잡고 놀러 가는 경우/ 아빠가 안아 주는 경우 • 할머니 무릎에 앉아서 할머니가 책을 읽어주시는 경우 • 엄마가 심부름을 잘했다고 머리를 쓰다듬어 주시는 경우
나쁜 접촉	• 인적이 드문 곳에 혼자 있는데 낯선 사람이 억지로 안으려고 하는 경우 • 공원 의자에 앉아 있는데 낯선 사람이 다가와 성기를 만지려고 하는 경우 • 동네 골목길에서 어른이 옷을 벗고 성기를 노출하며 보라고 하는 경우
혼돈스러운 접촉	• 의사선생님이 진찰하기 위해 내 몸을 만지는 경우

▶ 교육활동 사례

주 제	성폭력 안전교육	**활동명**	도와줘요 빨래 할머니
목 표	• 성폭력 상황으로부터 나를 지키기 위한 방법을 알고 이를 실천한다.		
자 료	『도와줘요 빨래할머니(엄미랑, 2009)』 동화책, 역할 머리띠, 동극 대사판, 동극배경(엘리베이터, 놀이터, 도로, 골목, 문방구, 동네 – 6장면)		
활동내용	[도입] ① 동화를 듣는다. ② 동화 내용을 회상하며 이야기 나눈다. • 동화에 어떤 친구들이 나왔니? • 소라는 엘리베이터에서 어떻게 이야기를 했니? • 구슬이는 문방구에서 뛰쳐나오며 뭐라고 이야기했니? • 수경이는 누구를 만났지? • 수경이가 오빠의 발을 밟으며 뭐라고 했니? • 하림이는 길을 가다가 누구를 만났니? • 하림이가 도망칠 때 뭐라고 이야기했니? [전개] ③ 동극역할을 정한다. • 빨래 할머니 역할을 누가 맡아볼까? • 차에 있는 아저씨 역할을 맡아볼 친구 있니?		

	④ 동극을 시작한다. • 동극을 할 때 지켜야 하는 약속은 어떤 약속이 있을까? • 장면이 바뀔 때 배경을 넘긴다. 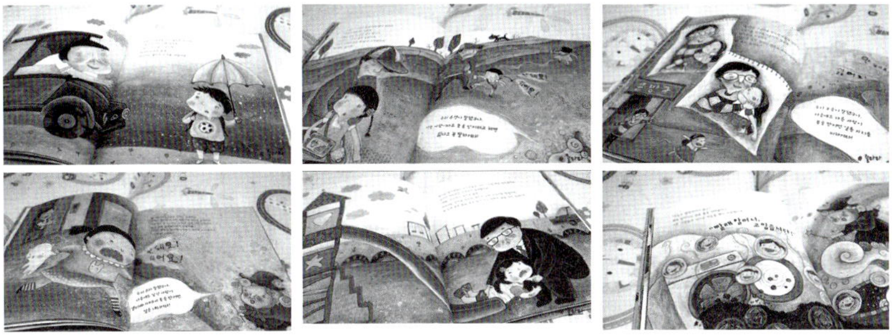 [마무리] ⑤ 동극을 관람한 후 평가를 한다. • 엄마와 함께 동극을 해보니 어땠니?
활동사진	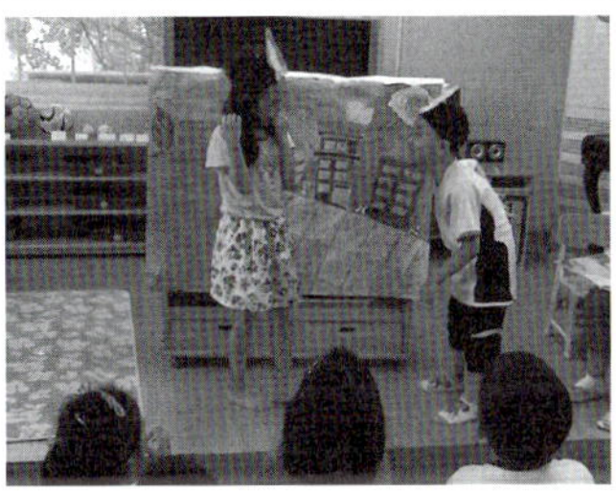 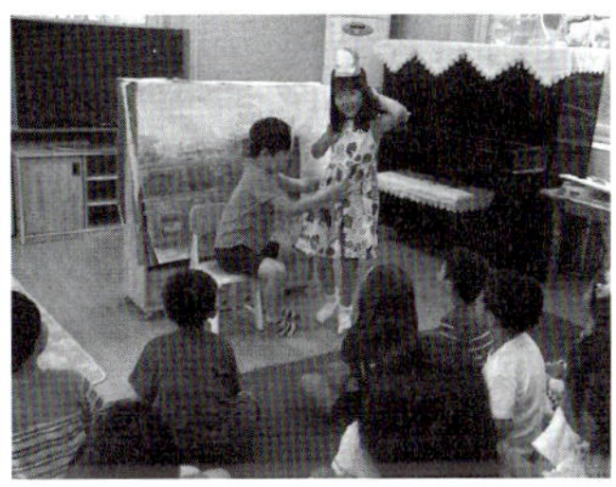
평가	* 아이들이 직접 등장인물이 되다 보니 기분이 나쁜 접촉과 좋은 접촉을 구분하기가 힘들었다. 유아들이 성폭력에 대한 인식과 대처방법을 알고 올바르게 실천할 수 있었지만 대처방법에 있어서 경계한다기보다는 놀이형태로 인식하고 활동이 이루어졌던 점이 다소 있었다. 성교육과 관련한 부모교육자료를 활용하여 지속적으로 가정연계가 이루어져야겠다.

3 아동학대 안전교육

1) 아동학대의 개념

아동학대란 보호자를 포함한 성인이 아동의 건강 또는 복지를 해치거나 정상적 발달을 저해하는 신체적 · 정신적 · 성적 폭력이나 가혹행위를 하는 것과 아동의 보호자가 아동을 유기하거나 방임하는 것을 말한다(아동복지법 제3조 제7항).

아동학대 유형으로는 신체학대, 정서학대, 성학대, 방임 등이 있으며, 아동학대의 대부분은 가정 내에서 이루어지기 때문에 이웃 등 주변의 관심과 적극적인 신고가 필요하다. 교사는 다음과 같은 아동학대의 상황이 인지되면 아동학대를 의심하여 대처해야 한다.

- 아동의 상처에 대해 보호자의 설명이 모호한 경우
- 계절에 맞지 않거나 깨끗하지 않은 옷을 입고 다니는 경우
- 뚜렷한 이유 없이 지각이나 결석이 잦은 경우
- 나이에 맞지 않은 성적 행동을 보이는 경우

또한 자주 나타나는 아동학대 징후로는 신체적 상흔이나 상처, 극단적인 행동과 언어장애, 나이에 맞지 않는 성적 행동, 발달지연 및 성장장애, 청결하지 못한 외모 등이 있을 수 있다. 교사는 아동학대 상황이 의심되면 반드시 아동보호전문기관 또는 수사기관에 신고하도록 한다.

〈표 11-2〉 아동학대 유형 및 징후

유형	내용
신체학대	성인이 아동에게 신체적 손상을 입히거나 이를 허용하는 모든 행위 • 사고로 보기에는 미심쩍은 상처(사용된 도구의 모양이 그대로 나타나는 상처, 담뱃불 자국, 뜨거운 물에 잠겨 생긴 화상, 겨드랑이 팔뚝,허벅지 안쪽 등 다치기 어려운 부위 상처 등) • 신체적 상처로 자주 병원을 가는 경우 • 부모에 대한 두려움, 집으로 돌아가는 것에 대한 거부감 • 다른 아동이 다가올 때 공포감을 느끼는 행동 • 공격 또는 위축된 극단적 행동
성학대	성인의 성적 만족을 위해 아동의 신체에 접촉하는 행위나 아동과의 모든 성적 행동 • 걷거나 앉는 데 어려움 • 입천장의 손상, 성병 감염 및 임신 • 나이에 맞지 않는 성적 행동 • 타인, 동물, 장난감을 대상으로 하는 성적 상호관계 • 부모에 대한 두려움, 집으로 돌아가는 것에 대한 거부감
정서학대	성인이 아동에게 하는 언어적 · 정서적 위협, 감금 · 억제 · 기타 가학적인 행위 • 과도한 수면 부족 증세 • 스트레스로 인한 원형 탈모 • 특정 물건을 계속 빨고 있거나 물어뜯음 • 폭력성향, 히스테리, 강박, 공포, 극단행동, 과잉행동, 자살시도 등 비정상적인 반응
방임	아동의 양육과 보호를 소홀히 하여 정상적인 발달을 서해하는 모든 행위 • 기아, 영양실조, 적절하지 못한 영양상태 • 음식 구걸, 도둑질 • 지속적 피로 · 불안정 호소, 수업 중 과도한 수면

2) 아동학대 예방교육

아동학대 예방교육의 목적은 학대의 위험에 노출되어 있는 아동을 보호하고, 모든 아동이 학대받지 않도록 예방함으로써 아동의 권익 및 안전을 추구하며, 아동이 건강하게 성장할 수 있도록 지원하는 것이다. 또한 가족 전체의 기능을 강화하고 가족지원 서비스를 제공하여 가정 내 아동학대 예방이나 재학대 발생을 억제

함으로써 아동의 권익을 최우선으로 하는 사회적 인식 문화를 조성하여 가족과 아동이 모두 행복한 사회를 이루고자 하는 데 있다(김연주 · 김현지 · 유현숙, 2020; 선음률 놀이교육심리 연구원, 2018; 여성가족부 · 한국건강가정진흥원, 2013; 한국미래교육센터, 2017).

아동학대를 예방하기 위해서는 영유아 스스로 자신을 지켜내는 최소한의 권리를 인식시키는 것이 매우 중요하며, 아동학대 시 부당한 처벌에 대해 스스로 지킬 수 있도록 평상시 아동학대 예방수칙 등 꾸준한 교육이 이루어져야 한다.

아동학대 시 예방수칙	
1단계	• "안 돼요, 하지 마세요"라고 단호하게 큰소리로 외친다.
2단계	• 빨리 도망간다(단, 사람을 너무 경계하지 않도록 주의한다).
3단계	• 주변의 믿을 만한 어른에게 이야기한다.
아동의 권리에 대해 알리기	
생존권	• 깨끗한 공기와 음식을 먹을 권리 • 안전한 장소에서 생활할 권리 • 아프면 치료받을 수 있는 권리
보호권	• 폭력, 괴롭힘으로부터 보호받을 권리 • 정서적 혹은 성적 학대로부터 보호받을 권리
발달권	• 교육받을 권리 • 자유롭게 뛰어놀 수 있는 권리
참여권	• 생각, 양심, 종교의 자유를 가질 권리 • 의견을 갖고 지역사회와 문화 속에 참여할 권리

출처 : 경기도교육청(2014).

아동학대 신고의무자용 점검표

* 아동학대 체크리스트는 아동학대 신고의무자가 직무 중에 학대로 의심되는 아동을 조기 발견하기 위해 활용
* 1개 문항 이상 "예"라고 체크된 경우, 아동학대를 의심해 볼 수 있는 상황. 아동학대가 "의심"되면 아동학대 신고전화 112로 신고

※ 아동학대를 의심할 수 있는지 여부에 대해서는 아동보호전문기관과 상담한다.

연번	체크항목	체크란(✓)	
1	사고로 보이기에는 미심쩍은 멍이나 상처가 발생한다.	예	아니요
2	상처 및 상흔에 대한 아동 혹은 보호자의 설명이 불명확하다.		
3	보호자가 아동이 매를 맞고 자라야 한다는 생각을 갖고 있거나 체벌을 사용한다.		
4	아동이 보호자에게 언어적, 정서적 위협을 당한다.		
5	아동이 보호자에게 감금, 억제, 기타 가학적인 행위를 당한다.		
6	기아, 영양실조, 적절하지 못한 영양섭취를 보인다.		
7	계절에 맞지 않는 옷, 청결하지 못한 외모를 보인다.		
8	불결한 환경이나 위험한 상태로부터 아동을 보호하지 않고 방치한다.		
9	성학대로 의심될 성 질환이 있거나 임신 등의 신체적 흔적이 있다.		
10	나이에 맞지 않는 성적 행동 및 해박하고 조숙한 성지식을 보인다.		
11	자주 결석하거나 결석에 대한 사유가 불명확하다.		
12	필요한 의료적 처치 혹은 필요한 아동에게 예방접종을 실시하지 않는다.		
13	보호자에 대한 거부감과 두려움을 보이고, 집(보호기관)으로 돌아가는 것에 대해 두려워한다.		
14	아동이 매우 공격적이거나 위축된 모습 등의 극단적인 행동을 한다.		
15	"아동학대 체크리스트" 1~14번에 해당되지는 않지만 그 외의 학대로 의심되는 경우 (학대 의심 사항 :)		

출처 : 교육부 · 보건복지부(2016).

CHAPTER

12

약물오남용 안전

1. 약물오남용의 개념

2. 약물안전교육의 필요성

3. 약물안전교육의 내용

CHAPTER

12 약물오남용 안전

1 약물오남용의 개념

약물 오용과 남용은 약물을 과하게 사용하거나 다른 목적으로 사용하는 것을 말하는 것으로, 약을 부적절하게 사용하거나 처방된 약을 잘못 이해하고 사용하는 것을 약물오용, 적당하지 않은 용도와 양의 약물을 사용하는 것을 약물남용이라 말한다. 약물의 종류로는 약 용량에 따라서 독약, 극약 및 보통약으로 분류되거나, 인체에 미치는 영향 또는 법률적인 취급의 한계에 따라 치료약품과 대중약품으로 분류되기도 하고, 처방약품과 비처방약품으로 분류될 수도 있다(정원근, 1995). 약물이란 인간이 질병의 진단, 치료 및 예방의 목적으로 이용하는 물질로 정의되고 있다. 일반적으로는 병이나 상처를 치료하기 위해 먹거나, 바르거나, 주사하는 물질로 학술적으로는 '질병의 예방, 경감 및 치유를 위하여 사용되는 생리활성 물질'이라고 정의하고 있다. 약물오남용이란 전문가의 지시나 용법을 따르지 않는 것과 의학적인 치료목적에서 벗어난 사용 등 일반적으로 어떠한 약물을 사용하든지 그 약물의 사용이 건강에 해를 끼치고 사회적 기능을 수행할 수 없을 정도라면 약물오남용에 포함된다고 볼 수 있다(이기숙 외, 2012).

2 약물안전교육의 필요성

약은 우리 생활에서 절대적으로 필요한 위치를 차지하고 있다. 그러나 약물안전에 대한 문제점이 최근 자주 논의되는 것은 현대사회에서 약물과 관련된 환경적 요소의 위험성이 날로 높아지고 있기 때문이다. 또한 약물오남용으로 인한 중독이나 질식 등의 사고는 단기간 동안 인체에 치명적인 상해를 입힐 수 있다는 점에서 이에 대한 안전교육의 중요성은 더욱 크게 인식되고 있다.

영유아는 호기심이 많고 무엇이든지 입으로 가져가는 특성이 있다. 또한 체구가 작고 피부나 소화기를 통한 화학물질 흡수율이 성인보다 빠르고 높아 그 후유증이 더 심각하다.

영유아의 약물오남용 사고를 예방하기 위해서는 무엇보다도 주변 환경을 안전하게 마련해 주는 것이 필요하다. 이를 위해서는 제도적인 장치와 더불어 성인들에게는 영유아 약물중독사고에 대한 경각심을 고취시키고, 사고 발생 시 응급상황에 대처하기 위한 안전교육이 필요하다. 영유아들에게도 약물을 구별하고 주의하도록 지도하여 영유아 스스로가 자신의 안전을 보호할 수 있는 능력과 기술을 갖도록 교육하는 것이 중요하다.

약물의 오남용은 뇌세포 파괴로 인해 기억력을 나쁘게 만들고 운동신경과 언어장애 등의 많은 해를 가져올 수 있으므로, 올바른 약물오남용 안전교육을 실시하여 위험으로부터 예방할 수 있도록 하여야 한다.

영유아기의 신체적 건강과 발달은 위험요소에 노출되어 있는 것 등에 대한 문제점 인식에 기인한다. 영유아기의 신체적 건강과 발달은 인간 성장 · 발달의 기초를 형성하고, 이후 발달의 방향을 제시해 준다는 점에서 영유아를 위한 약물오남용 안전교육이 적기에 실시될 필요가 있다.

아동복지법 시행령의 안전교육기준에 의하면 약물오남용에 대하여 ① 약물의 종류, 중독성 및 오남용의 폐해, ② 법적 처벌기준, ③ 기타 약물오남용 예방을 위해 필요한 내용을 3개월에 1회 이상, 연간 10시간 이상의 교육을 실시하도록 규정하고 있다.

어린이 약물복용 10계명

1. 담당의사 또는 약사에게 가능한 한 질문을 많이 하고 영유아에 대한 많은 정보를 준다.
2. 2세 미만의 영아가 감기에 걸릴 경우 반드시 의사의 진료를 받도록 한다.
3. 영유아에게 약을 먹이기 전에 무슨 약인지 먼저 확인한다.
4. 약을 먹일 때는 정해진 용법을 지켜서 영유아에게 약을 주어야 한다.
5. 약을 먹일 때는 정해진 용량을 지켜야 한다.
6. 영유아 혼자서 약을 복용하도록 내버려 두면 안 된다.
7. 복용 중 이상 증상 시 즉시 의사 또는 약사와 상의를 한다.
8. 약 복용 중 마음대로 다른 약을 함께 주지 않아야 한다.
9. 남은 약은 영유아의 손에 닿지 않도록 한다.
10. 처방받고 복용 후 남은 약은 버린다.

출처 : 식품의약품안전처, 성미영 외(2012) 재인용.

3 약물안전교육의 내용

1) 의약품 오남용 안전

영유아에게 중독사고를 일으키는 의약품은 주로 해열진통제, 감기약, 비타민제 등이다. 대부분 성인의 부주의로 인해 중독사고가 발생하게 되는데 많은 사람들이 약효만을 생각한 나머지 약의 부작용을 인지하지 않은 채 사용하고 있으며, 약을 보관하는 데도 별다른 신경을 쓰지 않는다. 또한 어린이용 약이 맛과 향이 좋고 색깔이 예쁜 것도 중독을 유발하는 요인이다. 아무리 좋은 약도 함부로 먹었을 경우 오히려 해가 되므로 약품의 올바른 사용과 보관에 주의를 기울여야 한다. 따라서 가정이나 유아교육기관에서는 의약품 오남용과 관련하여 다음과 같은 안전수칙을 지켜야 한다.

의약품에 의한 중독사고를 예방하기 위한 지침은 다음과 같다(김일옥 · 이정은, 2010; 성미영 외, 2014; 이기숙 외, 2012).

- 약은 반드시 날짜와 이름을 명기하여 영유아가 쉽게 열 수 없는 안전한 용기에 넣어 보관하며, 다른 종류의 용기에 보관하지 않는다. 어떤 종류의 약이든지 반드시 별도의 약상자에 넣어 안전한 장소에 보관해야 한다. 약을 보관하는 약장은 항상 잠가두며 안전장치가 되어 유아가 혼자 열 수 없는 용기를 사용한다.
- 약은 식탁 위나 영유아의 손이 닿는 곳에 두지 말고 별도의 약상자에 넣어 안전한 장소에 보관하는 것이 좋다.
- 영유아는 성인의 행동을 그대로 따라서 하므로 성인은 영유아가 보는 앞에서 약을 복용하지 않고, 약은 우리가 아플 때 건강을 회복하기 위하여 먹는 것임을 알려주어야 한다. 단맛으로 코팅된 유아용 약이나 비타민을 과잉복용함으로써 약물중독을 일으키는 사고가 일어날 수 있다는 점에서 주의해야 한다.
- 영유아에게 약을 먹이기 전에 반드시 약의 이름과 용량 등을 확인하고 처방 및 설명서대로 정확하게 먹인다. 또한 잘못된 양이나 잘못된 의약품을 먹일 수 있는 가능성이 높으므로 어두운 곳에서 의약품을 투여하지 않는다.
- 유효기간이 지났거나 용도가 분명하지 않은 약은 무조건 폐기하며, 설명서에는 약품의 사용법이나 주의 사항뿐만 아니라 그 약품에 대한 해독제를 명기해 놓은 경우도 있으므로 약의 설명서를 잘 보관해 둔다.
- 사고가 발생하면 빨리 응급환자구조센터(119)나 응급의료정보센터(1339)로 연락할 수 있도록 한다.

의약품 안전과 관련하여 유아에게 다음과 같은 올바른 약물사용법을 알려주어야 한다(이기숙 외, 2012).

① 약은 반드시 정해진 용량대로, 정해진 시간에, 횟수를 지켜서 먹는 것임을 안다.
② 친구나 낯선 사람이 주는 약은 절대로 먹지 않는다.
③ 혼자서 약을 먹지 않는다.
④ 약상자에 있는 약을 함부로 먹지 않는다.
⑤ 바닥에 떨어져 있는 약은 먹지 않는다.
⑥ 다른 사람이 먹던 약은 먹지 않는다.

〈표 12-1〉 투약 의뢰서

투약 의뢰서와 투약 보고서

<table>
<tr><th>투약 의뢰서</th><th>투약 보고서</th></tr>
<tr>
<td>유아명 :
증 상 :
약의 종류 및 용량 :
투약시간 :
비 고 :
20 년 월 일

의뢰자 (인)

투약으로 인한 책임은 의뢰자가 집니다.

○○유치원장 귀하</td>
<td>
<table>
<tr><th></th><th>투약시간</th><th>용 량</th><th>투약자</th></tr>
<tr><td>1</td><td></td><td></td><td></td></tr>
<tr><td>2</td><td></td><td></td><td></td></tr>
<tr><td>3</td><td></td><td></td><td></td></tr>
<tr><td>비고</td><td></td><td></td><td></td></tr>
</table>

○○유치원장</td>
</tr>
</table>

2) 의약외품 안전

영유아들이 살아가는 공간에서 쉽게 볼 수 있는 의약외품은 락스, 세제, 유리세정제, 방향제, 살충제 등 구취 및 체취 방지를 위한 약품, 인체 보건을 위하여 사용되는 구제와 방제를 위한 방역약품, 위생적인 용도에 사용되는 물질 등이 포함된다. 유아 독극물 사고가 이러한 의약외품으로 인하여 발생하는 경우가 많이 있다는 점에서 이에 대한 적절한 안전대책이 필요하다. 의약외품에 의한 중독사고를 예방하기 위한 지침은 다음과 같다(이기숙 외, 2012; 성미영 외, 2014).

① 주방용 세제나 화학물질들은 원래 용기에 담아 영유아들의 손이 닿지 않는 곳에 뚜껑을 반드시 잠근 상태로 보관한다. 또한 사용의 편리함 때문에 싱크대 아랫부분에 세척제를 보관하는 경우가 많은데, 쉽게 눈에 띄고 영유아의 손이 잘 닿는 공간 중의 하나이므로, 세제 등을 영유아의 손이 닿는 수납장 속에 보관하지 않는다.

② 큰 용기에 담겨있을 때는 사용 시의 편리함이나 조금 남은 물질을 보관하기 위하여 다른 용기에 옮겨 담지 않도록 하며, 향수, 화장품, 구강세척제 등의 위험도 과소평가해서는 안 된다. 이런 것들도 영유아가 섭취했거나 눈에 뿌렸다면 유해하므로 의사의 진단과 치료를 받아야 한다. 특히 향수나 화장품의 병은 모양이나 색이 영유아의 관심을 끌 수 있으므로 유아의 손이 닿지 않는 곳에 보관해야 한다.

③ 살충제는 유아가 있는 공간에는 가능한 한 사용하지 않는다. 부득이하게 사용할 경우 정해진 사용법과 절차를 잘 따르도록 한다. 또는 화학제품을 사용하기 전에는 영유아나 장난감, 애완동물을 격리하도록 한다. 살충제나 소독약은 원래의 용기에 담아서 영유아가 접근할 수 없는 곳에 보관하며 사용이 끝난 후에는 바로 치운다.

④ 에어졸 용품의 무분별한 사용은 현기증이나 구토, 피부자극, 두통, 시각장애, 호흡곤란 등과 같은 문제를 일으킬 수 있다. 심할 경우 호흡문제나 암,

심장질환까지 유발할 수 있는 위험이 있으므로 반드시 사용 시 환기를 시키도록 하며, 설명서에 지시가 없는 화학약품들은 서로 섞지 않는다.

⑤ 가정용 세제는 액체보다 과립형태로 된 제품을 사용하는 것이 좋다. 세제가 쏟아졌을 때 과립형태로 된 것은 피부를 스쳐 지나가기 때문에 제거하기에 더 쉽기 때문이다. 만약 세제가 쏟아져 피부에 닿았다면 10~15분 동안 흐르는 물에 씻어내도록 한다.

⑥ 몸에 뿌리는 해충약을 영유아에게 사용할 때에는 지시사항을 먼저 읽어야 하며, 상처나 과민한 피부, 눈이나 입, 손, 얼굴에 직접 뿌려서는 안 된다.

⑦ 배수구액이나 살균제 등은 조직을 부식시키는 특성 때문에 조직을 반복적으로 손상시킬 수 있으므로, 영유아가 이러한 물질을 삼킨 경우에는 구토를 하게 해서는 안 된다.

의약외품 안전과 관련하여 영유아에게 다음과 같은 사항을 지도하여 실천할 수 있도록 교육한다(이기숙 외, 2012).

① 세제나 소독제 등의 독성에 대하여 알려준다.

② 영유아에게 주변에 있는 세제나 소독제 등의 올바른 사용법을 알려 주고 이를 실제로 실천하도록 지도한다.

③ 위험한 물질에는 경고표시를 확실히 해서 붙여놓고 이에 대하여 영유아에게 알려준다.

▶ 교육활동 사례

<table>
<tr><th>주 제</th><td>약물오남용 교육</td><th>활동명</th><td>비타민 약! 잘 알고 먹어요.</td></tr>
<tr><th>목 표</th><td colspan="3">• 비타민 종류에 대해 알고 비타민이 부족하거나 비타민을 많이 섭취 시 발생할 수 있는 문제점에 대해 안다.
• 올바르게 비타민을 섭취할 수 있다.</td></tr>
<tr><th>준비물</th><td colspan="3">안전교수자료, 발포 비타민, 씹어먹는 비타민, 물, 투명컵</td></tr>
<tr><th>활동내용</th><td colspan="3">[도입]
◇ 활동 1 : 비타민을 먹어 본 경험에 대해 이야기 나누기
• 비타민의 모양, 색깔, 맛 등 직접 경험한 비타민에 대해 이야기 나누기
[전개]
◇ 활동 2 : 비타민의 종류에 대해 알기
• 지용성 비타민, 수용성 비타민에 대해 이야기 나누기
* 물에 녹는 비타민, 녹지 않는 비타민 실험해 보기(비타민, 물)
◇ 활동 3 : 비타민이 부족하거나, 과잉 섭취 시 일어날 수 있는 증상에 대해 알기
• 비타민이 부족하거나, 많이 먹었을 때 일어나는 증상에 대해 이야기 나누기

주요 비타민의 과다복용 독성 및 부족 증상
<table>
<tr><th>비타민 종류</th><th>과다복용 독성</th><th>부족 증상</th></tr>
<tr><td>A</td><td>간기능 장애, 피로, 두통, 설사</td><td>뼈 성장 장애, 야맹증</td></tr>
<tr><td>B</td><td>화끈거림, 가려움증, 감각장애</td><td>익싱빈혈, 손발 저림, 신경장애</td></tr>
<tr><td>C</td><td>설사, 복통, 신장결석, 부정맥</td><td>괴혈병</td></tr>
<tr><td>D</td><td>오심, 구토, 식욕부진</td><td>뼈 성장 발육 지연, 골다공증</td></tr>
<tr><td>E</td><td>응고기능 방해로 출혈</td><td>거의 없음</td></tr>
</table>
◇ 활동 4 : 비타민을 올바르게 섭취하는 방법에 대해 알기
• 비타민을 올바르게 섭취하는 방법에 대해 이야기 나누기
[마무리]
◇ 활동 5 : 약속 정하기
• 비타민은 정해진 양만큼만 먹기로 약속 정하기</td></tr>
</table>

<table>
<tr><td>활동사진</td><td>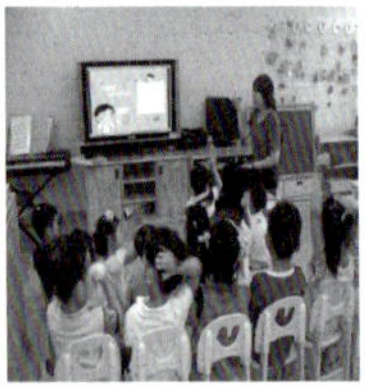 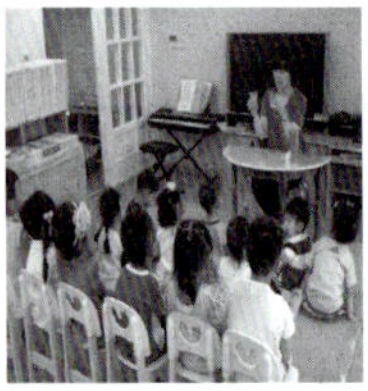 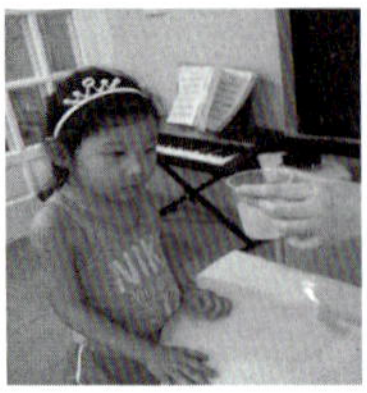 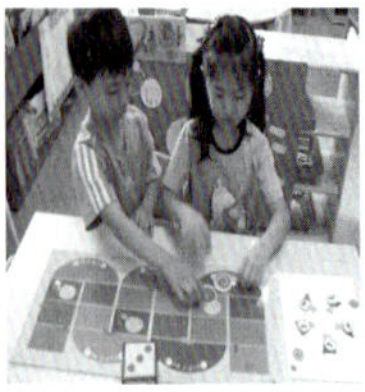</td></tr>
<tr><td>평 가</td><td>* 이야기 나누기를 통해 부모님께 칭찬을 받은 후 비타민을 먹는다는 것을 알게 되었다. 비타민 종류 중에 물에 녹는 비타민, 물에 녹지 않는 비타민에 대해 알아보고 실험을 통하여 비타민의 하루 섭취량과 그 이상을 섭취했을 경우, 또는 부족하게 섭취했을 경우에 우리 몸에서 어떤 변화들이 일어나는지 알게 되었다.</td></tr>
</table>

CHAPTER

13

응급처치

1. 응급처치의 개념

2. 응급처치의 필요성

3. 응급상황 및 사고 발생 시 대처방법

4. 응급처치요령

5. 상황별 응급처치방법

CHAPTER

13 응급처치

1 응급처치의 개념

응급처치(first aid)란 위급상황에서 전문적인 의학적 치료를 받기 전에 즉시 필요한 구급처치를 하는 것으로, 응급처치는 위급한 상황으로부터 자기 자신을 보호하고 뜻하지 않은 부상자나 환자가 발생했을 때 전문적인 의료서비스를 받기 전까지 적절한 처치와 보호를 해줌으로써 고통을 덜어주고 더 나아가 생명을 구할 수 있게 하는 지식과 기능이다(윤선화 · 정윤경 · 이경선, 2010a: 이기숙 외, 2012). 이를 위해서는 영유아가 경험할 수 있는 여러 가지 사고에 대한 기본적인 이해와 응급처치에 대한 올바른 지식이 있어야 한다. 응급처치의 목적은 첫째, 대상자의 생명을 구하고, 둘째, 통증과 불편감 및 고통을 경감하며, 셋째, 합병증 발생을 예방하고 부가적인 상해를 입지 않도록 하며, 넷째, 대상자를 한 인간으로서 의미 있는 삶을 영위할 수 있도록 하는 데 있다(구경선 외, 2013).

2 응급처치의 필요성

응급상황은 일상생활 중 언제, 어디서나 발생할 수 있다. 이러한 응급상황에 대처하는 처치자의 신속 · 정확한 행동 여부에 따라서 부상자의 삶과 죽음이 좌우되거나 회복기간이 단축되기도 하며, 사고로 인한 장애가 일시적이거나 영구적일 수도 있다(윤선화 · 정윤경 · 이경선, 2007b, 이기숙 외, 2012 재인용).

그러므로 유치원에 근무하는 교사들은 응급처치를 잘 이해하고 외워두는 것도 중요하지만, 응급처치방법에 대한 지속적인 훈련과 교육을 통해 영유아에게 응급상황이 발생했을 때 당황하지 않고 신속하고 침착하게 대처할 수 있는 올바른 지식과 기술 및 자신감을 갖도록 한다.

〈표 13-1〉 도움을 요청해야 하는 응급상황

도움을 요청해야 하는 응급상황
• 의식이 없거나 희미한 상황, 경련이나 마비 증세, 머리나 척추의 손상으로 구토증세가 나타나거나 의식이 희미한 상황
• 심정지 또는 호흡곤란, 심장질환으로 인한 급성 흉통, 심장박동 이상
• 극심한 통증을 호소하는 상황(통증으로 인해 움직일 수조차 없는 상황)
• 독성물질을 삼킨 상황
• 갑작스러운 시력 소실
• 부위가 큰 화상
• 개방성 골절, 다발성 골절, 다발성 외상
• 지혈이 안 되는 출혈
• 교통사고로 상태가 위중한 상황, 알레르기 반응, 전기손상, 익수

출처 : 교육과학기술부(2012).

응급처치의 기본 원칙은 다음과 같다(김태임 외, 2012).

- 침착하고 신속하게 사고상황을 파악한다.
- 영유아의 생명에 직접적인 위험이 되는 의식상태, 맥박과 호흡의 유무를 조사한다.

- 의식, 호흡, 맥박 확인 후 출혈 정도를 관찰한다.
- 몸의 다른 부위에 상처가 없는지 조사한다.
- 응급처치와 구조요청을 동시에 한다.
- 부모에게 연락을 한다.
- 나머지 영유아를 안심시킨다.
- 사고보고서를 작성한다.

영유아에게 응급상황이 발생했을 때 신속하고 침착하게 대처하기 위해 가정이나 영유아교육기관에서는 평소에 다음과 같은 사전 준비가 필요하다(구경선 외, 2013).

① 사고상황에서의 역할을 분담하여 신속하고 정확하게 대처할 수 있도록 해야 한다. 사고상황이 발생하였을 때에는 사고 당한 유아를 보살피고 응급처치하는 역할, 부모와 구조대 또는 응급실에 연락하는 역할, 남은 유아를 돌보는 역할, 경우에 따라서는 대피를 주도하는 역할 등으로 교사의 역할을 미리 분담하여야 한다.

② 응급상황이나 안전사고 발생 시 도움을 구할 수 있는 곳의 전화번호를 쉽게 찾을 수 있도록 준비해 둔다.

③ 응급상황이나 안전사고 발생 시 교사가 취할 수 있는 응급처치법을 알아두고, 상황에 따라 참고할 수 있는 응급처치매뉴얼을 쉽게 꺼낼 수 있는 곳에 비치하도록 한다.

④ 응급상황이나 안전사고 발생 시 사용할 수 있는 상비의약품과 기구를 준비해 두어야 한다. 상비의약품은 유아의 손이 닿지 않는 시원한 곳에 보관하고 정기적으로 확인하여 보충하여야 한다.

⑤ 치료 시 알아 두어야 할 유아에 대한 개인정보를 미리 수집하여 기록 · 보관해 두고, 응급상황의 대처과정에 필요한 부모의 동의를 미리 받아두고 필요한 정보를 준비해 둔다.

⑥ 비상연락처 및 응급처치 동의서는 응급상황에 필요한 다른 서류들과 함께

손쉽게 볼 수 있는 곳에 보관한다.

⑦ 영유아교육기관에서는 사고발생 24시간 이내에 사고보고서를 작성하여 1부는 부모에게 전달하고 1부는 영유아 개인파일에 보관하며 작성된 사고보고서를 토대로 위험물 제거 및 교정활동 계획을 수립한다.

〈표 13-2〉 응급처치를 위한 준비물

의료용 재료	바르는 약(외용제)	먹는 약(내용제)
• 어린이용 설사약 • 멀미약 • 진통제(물약/ 알약) • 해열제(물약/ 알약) • 붕대 · 거즈 · 소독솜 • 삼각건 · 탄력붕대 • 칼 · 가위 · 핀셋 · 족집게 • 소독 면봉 · 안전핀 • 반창고 • 설압자 • 체온계(고막/ 수은체온계) • 일회용 장갑 • 일회용 밴드 • 가습기, 히팅패드 • 소형 전등 • 쿠션, 들것 • 일회용 장갑 • 다양한 크기의 얼음팩(냉장보관) • 빈병	• 베타딘 · 포비돈 • 상처용 외용연고 • 스테로이드계의 피부연고 • 근육용 마사지 연고 • 화상용 바세린 거즈 • 눈 소독약(생리식염수) • 벌레 물린 데 바르는 연고(항히스타민연고)나 파스 • 바세린 로션	• 어린이용 설사약 • 멀미약 • 진통제(물약/ 알약) • 해열제(물약/ 알약) • 소화제

출처 : 교육과학기술부(2012).

3 응급상황 및 사고 발생 시 대처방법

① 즉시 행동하고 침착한 상태를 유지한다. 다친 유아를 안심시키고 다른 유아들도 현장에서 벗어나도록 하여 안심시킨다.

② 다친 유아를 함부로 움직이지 말고 신속하게 상황을 판단하여 움직인다.

③ 응급처치를 할 수 있다면 도움을 받을 수 있을 때까지 사전에 계획한 응급조치절차 계획에 따라 신속하게 행동한다.

④ 간단하게 처치할 수 없는 경우라면 섣불리 접근하기보다는 119구급 상황관리센터에 연락하여 상황을 명확하게 전달하고 도움을 받는다.

⑤ 가능하다면 전화로 도움을 청한다. 전화를 할 때에는 중요한 정보에 대하여 천천히 그리고 명료하게 설명한다. 반드시 필요한 모든 정보가 다 전달되었는지를 확인하고 상대방이 전화를 끊을 때까지 기다린다. 필요시에는 구급차나 기타 긴급차량을 이용하여 환자를 후송할 수 있는 방안을 강구한다.

⑥ 응급처치법을 모른다면 응급상황을 다룰 수 있는 사람이 올 때까지 그 자리에 머문다.

⑦ 응급처치 할 사람이 오면 상황을 설명하고 상황을 평가하도록 한다.

⑧ 상해유아의 부모에게 연락하고 응급처치절차에 대한 부모의 동의를 받는다. 학기 초에 비상연락처 및 응급처치 동의서를 받아두어 처리가 신속하게 이루어질 수 있도록 한다.

⑨ 부모가 도착할 때까지 교사는 유아와 함께 있도록 한다.

⑩ 24시간 내에 사고발생 관련 보고서를 작성한다. 유아의 기록철에 해당 보고서를 철하고 가능하다면 사본 1부를 당일 부모에게 준다.

〈표 13-3〉 응급처치 동의서

응급처치 동의서 및 비상연락망

이름		생년월일		성별	남 · 여	혈액형	

귀 ○○유치원에서 어린이에 대한 응급처치가 신속히 이루어지도록 아래의 연락처로 연락을 취해주시고, 아래의 절차에 따라 응급처치를 하는 경우 그 권한을 위임할 것에 동의합니다.

20 년 월 일 보호자명 : (서명 또는 인)

☆ 응급처치의 절차 안내

1. 사고 발생 시 가장 먼저 부모님께 연락합니다.

구 분	연락이 가능한 시간	연락처(비상시 연락이 가능한 전화번호) : 집, 직장, 휴대폰 모두 기록하여 주십시오.
어머니		
아버지		

2. 부모님과 신속하게 연락이 되지 않을 경우 부모님이 정해주신 다음의 사람에게 연락합니다.

구 분	어린이와의 관계	연락처(비상시 연락이 가능한 전화번호)

3. 귀 자녀에게 가끔 발생하는 질병에 대해 기록해 주세요.

4. 의사가 보는 자녀의 건강에 대해 기록해 주세요.

5. 자녀가 갑자기 아프면 어떻게 조치할까요?
   1) 우선 전화주세요. 2) 비상약을 먹여주세요. 3) 기타( )

6. 비상약품 중 알레르기 반응으로 인해 자녀에게 먹이면 안 되는 약(해열제, 소화제 등)의 약품명과 종류를 기록해 주세요.

7. 평상시 어린이의 특별한 질병이 발생할 시 다니는 의료기관을 기록해 주세요.
   1) 의료기관명 :
   2) 의료기관의 전화번호:

★ 단, 위급한 상황에서는 119 구조대에 연락하여 응급조치 및 수송하며, 위의 전화번호로 연락이 안 될 경우에는 유치원장 및 담임교사의 응급조치에 따릅니다.

○○ 유치원장 귀하

〈표 13-4〉 안전사고 보고서

안전사고 보고서

<table>
<tr><td>기관명</td><td colspan="2"></td><td>전화번호</td><td colspan="2"></td></tr>
<tr><td>기관주소</td><td colspan="5"></td></tr>
<tr><td>상해 아동명</td><td></td><td>성 별</td><td>남/ 여</td><td>생년월일</td><td></td></tr>
<tr><td>사고일자</td><td colspan="3">년 월 일</td><td>사고시간</td><td>오전/ 오후</td></tr>
<tr><td>목격자명</td><td></td><td colspan="3">부모에게 연락한 사람</td><td></td></tr>
<tr><td>연락시간</td><td>오전/ 오후</td><td colspan="2">119 신고 여부</td><td colspan="2">□ 안 함 □ 신고함(오전/ 오후)</td></tr>
<tr><td>사고발생장소</td><td colspan="5">□ 수송 중 □ 견학 중 □ 실외놀이장 □ 실내놀이실
□ 실내자유놀이 □ 복도 □ 주방 □ 대근육활동실
□ 교사실 □ 식당 □ 계단 □ 기타( )</td></tr>
<tr><td>사고 당시 활동내용</td><td colspan="5">□ 목욕 및 배변 시간 □ 교실활동 □ 계단 오르내리기
□ 실내놀이 □ 점심/ 간식시간 □ 실외자유놀이
□ 계획된 실외놀이 □ 놀이시설 · 설비 □ 물놀이
□ 기타( )</td></tr>
<tr><td>상해를 입은 시설 · 설비</td><td colspan="5">□ 오르기시설 □ 평균대 □ 크롤(기어나가는 시설)
□ 장애설비 □ 담/ 문 □ 실외고정물
□ 회전대 □ 놀이집 □ 시소
□ 바퀴 달린 장난감 □ 잘 모르겠음 □ 기타( )</td></tr>
<tr><td>상해의 유형</td><td colspan="5">□ 화상 □ 쇼크/ 질식 □ 물체에 끼임
□ 찢어짐 □ 뼈가 부러지거나 탈구 □ 압박, 눌림
□ 베임 □ 찰과상(벗겨짐) □ 삠
□ 호흡곤란 □ 추락/ 강타 □ 중독
□ 기타( )</td></tr>
</table>

출처 : 한국생활안전연합(www.safia.org).

〈표 13-5〉 응급상황 시 도움을 요청하는 방법

119 구급대 응급상황관리센터에 도움을 요청하는 방법
① 전화 통화 시 당황하지 말고 천천히 분명하게 말하는 것이 중요하다. ② 전화를 할 때는 다음의 내용을 전달한다. • 사고의 내용, 사고 발생장소("유치원에서 아이가 떡을 먹다가 목에 걸렸어요") • 부상자의 상태("아이가 숨을 잘 쉬지 못하고 있어요") • 부상자 수, 성별, 연령("7세 남자아이 한 명입니다") • 신고하는 사람의 이름과 전화번호 ("제 이름은 ㅇㅇ이고, 전화번호는 ㅇㅇㅇ-ㅇㅇㅇㅇ이에요. 위치는 ㅇㅇ구 ㅇㅇ동 ㅇㅇ번지 ㅇㅇ유치원 입니다") - 번지를 잘 모르면 주변의 잘 알려진 건물을 알려준다. ③ 구급차가 도착하기 전까지는 전화를 끊지 말고, 119로부터 부상자에 대한 도움을 받도록 한다.

4 응급처치요령

1) 심폐소생술

심폐소생술은 폐나 심장의 박동이 멈춘 사람에게 인공적인 호흡을 불어 넣고 흉부를 압박하여 호흡할 수 있도록 도와 순환기능을 회복시키는 기술로서, 응급상황에서 전문의료진이 도착할 때까지 생명을 연장시키는 데 도움을 준다.

(1) 심폐소생술의 중요성

심장이 정지된 지 5분 이상 경과되면 뇌손상이 시작되고 10분 이상 경과되면 생명에 위험을 초래하기 때문에 폐나 심장이 정지되어 심장마비가 발생하는 것을 목격한 사람이 즉시 심폐소생술을 실시하면 소생 가능성을 2~3배 높일 수 있다. 특히 영유아의 심장정지로 호흡이 멈추게 되면 산소가 뇌나 심장으로 충분히 전달되지 못해 인명 피해가 발생하는 경우가 대부분이므로, 초기에 심폐소생술을 시행하여 생명을 연장시키는 것이 무엇보다 중요하다(이선애 외, 2013).

(2) 심폐소생술 절차 : 환자가 숨을 쉬지 않을 때

1	**환자의 반응 확인 및 119 신고** 환자 어깨를 가볍게 두드리며 큰소리로 "괜찮으세요?" 라고 물어보며 반응을 확인하고 즉시 119에 신고한다.	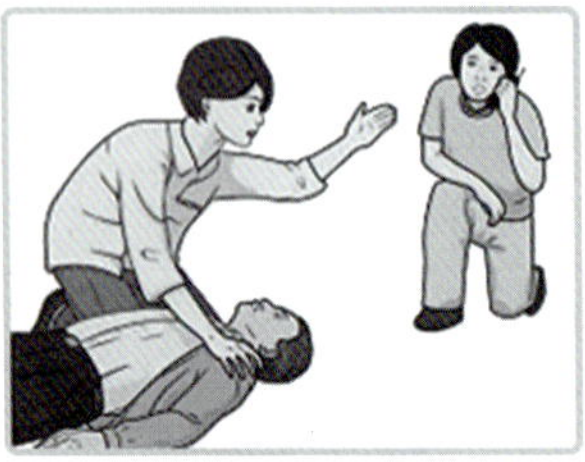
2	**심폐소생술 절차** 압박위치에 한 손을 얹고 다른 손을 그 위에 겹쳐 올린다. 분당 100~120회의 규칙적인 속도와 5~6cm의 깊이로 강하고 빠르게 압박한다. ☆압박위치 : 양측 유두를 이은 가상의 선 바로 아래 흉골과 만나는 지점	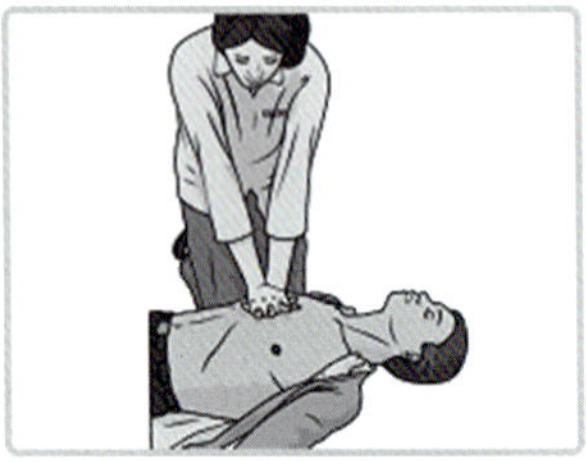
3	**기도 유지** 한 손으로 환자의 머리를 젖히고 다른 손으로 턱 끝을 들어 올려 기도를 유지한다.	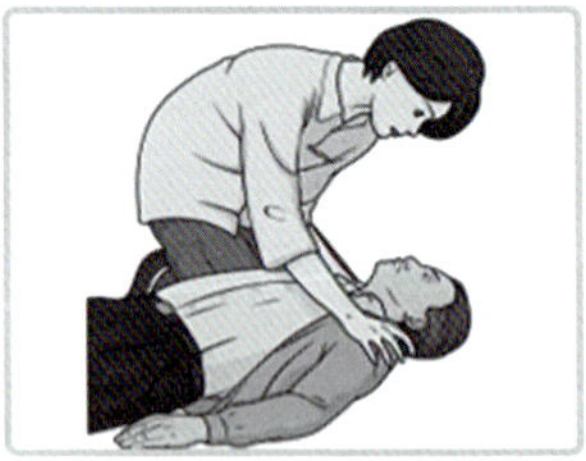
4	**인공호흡** 환자의 코를 잡아서 막고 입을 크게 벌려 환자의 입을 완전히 막은 후 가슴이 올라올 정도로 1초 동안 숨을 불어 넣는다. 숨을 불어 넣을 때에는 환자의 가슴이 부풀어 오르는지 확인한다.	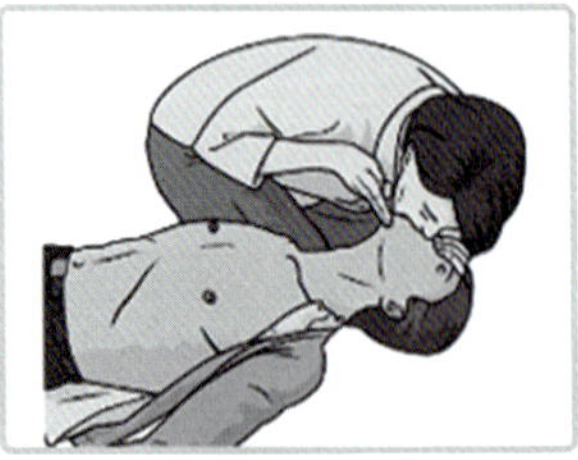
5	**가슴 압박과 인공호흡 반복** 30회 가슴 압박과 2회 인공호흡을 119 구급대원이 현장에 도착할 때까지 반복해서 실시한다.	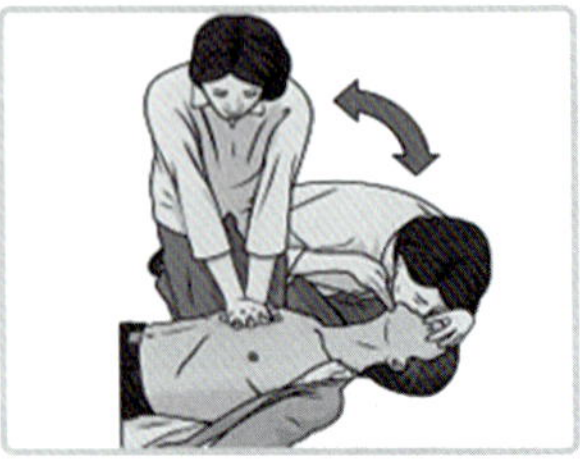

출처 : 교육부(2013).

▶ 교육활동 사례

<table>
<tr><td>교육주제</td><td>응급처치</td><td>활동명</td><td>심폐소생술 대처법</td></tr>
<tr><td>활동목표</td><td colspan="3">• 응급상황 시 대처요령과 방법에 대해 알고 직접 체험해 본다.</td></tr>
<tr><td>활동형태/유형</td><td colspan="3">대집단 활동/ 이야기 나누기</td></tr>
<tr><td>준비물</td><td colspan="3">안전멀티교수자료, 심폐소생술 인형</td></tr>
<tr><td>활동내용</td><td colspan="3">[도입]
① 안전사고의 의미와 원인에 대해 알아본다.
• 안전사고에 대해 들어본 적이 있니?
• 안전사고는 왜 일어나는 것일까?
[전개]
② 영아 기도 폐쇄와 심폐소생술(CPR) 이론 강의
가. 영아 기도 폐쇄 – 등 두드리기와 가슴 밀어내기법
• 등 두드리기
– 손바닥으로 영아의 양 어깨 사이를 5회 두드리고 머리를 가슴보다 낮게 유지
• 가슴 밀어내기법
– 가슴의 중앙, 복장뼈 아래 1/2 부위를 두 손가락을 이용하여 5회 밀어낸다.
나. 소아의 이물질에 의한 기도 폐쇄
• 소아가 의식이 있는 상태에서 말을 못하고 기침이나 호흡이 불가능할 때
• 복부 밀어내기 5회 실시(하임리히법)
– 한 손으로 주먹을 쥐고 주먹 쥔 손의 엄지를 환자의 배꼽과 명치 사이의 복부에 둔다.
– 다른 한 손으로 주먹 쥔 손을 감싼다.
– 주먹으로 환자의 복부를 누르면서 빠르게 위로 밀어 올린다.
다. 영아 심폐소생술(CPR)
• 반응확인
– 발바닥을 가볍게 두드린다. 무반응/ 무호흡/ 심정지 호흡
• 119 신고(주위 사람에게 부탁, 자신이 직접 신고)/ 심폐소생술
• 가슴압박
– 젖꼭지 사이 가슴 중앙, 가슴 중앙 복장뼈 아래 1/2 부분을 두 손가락을 이용하여(수직 유지) 분당 100~120회의 속도로 가슴 전후 두께의 1/3 깊이(4cm)
• 숨길 열기
– 머리를 기울이고(턱 올리기법) 머리를 약간만 뒤로 젖혀 중립위치를 유지함
• 인공호흡
– 가슴의 상승을 확인 후 영아의 코와 입을 모두 입에 넣고 1초식 2회 불어넣기 가슴압박(30번) 인공호흡(2회) 실시
[마무리]
③ 영아 기도 폐쇄와 심폐소생술(CPR) 실제로 해보기</td></tr>
</table>

<table>
<tr><td>활동사진</td><td>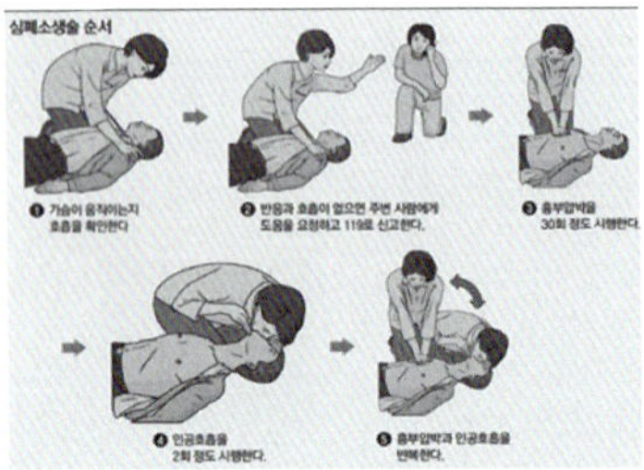</td><td>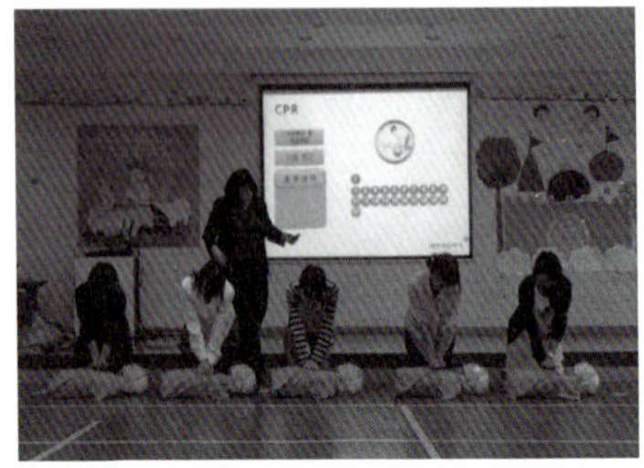</td></tr>
</table>

2) 골절 및 화상 응급처치법

〈표 13-6〉 골절 및 화상 응급처치법

골절 응급처치법		
1. 안정	2. 압박 또는 고정	3. 거상
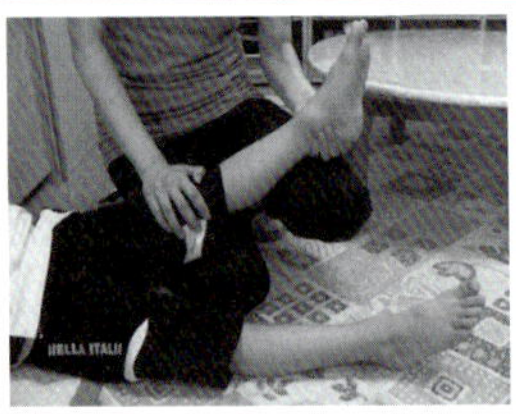	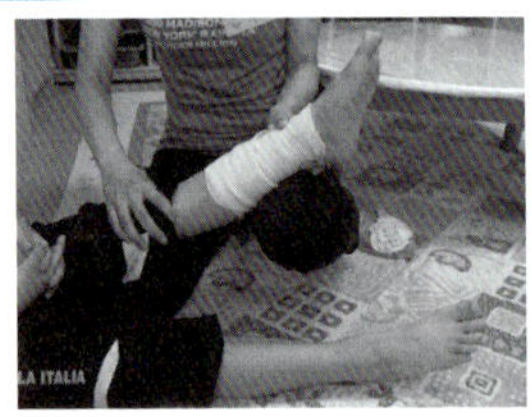	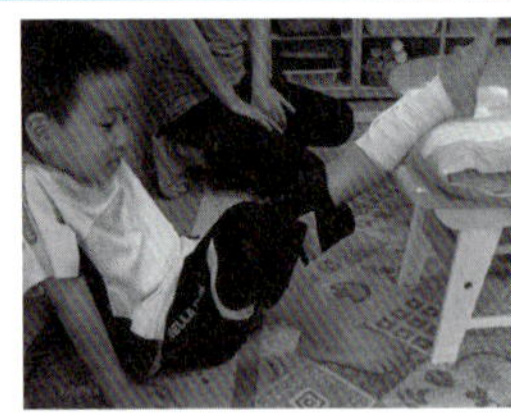
환자를 움직이지 않도록 안정시킨다.	롤 붕대를 압박하여 감아주거나, 부목을 이용하여 골절 부위를 고정시킨다.	다친 부위를 심장보다 높게 올려서 부종을 막는다.
화상 응급처치법		
1	**2**	**3**
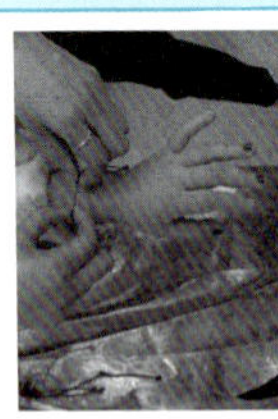	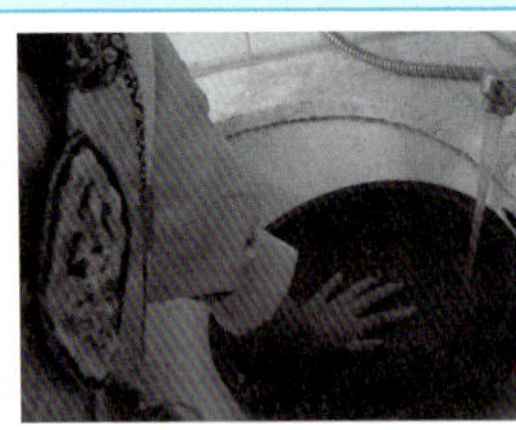	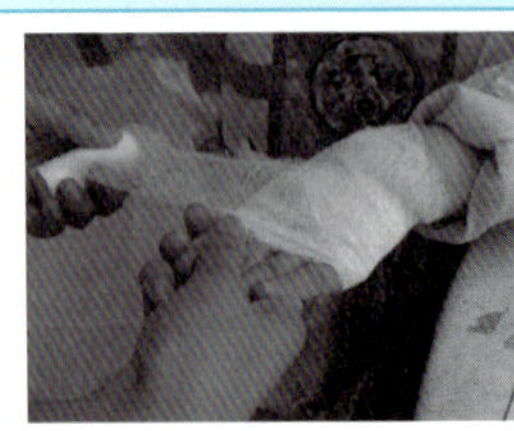
시계, 반지 등의 장신구는 최대한 빨리 벗긴다.	화상 부위를 빨리 찬물에 20분 이상 담가둔다.	화상 부위에 깨끗한 거즈를 대고 붕대로 감아준다. 단, 물집은 터뜨리지 않는다.
※ 위와 같이 응급처치하고, 필요시 환자의 상태에 따라 병원으로 후송조치한다.		

출처 : 교육부(2013).

5 상황별 응급처치방법

상황별 응급처치방법을 살펴보면 다음과 같다(교육과학기술부, 2012).

1) 머리를 부딪혔을 때

(1) 피가 나는 경우

① 119에 구급차를 요청한다.
② 소독한 거즈로 상처 부위를 덮는다.
③ 머리와 어깨를 약간 위로 올린 자세로 눕힌다.
④ 상처 주변을 약간 강하게 압박하여 지혈한다.

(2) 혹이 생긴 경우

① 유아를 안정시킨다.
② 차가운 수건 등으로 냉찜질한다.
③ 병원으로 이송한다.

(3) 즉시 병원에 이송해야 하는 경우

① 의식이 희미하거나 없는 경우
② 두통과 구토가 반복되는 경우
③ 호흡이 이상하거나 하품이나 딸꾹질을 자주하는 경우
④ 손발의 동작이 이상하거나 좌우 눈동자의 크기가 다른 경우
⑤ 귀나 코에서 혈액이나 맑은 액체가 흘러나오는 경우

(4) 외부에 손상이 없는 경우

머리를 부딪힌 후 평소와 다른 모습을 보이지 않는다면 크게 걱정하지 않아도 된다. 그러나 시간이 지나서 증상이 나타나는 경우가 있으므로 머리를 강하게 부딪힌 때에는 가능한 한 안정을 시키고 상태를 관찰하도록 한다. 하원 후에도 집에서도 지속적으로 관찰하도록 보호자에게 설명해 준다.

2) 눈을 다쳤을 때

(1) 눈에 모래나 먼지가 들어간 경우

① 눈물을 흘리게 하여 자연적으로 빠지게 한다.
② 이물질이 들어간 눈을 아래쪽으로 한다.
③ 생리식염수나 깨끗한 물을 눈에 부어 씻어낸다.

(2) 눈을 부딪힌 경우

① 냉찜질한다.
② 119에 구급차를 요청한다.

(3) 눈을 찔린 경우

① 이물질을 제거하지 않는다.
② 찔린 눈을 종이컵이나 붕대로 도넛 모양을 만들어 보호한다.
③ 눈을 보호하면서 이물질이 움직이지 않도록 붕대를 감고, 양쪽 눈을 가린다.
④ 119에 구급차를 요청한다.

3) 코나 귀에 이물질이 들어갔을 때

(1) 코에 이물질이 들어간 경우

① 입과 이물질이 들어 있지 않은 쪽의 콧구멍을 막아주며 코를 세게 풀어보게 한다.

② 이물질이 빠지지 않으면 무리하게 빼내려 하지 말고 병원에 간다.

(2) 귀에 작은 벌레가 들어간 경우

① 어두운 곳에서 손전등을 비춘다.

② 베이비오일을 한두 방울 귓속에 떨어뜨린 후 가볍게 마사지한다.

③ 귀를 아래쪽으로 향하게 하여 이물질이 밖으로 나오게 한다.

4) 곤충에 쏘였을 때

(1) 벌에 쏘인 경우

① 벌침은 짜지 말고, 얇은 카드로 밀어서 제거한다.

② 생리식염수나 흐르는 물에 비누로 칠한다.

③ 항히스타민 연고를 바른다.

④ 냉찜질한다.

5) 코피가 나거나 치아가 다쳤을 때

(1) 코피가 나는 경우

① 유아를 의자에 앉게 하고 고개를 약간 앞으로 숙이게 한다.
② 코뼈 바로 밑의 코 부분을 두 손가락으로 5~10분간 꼭 누른다.
③ 코피가 나오는 쪽의 콧구멍에 거즈를 둥글게 말아 너무 깊지 않게 막는다. 이런 경우 끝이 조금 밖에 나오게 해둔다.
④ 냉찜질한다.

(2) 이가 부러지거나 빠진 경우

① 거즈를 도톰하고 둥글게 말아 다친 부분에 물게 한다.
② 차가운 수건이나 냉찜질팩을 이용하여 냉찜질을 한다.
③ 빠진 치아나 부러진 치아는 생리식염수나 우유에 담가 상태를 보존한다.
④ 30분 이내에 병원으로 이송한다.

6) 이물질이 목에 걸렸을 때

(1) 의식이 있는 경우

① 119에 전화하도록 요청한다.
② 혼자서도 기침을 할 수 있는 경우에는 스스로 기침을 하도록 유도한다. 이때 처치자는 기침을 세게 하는 모습을 보여주어 따라하도록 한다.
③ 말을 하지 못하거나 숨을 쉬지 못하거나 기침을 하지 못하면 즉시 복부 밀어내기(하임리히법)를 시행한다.
가. 유아의 등 뒤에 서서 한 손으로 주먹을 쥐고 엄지를 유아의 배꼽 위와 흉

골의 바로 아래에 둔다.

나. 다른 한 손으로 주먹 쥔 손을 감싼다.

다. 팔꿈치를 구부리면서 주먹을 5번 빠르게 복부를 빨리 위로 밀어 올린다.

④ 5회 실시 후 유아의 상태를 확인한다. 이물질이 제거되거나 유아가 의식을 잃기 전까지 복부 밀어내기(하힘리히법)를 계속 실시한다.

(2) 의식이 없는 경우

① 119에 구급차를 요청한다.

② 유아를 단단한 바닥에 얼굴이 위로 향하게 눕힌다.

③ 심폐소생술을 실시한다.

④ 인공호흡 시마다 유아의 입을 열어 이물질이 나왔는지 확인하고 이물질이 보이면 제거한다.

7) 독극물을 마셨을 때

(1) 의식이 있는 경우

① 삼킨 물질을 확인한다.

② 119에 전화하여 전문가의 지시를 따른다.

③ 유아를 옆으로 눕혀 안정을 취하게 한다.

(2) 의식이 없는 경우

① 119에 구급차를 요청한다.

② 유아를 옆으로 눕혀 안정을 취하게 한다.

8) 가슴이나 배를 부딪혔을 때

(1) 외부에 손상이 없는 경우

큰소리로 울고 나서 그 후 안색도 좋고 기분도 좋고 평소와 다른 모습도 보이지 않는다면 크게 걱정할 것은 없다. 그러나 부딪힌 직후에는 전혀 이상이 보이지 않다가 시간이 지나고 증상이 나타나는 경우가 있으므로, 가슴이나 배를 강하게 부딪친 후에는 가능한 한 안정시키고 상태를 관찰할 필요가 있다.

(2) 병원에 가야 하는 경우

① 의식이 희미하거나 없는 경우
② 심한 통증이 있는 경우
③ 얼굴이 파랗고 식은땀을 흘리는 경우
④ 소변에 피가 섞여 나오는 경우
⑤ 호흡이 이상하거나 구토, 딸꾹질을 하는 경우
가. 119에 구급차를 요청한다.
나. 유아를 옆으로 눕힌다.
다. 몸을 따뜻하게 해준다.

9) 팔이나 다리를 다쳤을 때

(1) 피가 나지 않는 경우

① 부목을 사용하여 가볍게 붕대를 감는다.
② 부목이 없다면 골판지나 잡지를 활용한다.
③ 부목으로 고정시킨 후 병원에 간다.

(2) 피가 나는 경우

① 일회용장갑을 낀다.

② 상처 부위를 생리식염수나 흐르는 물로 씻어낸다.

③ 상처 부위를 소독한 거즈로 덮고 지혈한 뒤 압박붕대로 감는다.

④ 부목으로 고정시킨 후 병원에 간다.

(3) 염좌인 경우

① 다친 곳을 움직이지 않게 한다.

② 냉찜질팩을 이용하여 냉찜질한다.

③ 다친 곳을 압박붕대로 감아준다.

④ 다친 곳을 올려준다.

10) 피부에 상처가 났을 때

(1) 긁히거나 까진 경우

① 생리식염수나 흐르는 물에 상처 부위를 씻어준다.

② 연고를 바르고 일회용 밴드나 거즈를 붙여준다.

③ 심할 경우 병원에 가서 치료를 받도록 한다.

(2) 멍든 경우

① 차가운 수건 등으로 냉찜질한다.

② 상처 부위를 심장보다 높게 해준다.

③ 24시간 후에는 온찜질을 해준다.

④ 심하게 멍들거나 변형이 보이면 병원에 가서 치료받도록 한다.

(3) 베인 경우

① 생리식염수나 흐르는 물에 상처 부위를 씻어준다.
② 소독한 거즈로 덮어 지혈한다.
③ 병원에 간다.

11) 뾰족한 것에 찔렸을 때

(1) 이물질에 찔렸을 경우

① 생리식염수나 흐르는 물에 비누로 상처 부위를 씻어준다.
② 소독한 거즈로 덮어 지혈한 후 병원에 간다.

(2) 가시에 찔렸을 경우

① 소독한 핀셋이나 족집게로 가시를 빼낸다.
② 상처 부위를 살짝 눌러 피를 뺀다.
③ 생리식염수나 흐르는 물에 비누로 상처 부위를 씻어준다.
④ 상처용 외용연고를 발라준다.

(3) 이물질이 박힌 경우

① 이물질이 압정이나 못 등의 금속성 물질인 경우에는 한두 차례 뽑는 것을 시도한다.
② 너무 깊게 박힌 경우 뽑아내려고 하지 말고 그대로 고정한다.
③ 119에 구급차를 요청한다.

12) 피가 날 때

(1) 상처 부위가 작은 경우

① 일회용 장갑을 낀다.

② 소독한 거즈나 깨끗한 천으로 상처 부위를 완전히 덮고, 거즈에 손가락이나 손바닥을 대고 직접 압박한다.

③ 거즈가 피로 젖으면 거즈를 제거하지 않고 거즈를 덧대어 압박한다.

④ 상처에 댄 거즈 위에 붕대를 세게 감는다.

⑤ 상처 부위를 심장보다 높은 위치에 유지한다.

(2) 상처가 넓거나 출혈이 심한 경우

① 출혈 부위보다 심장에 가까운 쪽의 동맥을 강하게 압박한다.

② 피부 위에서 박동이 쉽게 감지되는 동맥을 안에 있는 뼈를 향해 강하고 정확하게 압박한다.

(3) 드레싱 방법

① 처치자는 먼저 손을 씻는다.

② 상처 부위를 모두 덮을 수 있을 만큼 크며 소독된 소독드레싱이 필요하다, 소독드레싱이 없다면 깨끗한 천을 사용한다(예를 들면, 손수건, 세탁한 천, 수건).

③ 드레싱의 한쪽 끝을 잡고 직접 상처에 댄다.

④ 드레싱 위에 피가 밸 때에는 드레싱을 떼어내지 말고 그 위에 붕대를 맨다.

13) 화상을 입었을 때

(1) 열에 의한 가벼운 화상의 경우

① 흐르는 차가운 물로 15분 정도 식혀준다. 유아가 심하게 떨거나 저체온증이 의심될 경우는 멈추도록 한다.
② 상처에 항생제 연고나 화상용 연고를 발라준다.
③ 상처 부위를 소독한 거즈로 덮어준다.

(2) 화학약품에 의한 화상인 경우

① 가루형태인 경우 가루를 털어내고, 액체형태인 경우 생리식염수나 물로 씻어낸다.
② 화학약품이 눈에 들어간 경우에는 응급처치를 받을 때까지 계속 물로 씻는다.
③ 가능한 한 빨리 병원에 간다.

(3) 화상 부위가 5~10cm인 경우

① 119에 구급차를 요청한다.
② 흐르는 차가운 물로 15분 정도 식혀준다.
③ 상처 부위를 소독한 거즈로 덮어준다.
④ 화상 부위를 제외하고 담요를 덮어 체온을 유지한다.
⑤ 가능한 한 빨리 병원으로 이송한다.

화상의 정도	
1도 화상	• 피부가 빨갛게 되고 통증이 있다.
2도 화상	• 피부가 부어오르고 물집이 생기며 심한 통증이 있다.
3도 화상	• 피부가 회백색이거나 검은색으로 변하며, 감각과 통증이 없다.

14) 감전되었을 때

① 전류를 차단한다. 단, 감전된 유아를 만져서는 안 된다.

② 119에 구급차를 요청한다.

③ 의식이 있는지 확인한다.

④ 의식이 있는 경우 유아의 몸을 담요 등으로 덮어 따뜻하고 편안하게 눕힌다.

15) 물에 빠졌을 때

(1) 의식이 있는 경우

① 젖은 옷은 벗긴다.

② 유아의 몸을 담요 등으로 덮어 체온을 유지한다.

③ 옆으로 눕힌다.

④ 119에 구급차를 요청한다.

(2) 의식이 없는 경우

① 119에 구급차를 요청한다. 가능한 한 빨리 병원으로 이송한다.

- 기도를 확보하고 담요 등을 이용하여 몸을 따뜻하게 하면서 병원으로 이송한다.

② 구급차를 기다리면서 심폐소생술을 실시한다.

16) 추위나 햇볕에 오래 노출되었을 때

(1) 추위에 오래 노출된 경우

① 젖은 옷이나 신발, 양말, 장갑은 벗긴다.

② 따뜻한 물이나 담요로 몸을 따뜻하게 해준다.

③ 심각한 경우에는 병원에 가서 치료를 받도록 한다.

(2) 더위에 노출된 경우

① 의식이 있는 경우

가. 통풍이 잘되며 그늘진 곳으로 옮긴다.

나. 옷을 벗기고 너무 차갑지 않은 물수건으로 머리, 얼굴, 겨드랑이를 식혀 주고 다리를 올린 자세로 눕힌다.

다. 의식이 회복되면 차가운 이온음료를 주고 안정을 취하게 한다.

라. 의식이 희미해지거나 고열이 지속되는 경우에는 응급실로 가서 치료를 받도록 한다.

② 의식이 없는 경우

가. 119에 구급차를 요청한다.

나. 호흡을 확인하고 심폐소생술을 실시한다.

PART 04

건강교육 실제편

CHAPTER

14

건강교육활동의 실제

1. 만 0~2세
2. 만 3세
3. 만 4세
4. 만 5세

CHAPTER

14 건강교육활동의 실제

1 만 0~2세

건강교육활동 1

<table>
<tr><th>활동명</th><td>선생님과 함께 손을 깨끗하게 씻어보아요</td><th>대상연령</th><td>만 0세</td></tr>
<tr><th>활동목표</th><td colspan="3">• 교사의 도움을 받아 손을 씻으며 깨끗해지는 느낌을 느껴본다.</td></tr>
<tr><th>준비물</th><td colspan="3">손 씻기 순서자료, 물비누, 개수대, 세숫대야, 개인 수건</td></tr>
<tr><th rowspan="2">활동내용</th><th>도 입</th><td colspan="3">① 영아들에게 손 씻는 모습의 사진자료를 보여주며 손을 씻는 시범을 보여준다.
• 사진 속의 친구들은 지금 무얼하고 있을까? 친구들은 깨끗이 손을 씻고 있대. 장난감을 가지고 놀았을 때나, 바깥에서 놀고 왔을 때, 식사 · 간식 전엔 손을 이렇게 깨끗이 씻어야 한대요~
• (손을 펴보이며) 손에 아무것도 없는 것 같지만 나쁜 세균벌레들이 많이 있어요. 우리 친구들도 선생님하고 깨끗이 손을 씻어볼까요?</td></tr>
<tr><th>전 개</th><td colspan="3">② 영아들과 손을 깨끗하게 씻기 위해 한 명씩 차례차례 화장실로 이동해 본다.
③ 바닥에 수건을 깔고 세숫대야에 물을 받아 영아들과 함께 물을 탐색해 본다.
• 선생님이 물을 가져왔어요. 먼저 물을 만지기 전에는 소매를 쓱쓱 올려주어야 한대요.
• 물에다 우리 한 번 손을 담가볼까요?</td></tr>
</table>

활동내용	전개	④ 교사는 손 씻기 방법에 따라 영아의 손 씻기를 도와준다. • 퐁퐁 물비누를 손에 쏙 발라주고 손바닥을 쓱쓱 비벼줘 볼까요? • 엄마 손가락, 아빠 손가락, 언니 손가락, 오빠 손가락, ○○이 손가락도 하나씩 돌려주고~ 손목도 쓱쓱 싹싹 씻어보자~ • ○○아, 선생님하고 깨끗하게 손을 씻어볼까요?
활동내용	마무리	⑤ 손을 깨끗하게 씻고 헹궈낸 후에는 개인 수건에 깨끗이 물기를 닦아낼 수 있도록 돕는다. • 와~ 이제 ○○이 손이 깨끗해졌네? 손에 묻은 물들을 수건으로 뽀송뽀송 닦아줘 보아요.
활동사진		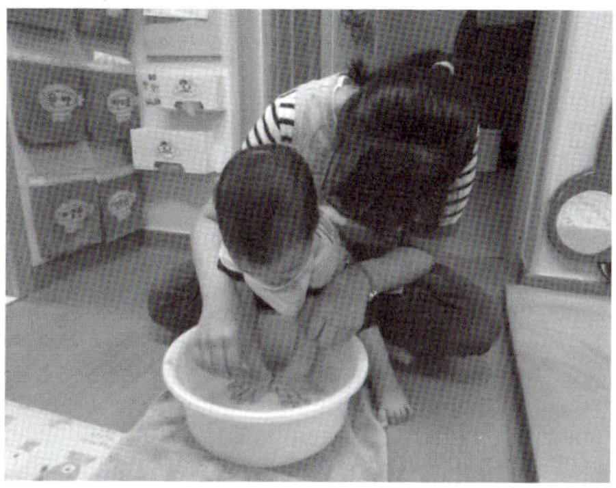 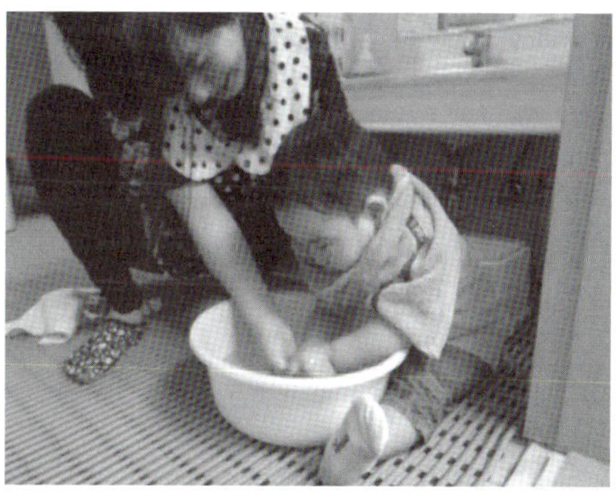

건강교육활동 2

<table>
<tr><th colspan="2">활동명</th><td>린이와 똘이의 입속 이야기</td><th>대상연령</th><td>만 1세</td></tr>
<tr><th colspan="2">활동목표</th><td colspan="3">• 식사 후에는 양치를 해야 함을 이야기해 준다.
• 규칙적으로 양치하는 습관을 갖는다.
• 구강 구조에 대해 관심을 갖도록 한다.</td></tr>
<tr><th colspan="2">준비물</th><td colspan="3">은빛 이야기 시청각 자료, 똘이 인형</td></tr>
<tr><th rowspan="3">활동내용</th><th>도 입</th><td colspan="3">① 시청각 자료를 보면서 입속 명칭에 대해 이야기 나눈다.
• 입안의 치아는 몇 개 있을까요?
• 치아가 없으면 음식을 먹을 수 있을까요?</td></tr>
<tr><th>전 개</th><td colspan="3">② 식사 후에는 양치를 해야 함을 이야기해 준다.
• ○○아, 점심을 다 먹었니?
• 점심을 먹은 후에는 입속에 세균이 들어오지 못하게 양치를 해야 해.
③ 양치하는 방법에 대해 알려준다.
• 위로 한 번 아래로 한 번 깨끗이 닦아보자.
• 혀도 꼭 닦아보도록 하자.
④ 자신의 칫솔로 양치질해 보도록 한다.
– ○○는 양치질을 잘하는구나!</td></tr>
<tr><th>마무리</th><td colspan="3">⑤ 인형을 교실에 비치해 두어 영아들이 양치질을 해볼 수 있도록 한다.</td></tr>
<tr><th colspan="2">활동사진</th><td colspan="3">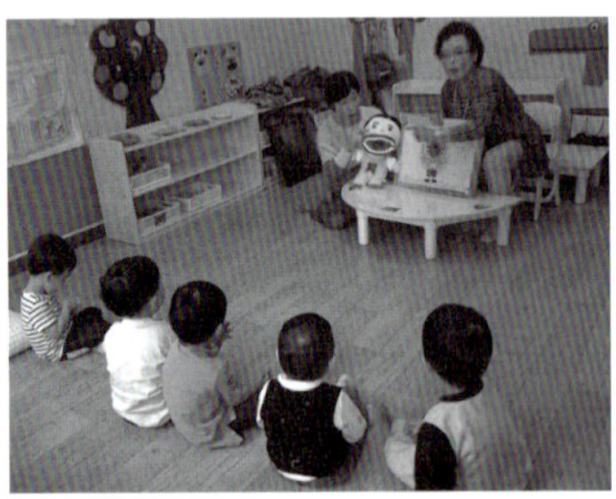 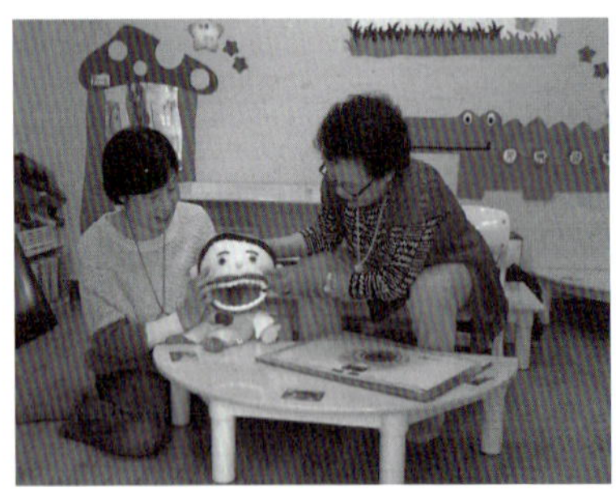</td></tr>
</table>

건강교육활동 3

<table>
<tr><th colspan="2">활동명</th><td>낮잠을 자요</td><th>대상연령</th><td>만 1세</td></tr>
<tr><th colspan="2">활동목표</th><td colspan="3">• 낮잠을 자는 의미를 알고 편안한 낮잠을 잘 수 있다.</td></tr>
<tr><th colspan="2">준비물</th><td colspan="3">인형, 자장가 음원, 오디오</td></tr>
<tr><th rowspan="3">활동내용</th><th>도 입</th><td colspan="3">① 하루 일과에 이야기하며 '낮잠 자는 시간'에 대해 이야기를 나눈다.
• 우리 친구들이 밥을 먹고 세수를 하면 코코 낮잠 자는 시간이 다가와요.
② 자신의 이불을 찾아 누워보며 이불에 대해 친숙함을 느낄 수 있도록 한다.
• 뽀로로 이불은 누구 친구의 이불이지요? 이불 위에 누우니 폭신폭신 부드러워요.</td></tr>
<tr><th>전 개</th><td colspan="3">③ 아기인형을 영아들 스스로 토닥이며 잠을 잔다는 개념에 대해 이해할 수 있도록 돕는다.
• ○○반 아기인형들도 이제 코코 잘시간이 되었어요. ○○가 '아가야 잘자라' 하고 토닥토닥 재워줘 볼까요?
④ 낮잠시간에 교실에 있는 인형을 안고 자며 낮잠에 대한 두려움을 줄일 수 있도록 돕는다.
• 낮잠을 자야 키도 쑥쑥 크고 건강해져요. 아기인형하고 함께 코코 자볼까요?
⑤ 낮잠을 두려워하거나 싫어하는 영아들은 교사가 곁에서 토닥여 주어 안정감을 느끼고 휴식을 취할 수 있도록 한다.</td></tr>
<tr><th>마무리</th><td colspan="3">⑥ 낮잠을 자고 일어나 교사와 함께 인사하며 자고 일어난 기분을 언어적으로 표현해 준다.</td></tr>
<tr><th colspan="2">활동사진</th><td colspan="3">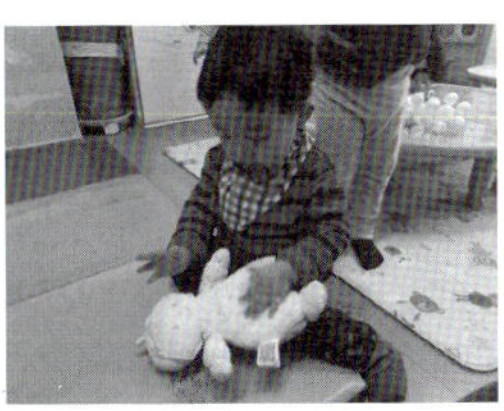 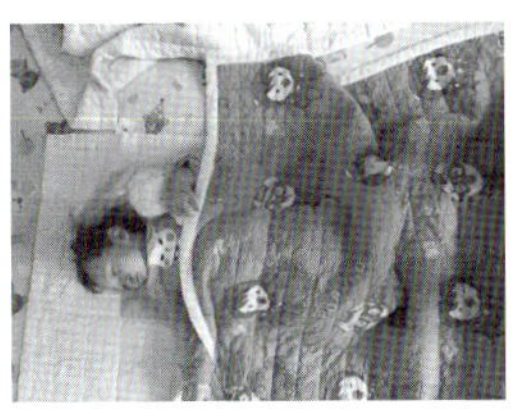 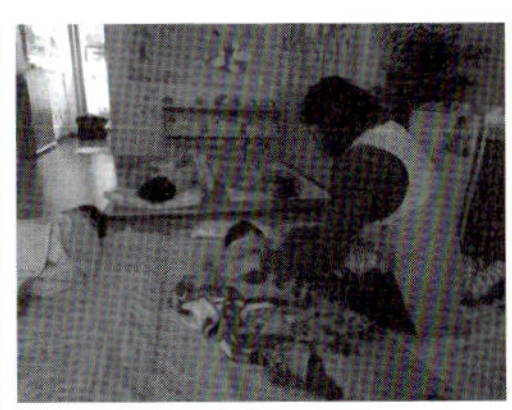</td></tr>
</table>

건강교육활동 4

<table>
<tr><th colspan="2">활동명</th><td>실외놀이 후 손을 깨끗이 씻어요</td><th>대상연령</th><td>만 1세</td></tr>
<tr><th colspan="2">활동목표</th><td colspan="3">• 도움받아 손을 씻어본다.
• 실외놀이 후에는 손을 씻는 경험을 한다.</td></tr>
<tr><th colspan="2">준비물</th><td colspan="3">손 씻는 방법 순서 그림자료</td></tr>
<tr><th rowspan="3">활동내용</th><th>도 입</th><td colspan="3">① 손 씻는 그림자료를 보여주며 이야기를 시작한다.
• 이것은 무엇을 하는 그림일까요?
• 여러분은 언제 손을 씻나요?</td></tr>
<tr><th>전 개</th><td colspan="3">② 몸을 청결하게 하기 위해 해야 할 일에 대해 이야기를 나눈다.
• 손과 발을 깨끗이 씻어요.
• 양치질을 잘해요.
• 세수를 잘해요.
• 목욕을 자주 해요.
③ 그중 실외놀이 후나 식사 전 손 씻는 방법에 대해 이야기 나눈다.
• 손 씻는 방법을 그림자료나 동영상 자료를 보여준다.
④ 세면대에서 직접 손을 깨끗이 씻는 방법을 경험한다.
• 선생님이 도와줄게.
• 손을 앞으로 내밀고 물이 나오면 싹싹 닦아보자.
• 비누를 손에 묻히고 뽀득뽀득 문지른 후 물에 헹구어 보자.
⑤ 비누, 수건 사용방법을 함께 익힌다.</td></tr>
<tr><th>마무리</th><td colspan="3">⑥ 항상 손을 깨끗이 하는 습관을 기르기 위해 손을 자주 바르게 씻는 방법을 실천하도록 한다.</td></tr>
<tr><th colspan="2">활동사진</th><td colspan="3">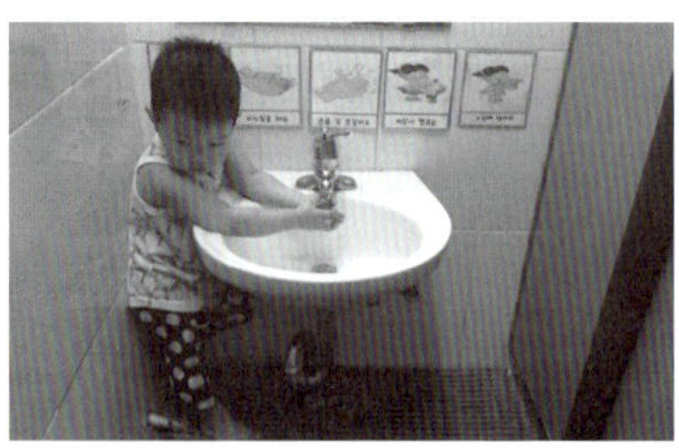 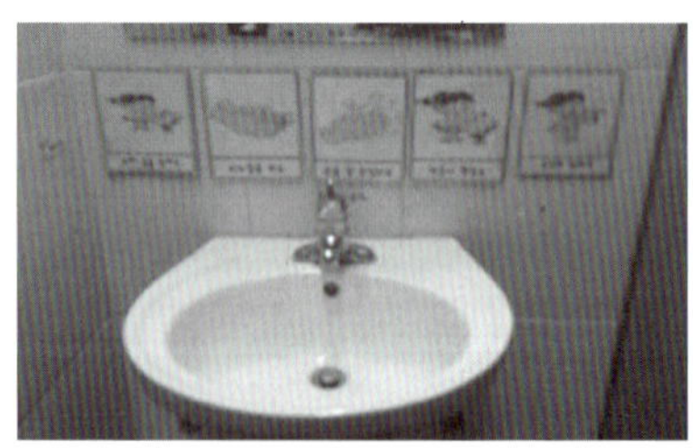</td></tr>
</table>

건강교육활동 5

<table>
<tr><th colspan="2">활동명</th><th>외출 후에는 손을 깨끗이 씻어요</th><th>대상연령</th><th>만 2세</th></tr>
<tr><td colspan="2">활동목표</td><td colspan="3">• 손을 씻어야 하는 이유에 대해 안다.
• 손을 씻어야 할 때를 안다.
• 바른 손 씻기 방법을 알고 실천한다.</td></tr>
<tr><td colspan="2">준비물</td><td colspan="3">손 씻기 사진, 손 씻는 동영상</td></tr>
<tr><td rowspan="3">활동내용</td><td>도 입</td><td colspan="3">① 손 씻기에 관심을 가질 수 있도록 한다.
• 바깥놀이를 하고 난 후 가장 먼저 해야 하는 일은 무엇일까?
• 밥 먹기 전에 해야 하는 하는 일은 무엇일까?</td></tr>
<tr><td>전 개</td><td colspan="3">② 손을 씻어야 하는 이유에 대해 알아본다.
• 손을 씻지 않고 음식을 먹으면 어떻게 될까?
③ 손을 언제 꼭 씻어야 하는지에 대해 알아본다.
• 바깥놀이를 한 후 모래 묻은 손으로 놀잇감을 만지면 어떻게 될까?
• 토끼나, 강아지를 만진 후 손을 씻지 않고 코를 만지면 어떻게 될까?
④ 손 씻기 순서에 대해 안다.
• 손을 씻는 순서에 대해 알고 있니?
• 손 씻기 사진(동영상)을 보면서 손 씻기 순서에 대해 알아보자.</td></tr>
<tr><td>마무리</td><td colspan="3">⑤ 오늘의 계획 중 손을 씻어야 할 때에 대해 이야기 나눈다.</td></tr>
<tr><td colspan="2">활동사진</td><td colspan="3">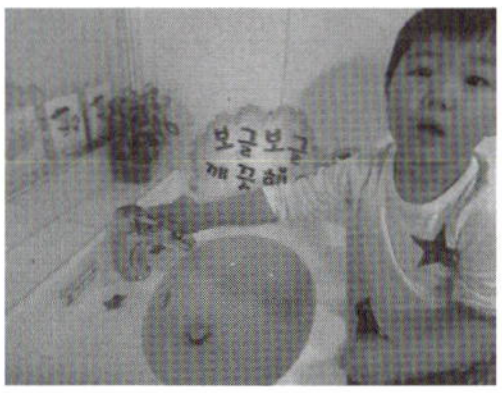 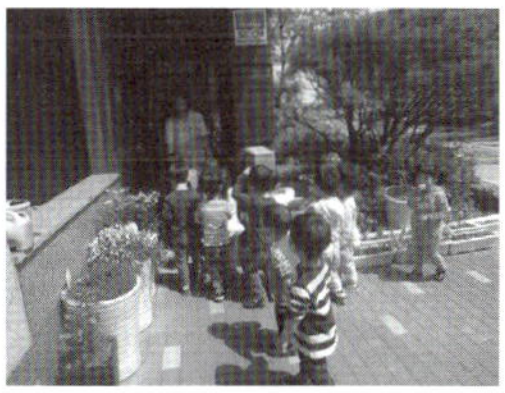 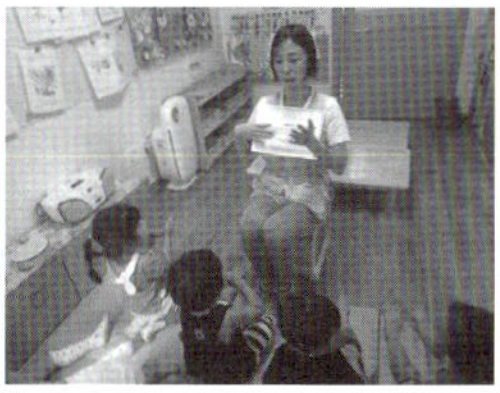</td></tr>
</table>

영양교육활동 1

<table>
<tr><th colspan="2">활동명</th><td>골고루 먹을 수 있어요</td><th>대상연령</th><td>만 0세</td></tr>
<tr><th colspan="2">활동목표</th><td colspan="3">• 플랩북을 통해 음식을 골고루 먹어야 하는 이유를 안다.
• 여러 가지 음식에 관심을 갖고 음식을 골고루 먹는 경험을 해본다.</td></tr>
<tr><th colspan="2">준비물</th><td colspan="3">『난 골고루 먹어요(다케이 시로, 2008)』 플랩북, 여러 가지 실물 식재료, 다양한 재료의 간식, 식사, 숟가락, 포크</td></tr>
<tr><th rowspan="2">활동내용</th><th>도입</th><td colspan="3">① 식사, 간식 전 영아들에게 『난 골고루 먹어요』 플랩북을 제시하고 호기심을 가질 수 있도록 한다.</td></tr>
<tr><th>전개</th><td colspan="3">② 영아와 함께 책에 등장하는 영아의 얼굴, 배, 팔 모양 플랩을 들춰보고 닫아보면서 음식을 골고루 먹어야 하는 이유를 이야기해 준다.
• 동화 속 친구는 당근도 싫고, 생선도 싫고, 고기도 싫어했대.
• 음식을 골고루 먹지 않아서 동화 속 친구의 얼굴, 배, 팔이 홀쭉해져 버렸구나.
• 당근이랑 생선이랑 고기랑 맛있게 골고루 먹었더니 다시 튼튼해졌네요.
• 좋아하는 것만 먹으면 이렇게 몸이 아파져요~ ○○이도 골고루 냠냠 먹어볼 수 있지요?
③ 화장실로 가서 손을 씻고, 식사자리로 이동하여 음식을 살펴본다.
• 우리 맛있는 음식을 먹기 전에 두 손 짝 간식노래 함께 불러볼까요?
• 오늘 음식은 어떤 것들로 만들어져 있는지 살펴볼까? 두부도 있고, 시금치도 들어 있네요.
• 킁킁킁 어떤 냄새가 나는지 맡아볼까? 냠냠 어떤 맛이 나는지 먹어볼까요?
④ 영아가 좋아하는 재료와 싫어하는 음식을 각각 맛볼 수 있도록 한다.
• ○○이가 좋아하는 두부반찬이네. 두부를 먹으면 머리도 똑똑~ 응가도 슝슝 배를 안아프게 해준대~
• ○○이는 당근을 쏙 뱉어냈네. 당근이 싫었구나~
당근이 "○○아~ 나도 냠냠 맛있게 먹어줘~ 냠냠냠"이라고 말하네?
한 번만 더 먹어볼까?
• ○○는 아무 것도 먹고 싶지 않아요? 아무 것도 먹지 않으면 꼬르륵 꼬르륵 배가 고프고 아야 아야 머리도 아프게 된대요. 여기 ○○가 좋아하는 생선이 있네. ○○가 좋아하는 생선 먼저 먹어보고 다른 것도 먹어볼까요?
⑤ 교사는 여러 가지 음식을 골고루 먹는 모습을 반복하여 보여주도록 한다.</td></tr>
</table>

활동내용	마무리	⑥ 영아가 골고루 먹어볼 수 있도록 지속적으로 격려를 하며 즐겁게 식사할 수 있도록 한다. • ○○이 감자도 맛있게 잘 먹는구나~ • 우와~ 우리 ○○는 골고루 깨끗이 다 먹어서 키도 쑥쑥 커지고 아빠처럼 엄마처럼 힘도 세지겠네요. 참 잘했어요~ 박수~
활동사진		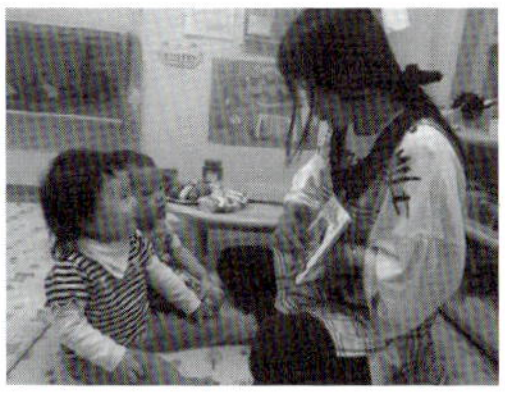 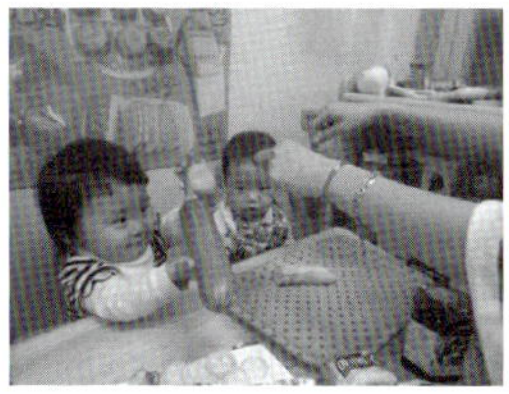 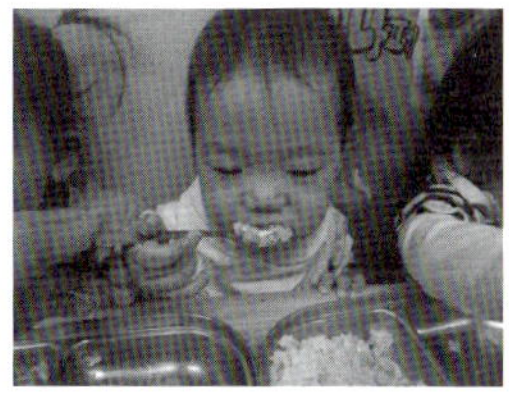

영양교육활동 2

<table>
<tr><td colspan="2">활동명</td><td>음식을 골고루 먹어요</td><td>대상연령</td><td>만 1세</td></tr>
<tr><td colspan="2">활동목표</td><td colspan="3">• 편식하는 영아들이 초록색 채소에 대해 긍정적인 인식을 가질 수 있다.</td></tr>
<tr><td colspan="2">준비물</td><td colspan="3">삶은 브로콜리, 방울토마토, 과일 통조림</td></tr>
<tr><td rowspan="3">활동내용</td><td>도 입</td><td colspan="3">① 초록색 채소의 사진을 보며 초록색 채소에 대한 흥미를 가질 수 있도록 한다.
• 초록색으로 된 채소들은 어떤 것들이 있을까요?
• 우리 친구들은 초록색 어떤 채소를 먹어보았나요?</td></tr>
<tr><td>전 개</td><td colspan="3">② 브로콜리와 방울토마토, 통조림 과일을 탐색해 본다.
• 브로콜리는 위에는 꼭 나무처럼 초록색 잎이 있는 것 같고 밑에는 나무기둥이 있는 것 같아요!
• 방울토마토는 데굴데굴 동그랗게 생기고 빨간색이에요.
③ 브로콜리와 방울토마토로 나무를 만들어 보고 채소나 과일에 대해 긍정적인 인식을 가질 수 있도록 한다.
• 브로콜리에 방울토마토와 과일들을 꽂아주니 나무에 꼭 예쁜 꽃이 핀 것 같네요.
④ 브로콜리 나무에 심은 채소들을 하나씩 먹어본다.
• 토마토는 달콤한 맛이 나고, 브로콜리를 먹으니 튼튼해지는 것 같아요!</td></tr>
<tr><td>마무리</td><td colspan="3">⑤ 채소와 과일들을 먹을 수 있도록 격려하되 먹기 싫은 영아들은 놀이로 활동을 지속할 수 있도록 한다.</td></tr>
<tr><td colspan="2">활동사진</td><td colspan="3">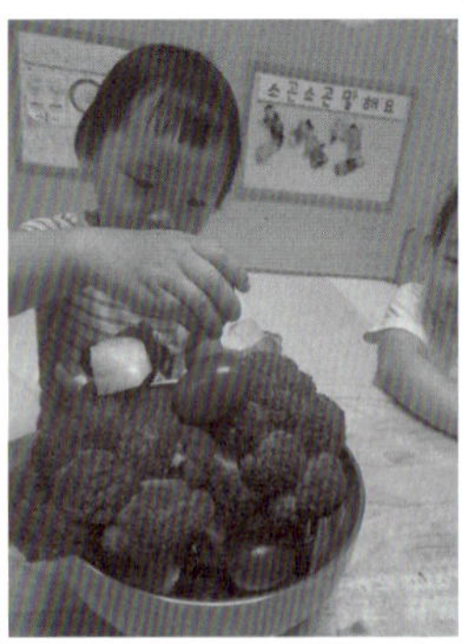 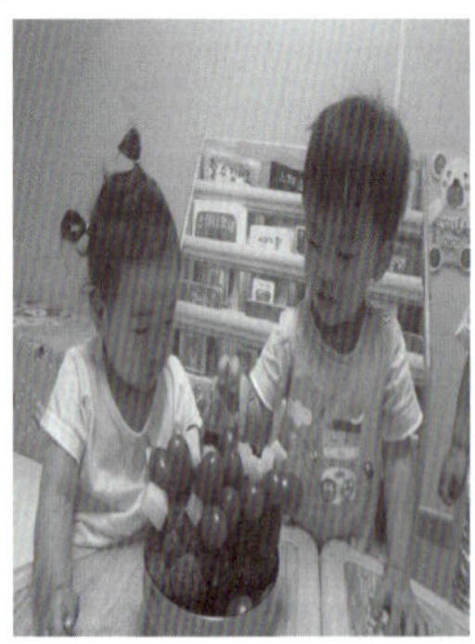 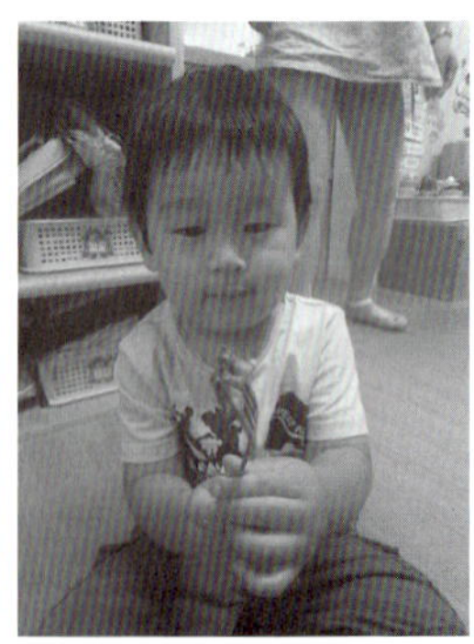</td></tr>
</table>

영양교육활동 3

<table>
<tr><td colspan="2">활동명</td><td>음식을 골고루 먹어요</td><td>대상연령</td><td>만 2세</td></tr>
<tr><td colspan="2">활동목표</td><td colspan="3">• 우리 몸에 필요한 여러 음식이 있음을 알고 편식하지 않고 골고루 먹어야 함을 안다.</td></tr>
<tr><td colspan="2">준비물</td><td colspan="3">편식하는 영아의 그림자료, 여러 가지 음식 그림자료, 『아이 맛있어』 동화책</td></tr>
<tr><td rowspan="3">활동내용</td><td>도 입</td><td colspan="3">① 영아들과 편식하는 아이의 그림자료를 보며 이야기를 나눈다.
• 이 그림을 볼까? 무엇을 하는 그림일까? 여기 여자 친구는 어떤 표정이야?
② 음식을 먹기 싫었던 경험을 떠올려 본다.
• 어린이집에서는 간식을 먹기도 하고, 점심을 먹기도 해. 그런데 혹시 먹기 싫은 음식이 있었던 적이 있을까?</td></tr>
<tr><td>전 개</td><td colspan="3">③ 여러 가지 음식들을 소개한다.
• 선생님이 여러 가지 음식을 가지고 왔어. 어떤 것이 있는지 살펴볼까?
④ 영아들이 좋아하는 음식과 싫어하는 음식을 찾아본다.
• 우리 ○○가 좋아하는 음식을 찾아볼까? 어떤 음식을 좋아하니?
• ○○는 싫어하는 음식을 골라볼까? 왜 그 음식이 싫을까?
⑤ 영아들이 좋아하는 음식만 먹게 되면 일어나는 일을 이야기 나눈다.
• 우리 예쁜 소리반 친구들은요, 과자랑 케이크를 아주아주 좋아하나 봐. 그런데 과자나 케이크만 먹으면 이가 아플 수도 있고요, 엄마나 아빠처럼 튼튼하게 키가 자라지 않을 수도 있대.
⑥ 음식을 골고루 먹어야 함을 이야기 나눈다.
• 김치랑, 시금치랑, 감자나 당근에는 우리 몸을 튼튼하게 해주는 영양소라는 것이 숨어 있대. 그 영양소 친구는요, 꼭꼭 씹어서 꿀꺽 삼키면 우리 몸속에서 키도 자라게 해주고 튼튼하게 해준대.</td></tr>
<tr><td>마무리</td><td colspan="3">⑦ 『아이 맛있어』 동화책을 읽어본다.
⑧ 점심시간에 나온 반찬을 맛있게 먹어보기로 약속한다.
• 우리 몸을 튼튼하게 해주는 야채들이 점심시간에 나오면 맛있게 먹어볼 수 있을까? 꼭꼭 씹어서 먹어보도록 하자~</td></tr>
<tr><td colspan="2">활동사진</td><td colspan="3">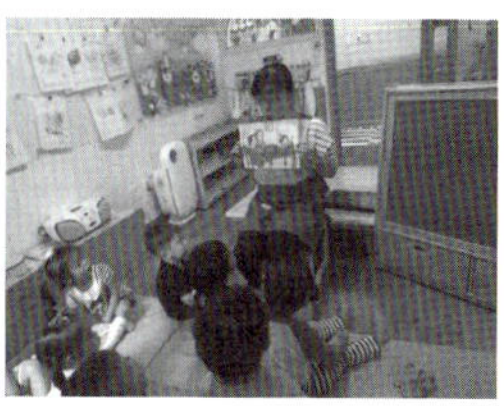 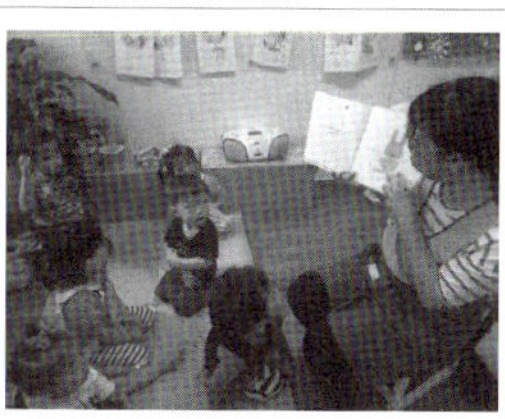 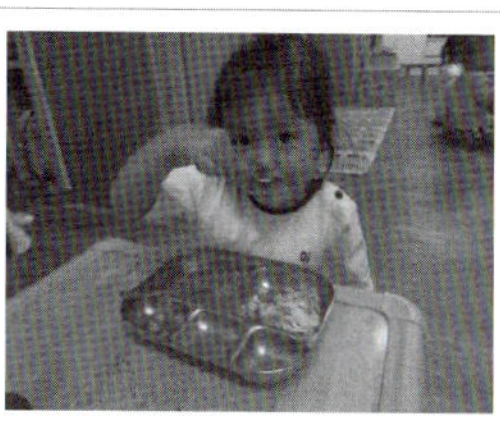</td></tr>
</table>

영양교육활동 4

<table>
<tr><th colspan="2">활동명</th><td>안전식품 체험</td><th>대상연령</th><td>만 2세</td></tr>
<tr><th colspan="2">활동목표</th><td colspan="3">• 가공식품과 안전식품을 구분하여 보면서 몸에 해롭고 이로움을 안다.</td></tr>
<tr><th colspan="2">준비물</th><td colspan="3">음료수, 과자류, 빵, 사탕, 달걀, 생선, 과일, 야채, 고기, 우유 등 사진자료</td></tr>
<tr><th rowspan="3">활동내용</th><th>도 입</th><td colspan="3">① 여러 가지 사진을 보여주며 관심을 갖도록 유도한다.
• 이 그림과 같은 물건을 본 적이 있나요?
• 어디에서 보았나요?</td></tr>
<tr><th>전 개</th><td colspan="3">② 가공식품과 자연식품 사진을 보면서 이야기를 나눈다.
• 이 사진의 상품이름은 무얼까요?
• 맛은 어떤가요?
• 이 상품은 어떤 식품일까요?
③ 가공식품이 우리 몸에 미치는 영향을 인지하여 본다.
• 가공식품을 많이 먹으면 어떻게 될까요?
• 내가 좋아하는 음식은 어떤 것이 있을까요?
④ 가공식품, 자연식품을 직접 구분하여 본다.
• 가공식품과 자연식품을 골라볼까요?
• 내가 좋아하는 식품을 골라보세요.
• 내가 고른 식품 중에 자연식품은 몇 개나 되나요?</td></tr>
<tr><th>마무리</th><td colspan="3">⑤ 지속적인 놀이가 이루어질 수 있도록 자료를 영역에 비치해 준다.</td></tr>
<tr><th colspan="2">활동사진</th><td colspan="3">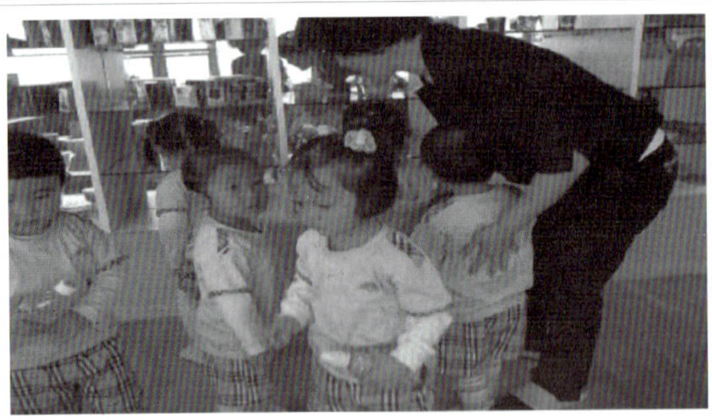</td></tr>
</table>

안전교육활동 1

<table>
<tr><th colspan="2">활동명</th><td>천천히 걸어서 등원해요</td><th>대상연령</th><td>만 1세</td></tr>
<tr><th colspan="2">활동목표</th><td colspan="3">• 영아가 어린이집에 엄마와 함께 걸어 등원하며 대근육 발달을 돕고 등원의 즐거움을 느낄 수 있다.</td></tr>
<tr><th colspan="2">준비물</th><td colspan="3">발바닥 길</td></tr>
<tr><th rowspan="3">활동내용</th><th>도 입</th><td colspan="3">① 보호자와 함께 등원하는 영아를 즐겁고 반갑게 맞이한다.
• ○○가 엄마와 손을 잡고 함께 어린이집에 왔네요! 만나서 반가워요!
② 교사와 영아가 함께 보호자에게 인사를 하고 교실로 들어온다.</td></tr>
<tr><th>전 개</th><td colspan="3">③ 교실에서 뛰는 영아들에게 뛰면 위험한 상황임을 인지하며 안정시킨 후 천천히 걸을 수 있도록 교사와 다른 장소로 천천히 걸어서 이동해 본다.
④ 교실에 발바닥 길을 붙여 영아가 천천히 걸을 수 있도록 격려한다.
• 교실에 우리 발하고 똑같은 게 있어요~ 선생님과 함께 천천히 걸어볼까요?
⑤ 교사와 화장실로 이동하면서 천천히 걷고 앞을 보고 걸을 수 있도록 교사와 언어적으로 자극해 준다.
• 앞을 보고 걷지 않으면 앞으로 넘어져서 위험해요.</td></tr>
<tr><th>마무리</th><td colspan="3">⑥ 하원할 때도 영아들과 천천히 걸어서 하원할 수 있도록 교사가 하원지도를 한다.</td></tr>
<tr><th colspan="2">활동사진</th><td colspan="3">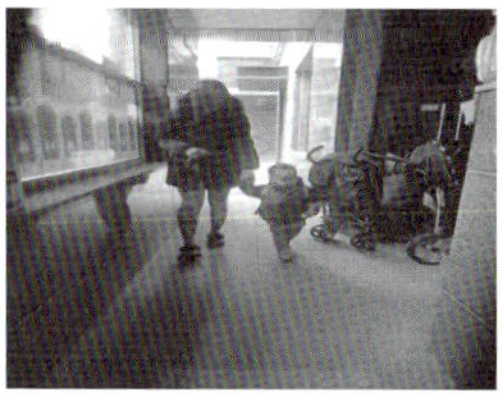 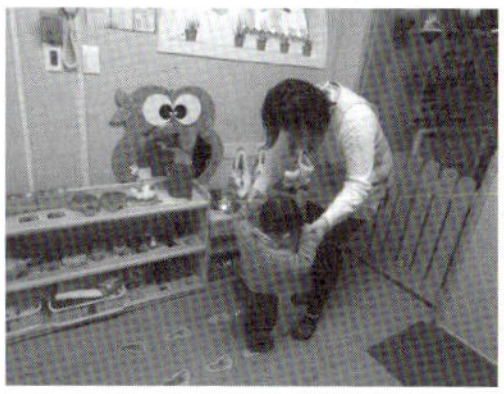 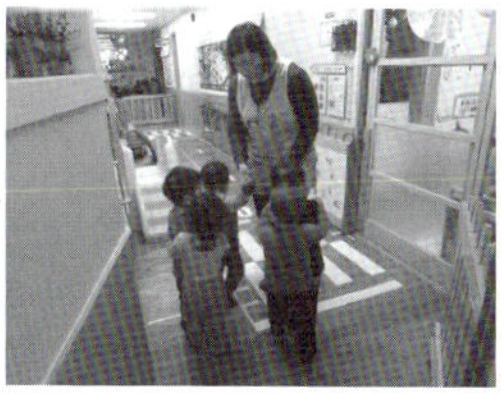</td></tr>
</table>

안전교육활동 2

<table>
<tr><th colspan="2">활동명</th><td>놀잇감을 바르게 가지고 놀아요</td><th>대상연령</th><td>만 0세</td></tr>
<tr><th colspan="2">활동목표</th><td colspan="3">• 놀잇감을 안전하게 사용하는 방법을 알고, 영아가 안전하게 놀잇감을 탐색할 수 있도록 한다.</td></tr>
<tr><th colspan="2">준비물</th><td colspan="3">장난감을 위험하게 가지고 놀이하는 그림자료, 손인형, 다양한 놀잇감</td></tr>
<tr><th rowspan="3">활동내용</th><th>도입</th><td colspan="3">① 영아가 놀잇감으로 놀이를 하고 있을 때, 교사가 손인형을 등장시켜 이야기한다.
• (손인형이 울고 있는 표현을 하며) 잉잉잉~ 히이잉 친구랑 장난감으로 놀이를 하고 있는데 장난감이 날아와서 머리에 쿵하고 부딪혀서 아야 했어. 너무 아파~ 잉잉잉</td></tr>
<tr><th>전개</th><td colspan="3">② 교사가 손인형을 통해 놀잇감을 던지거나 뺏으면 서로 다칠 수 있음에 대해 이야기해 준다.
• ○○야~ 장난감을 던지면 어떻게 될까? 장난감을 던지면 친구가 아야 하고 크게 다칠 수 있대. 또 장난감이 부서져서 장난감도 아파하게 된대.
③ 영아가 관심을 보이면 손인형 입에 장난감이 들어가는 모습을 보여주며 이야기 나눈다.
• 어~ 인형친구가 입에 장난감을 물고 있네. 장난감을 입에 넣으면 나쁜 먼지가 입에 들어와서 배도 아프게 하고 머리도 아프게 한대.
④ 교사는 게시된 상황그림에 영아들이 관심을 가질 수 있도록 지원하며, 장난감의 올바른 사용법에 대해 알려준다.
• 손인형 친구가 장난감을 어떻게 가지고 놀아야 하는지 알려줄거래. 우리 한 번 들어볼까?
• 첫 번째! 장난감을 던지지 않아요! 두 번째! 장난감을 뺏지 않아요! 세 번째! 장난감을 입에 넣지 않아요!
⑤ 놀잇감을 던지거나 입에 넣지 않기로 영아에게 반복적으로 이야기해 주며 약속을 해본다.</td></tr>
<tr><th>마무리</th><td colspan="3">• 영아가 놀이하는 모습을 교사가 자세히 관찰하고, 던지지 행동이 보이면 손인형을 다시 등장시켜 반복적으로 알려준다.
• 영아가 상황그림에 관심을 보일 때마다 수시로 위험한 상황에 대해 인지시켜 주며 상호작용한다.</td></tr>
<tr><th colspan="2">활동사진</th><td colspan="3">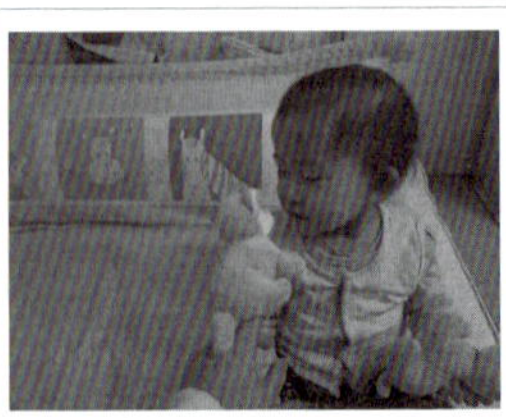 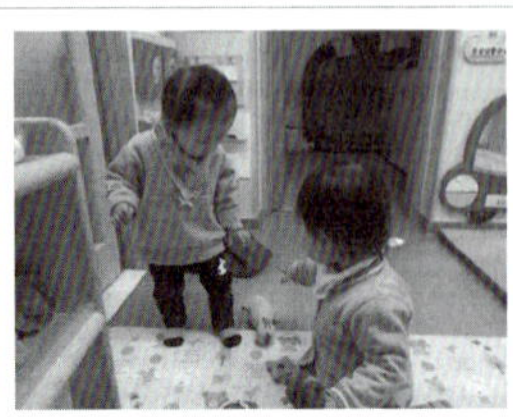 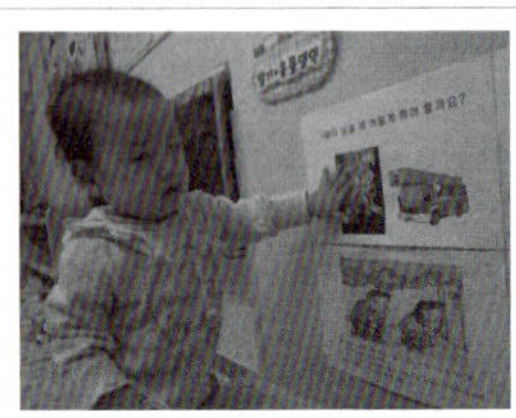</td></tr>
</table>

안전교육활동 3

<table>
<tr><th colspan="2">활동명</th><td>장난감을 소중히 다루어요</td><th>대상연령</th><td>만 2세</td></tr>
<tr><th colspan="2">활동목표</th><td colspan="3">• 놀잇감을 용도에 맞게 사용한다.
• 위험하다고 알려주면 주의한다.</td></tr>
<tr><th colspan="2">준비물</th><td colspan="3">장난감, 인형, 반창고</td></tr>
<tr><th rowspan="3">활동내용</th><th>도입</th><td colspan="3">① 교사는 인형을 등장시켜 영아들의 주의집중을 유도한다(사전으로 인형에 반창고를 붙인다).
• 얘들아 우리 반에 삐삐가 놀러왔어요.
• 어? 그런데 얼굴에 반창고가 붙어있네.</td></tr>
<tr><th>전개</th><td colspan="3">② 교사는 인형이 반창고를 붙인 이유를 얘기하고 영아들과 이야기 나누기를 한다.
• 삐삐가 지금 반창고를 붙였네. 어떻게 하다가 이렇게 다친걸까?
• 삐삐는 친구가 던진 장난감 때문에 다쳤단다.
③ 장난감에 맞은 친구의 마음이 어떨지 영아들과 이야기 나누기를 한다.
• 장난감에 맞으면 친구 마음이 어떨까?
④ 장난감을 던지지 않고 소중히 다루기로 영아들과 약속한다.
• 그래. 우리 친구들이 아주 잘 말해주었어. 앞으로는 장난감을 던지지 않기로 우리 약속하자!</td></tr>
<tr><th>마무리</th><td colspan="3">⑤ 영아들이 약속을 잘 지킬 수 있도록 반복적인 교육을 실시한다.</td></tr>
<tr><th colspan="2">활동사진</th><td colspan="3">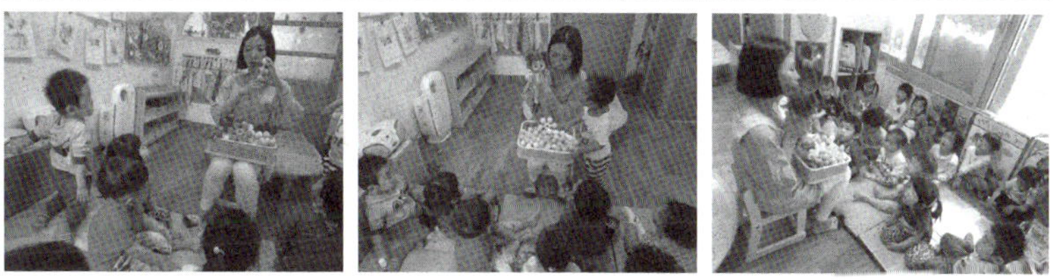</td></tr>
</table>

안전교육활동 4

<table>
<tr><th>활동명</th><td>좋은 느낌과 나쁜 느낌</td><th>대상연령</th><td>만 1세</td></tr>
<tr><th>활동목표</th><td colspan="3">• 좋은 느낌과 나쁜 느낌이 드는 상황에 대해 인지한다.
• 좋은 느낌과 싫은 느낌에 대해 알아보고 나쁜 느낌(위험한 상황)이 들 때 대처방법에 대해 알아본다.</td></tr>
<tr><th>준비물</th><td colspan="3">좋은 느낌과 나쁜 느낌 시청각 자료</td></tr>
</table>

<table>
<tr><td rowspan="3">활동내용</td><td>도 입</td><td>① 우리에게는 감정(느낌)이 있음에 대해 이야기한다.
• 기분이 좋을 때는 언제일까요?
• 기분이 나쁠 때는 언제인가요?</td></tr>
<tr><td>전 개</td><td>② 좋은 느낌과 나쁜 느낌이 들 수 있는 상황에 대해 이야기 나누기
• 엄마가 나를 안아줄 때 어떤 느낌이 드니?
• 아빠가 나에게 뽀뽀해 주었을 때 어떤 느낌이 드니?
• 모르는 사람이 내 몸을 만질 때 어떤 느낌이 드니?
③ 나쁜 느낌 – 낯선 사람이 내 몸을 만지고 안으려고 할 때
영아안전(좋은 느낌과 나쁜 느낌)을 보면서 낯선 사람이 내 몸을 만지려 할 때 대처하는 방법에 대해 알아보기
• 낯선 사람이 만지려고 할 때 요리는 어떻게 행동했니?
• 낯선 사람이 나를 만지려고 할 때 어떻게 해야 할까?
④ 나쁜 느낌 – 누군가 내 치마를 들치거나 바지 속을 보려 할 때
영아안전(소중한 곳, 만지지 않아요!)을 보면서 다른 사람이 내 치마를 들치거나 바지 속을 보려 할 때 대처하는 방법에 대해 알아보기
• 친구가 내 치마를 들치거나 바지 속을 보려고 한 적이 있니?
• 어떤 기분이 들었니?
• 그럴 땐 어떻게 행동해야 할까?
⑤ 나쁜 느낌이 들었을 때 “싫어요”라고 말해요.
• 나쁜 느낌이 들었을 때 감정을 표현하는 방법에 대해 알아본다.
• 다른 사람이 나를 만지거나 내 치마를 들치거나 바지 속을 보려할 때 어떻게 해야 할까?</td></tr>
<tr><td>마무리</td><td>⑥ 평상시 반복적인 교육을 통해 영아들이 생활 속에서 실천할 수 있도록 한다.</td></tr>
<tr><td colspan="2">활동사진</td><td>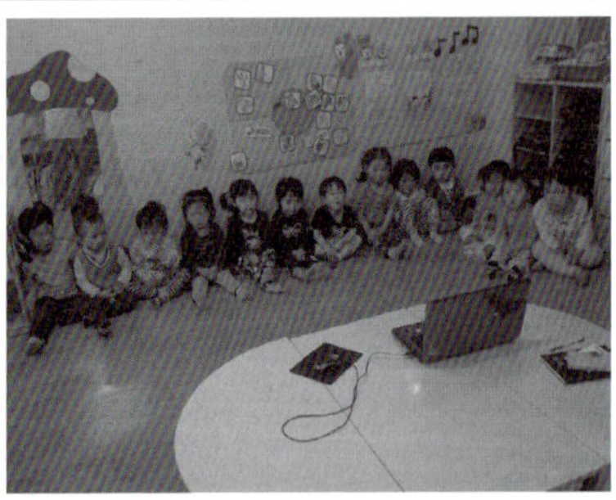 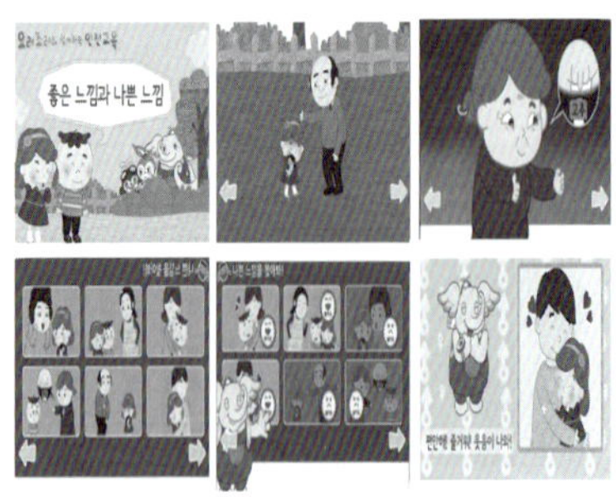</td></tr>
</table>

2 만 3세

1) 건강교육

(1) 즐거운 운동과 휴식 – 적절하게 운동하기

<table>
<tr><th colspan="2">활동명</th><td>운동기구 만들기</td><th>대상연령</th><td>만 3세</td></tr>
<tr><th colspan="2">활동목표</th><td colspan="3">• 운동의 중요성을 안다.
• 운동기구의 사용방법을 안다.</td></tr>
<tr><th colspan="2">준비물</th><td colspan="3">아령(페트병 작은 것, 스카치 테이프, 시트지, 스티커, 물 또는 모래), 라켓(스타킹, 세탁소 옷걸이, 고무줄, 꾸미기 재료) 운동하는 모습의 사진, 여러 운동기구 사진</td></tr>
<tr><th rowspan="3">활동내용</th><th>도 입</th><td colspan="3">① 운동하는 다양한 모습의 사진을 일부분만 보여주고 수수께끼를 내어 호기심을 유발한 후 운동을 해본 경험에 대하여 이야기 나눈다.</td></tr>
<tr><th>전 개</th><td colspan="3">② 아령을 살펴보며 어떤 운동인지 알아본다.
• 어떻게 사용하는 물건일까요?
• 이 운동기구는 우리 몸의 어디를 튼튼하게 해줄까?
• 어떻게 사용하는 걸까?
③ 라켓에 대하여 이야기 나눈다.
• 이 운동기구를 본 적이 있나요?
• 이름이 뭘까?
• 사용해 본 경험이 있나요?
④ 아령 만들기와 라켓 만들기 활동을 소개한다.
• 어떤 방법으로 만들면 좋을까?
• 아령의 무게를 높이기 위해 무엇을 사용하면 좋을까?
• 라켓을 만들려면 무엇을 조심해야 할까?
• 공이 닿는 부분은 장식을 하지 않아야 하는 이유에 대하여 이야기한다.
⑤ 자유롭게 선택하여 창의적으로 꾸민다.</td></tr>
<tr><th>마무리</th><td colspan="3">⑥ 만들어 본 운동기구를 가지고 운동을 해본다.</td></tr>
</table>

활동사진	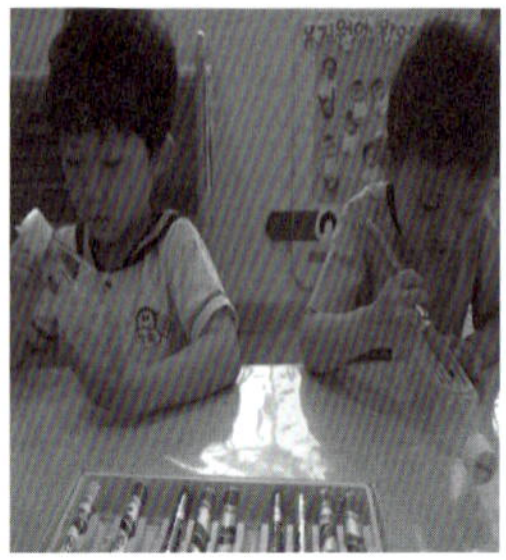 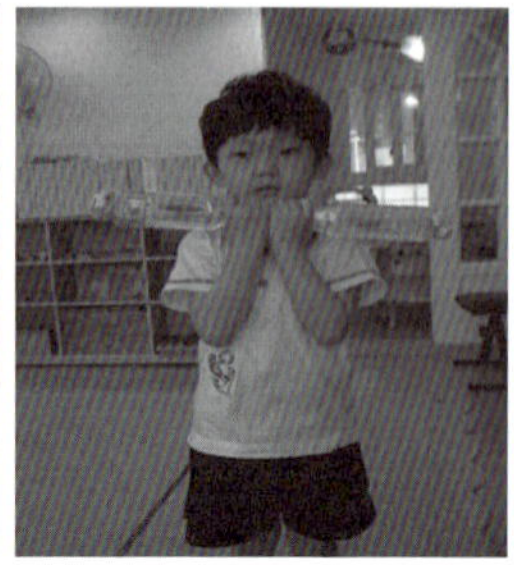 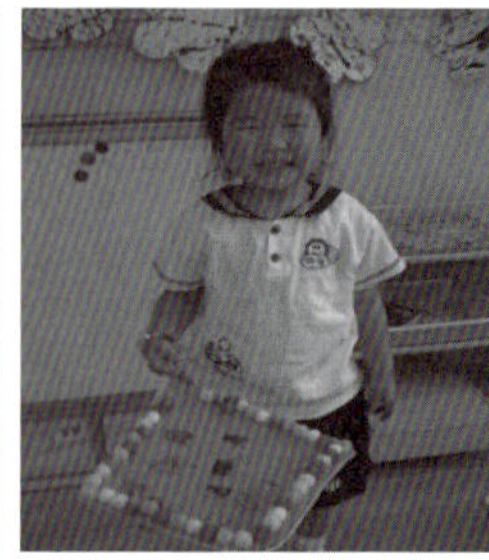

(2) 깨끗한 나와 환경 – 나를 깨끗이하기

<table>
<tr><td colspan="2">활동명</td><td>이 닦기 게임</td><td>대상연령</td><td>만 3세</td></tr>
<tr><td colspan="2">활동목표</td><td colspan="3">• 이 청결에 대한 중요성을 알고 관심을 가진다.
• 1에서 6까지의 수세기를 하면서 간단한 수의 연산을 경험해 본다.</td></tr>
<tr><td colspan="2">준비물</td><td colspan="3">놀이판 2개, 보드마카 2개, 주사위 1개, 놀이규칙판 1개</td></tr>
<tr><td rowspan="3">활
동
내
용</td><td>도 입</td><td colspan="3">① 놀이판과 보드마카, 주사위를 탐색하면서 이야기 나눈다.
• (놀이판을 탐색하면서) 무엇이 그려져 있니? 아이 입속에 이가 몇 개 그려져 있는지 세어보자.
• (보드마카를 탐색하며) 이것은 무엇이니? 어떻게 사용하는 것일까?
• 보드마카 뒤에 달려 있는 것은 무엇일까? 어떻게 사용하는 것일까?
• (주사위를 탐색하며) 주사위에 그려져 있는 것은 무엇이니? 이 이는 왜 까만색일까?
• 여기 있는 놀이판과 보드마카 이가 그려져 있는 주사위로 어떤 놀이를 할 수 있을까?</td></tr>
<tr><td>전 개</td><td colspan="3">② 놀이규칙판을 보며 활동방법을 알아본다.
• 이 놀이는 어떻게 하는 것인지 어떤 규칙을 지켜야 하는지 함께 알아보자.
– 놀이규칙 –
1. 마카펜으로 게임판의 이를 까맣게 칠한다.
2. 순서를 정한 뒤 주사위를 던진다.
3. 하얀 이가 나오면 그 수만큼 지우개로 검은 이를 지운다.
검은 이가 나오면 마카펜으로 이를 칠한다.
4. 게임판의 이가 모두 하얗게 되면 놀이가 끝난다.
③ 순서를 정하고 활동을 시작한다.
• 보드마카로 이를 다 칠해보자. (이를 까맣게 다 칠한 뒤)
까만 이가 어때 보이니? 다시 이를 하얗게 하려면 어떻게 해야 할까?</td></tr>
<tr><td>마무리</td><td colspan="3">④ 활동 후 느낀 점에 대해 이야기를 나눈다.
• 간식이나 점심을 먹을 때 어떻게 먹을지 약속을 정해볼까?</td></tr>
</table>

활동사진	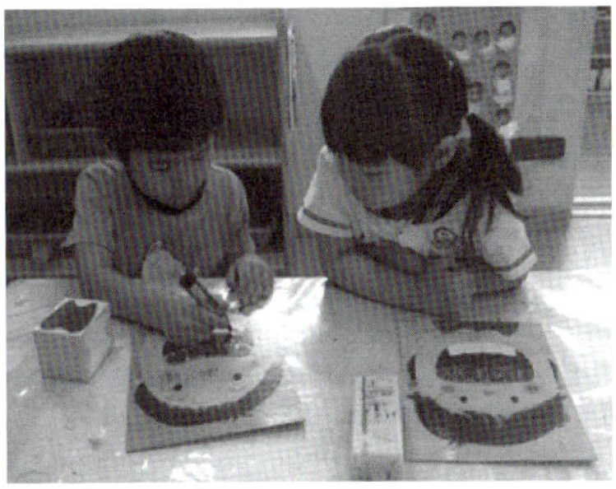 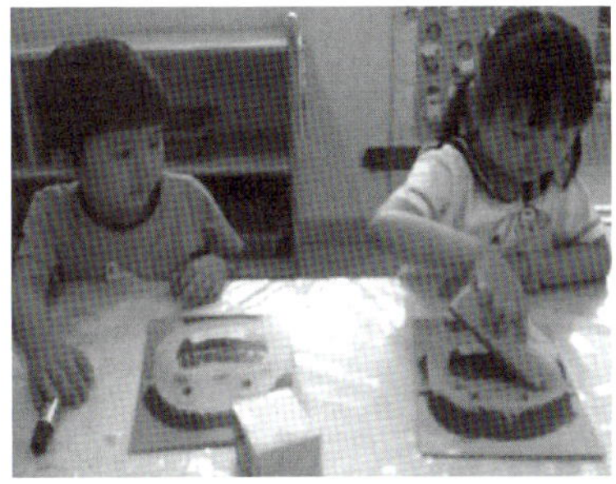

(3) 즐거운 운동과 휴식 – 즐거운 마음 가지기

활동명		즐거워서 깔깔깔	대상연령	만 3세
활동목표		• 즐거운 마음으로 생활해야 함을 안다. • 동화를 듣고 줄거리를 이해한다.		
준비물		플래시 동화 『즐거워서 깔깔깔(심미아, 2012)』		
활동내용	도 입	① 동화의 제목이 나온 첫 장면을 보며 주인공 아이의 감정과 이야기를 예상해 본다. • 동화에 나와 있는 친구의 기분은 어떤 것 같니? • 우리가 '깔깔깔' 즐거울 때는 언제일까? • 『즐거워서 깔깔깔』이라는 동화에는 어떤 이야기가 있을 것 같아?		
	전 개	② 동화를 들려준다. ③ 동화에 대한 생각을 나눈다. • 동화책 속 공주의 이야기를 들으니 어떤 생각이 들었니? • 공주는 곰의 표성을 보고 왜 이상하다고 했을까? • 공주가 깔깔깔 병에 걸려서 어떻게 되었니? • 성안에 모든 사람들은 어떻게 되었니? ④ 웃으면 어떤 점이 좋은지 이야기 나눈다. • 어떨 때 웃음이 나오니? • 웃으면 어떤 점이 좋을까? • 즐겁게 웃고 나면 어떤 기분일까?		
	마무리	⑤ 웃는 표정을 지어보고 친구의 웃는 표정에 대해 이야기 나눈다. • 친구들의 웃는 표정을 보니 어떤 기분이 들었니? • 즐겁게 생활하기 위한 방법에는 어떤 것이 있을까?		

활동사진	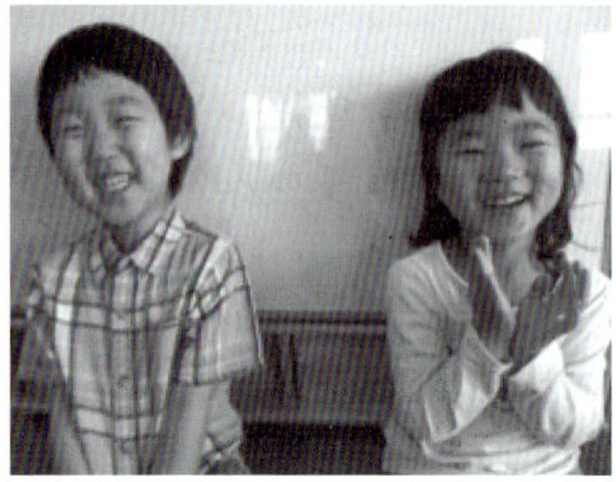 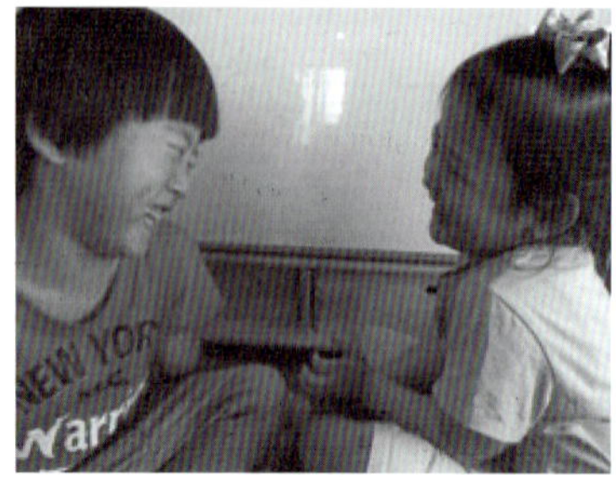

(4) 깨끗한 나와 환경 – 주변을 깨끗이 하기

<table>
<tr><th colspan="2">활동명</th><td>빨래가 되어보아요</td><th>대상연령</th><td>만 3세</td></tr>
<tr><th colspan="2">활동목표</th><td colspan="3">• 세탁기와 빨래의 움직임을 신체로 표현한다.
• 신체 각 부분을 조절하여 창의적으로 표현한다.</td></tr>
<tr><th colspan="2">준비물</th><td colspan="3">세탁기 돌아가는 동영상</td></tr>
<tr><th rowspan="2">활동내용</th><th>도 입</th><td colspan="3">① 빨래에 대해 이야기 나눈다.
• 옷이 더러워졌을 때는 어떻게 하여야 할까?
• 빨래를 할 때 무엇이 필요할까?</td></tr>
<tr><th>전 개</th><td colspan="3">② 세탁기 동영상을 본 후 세탁기가 돌아가는 모습에 대해 이야기 나눈다.
• 세탁기가 돌아갈 때 어떤 소리가 들리니?
• 빨래할 때 세탁기는 어떻게 돌아갈까?
• 탈수할 때 빨래의 모습은 어떤 것 같니?
③ 4~5명 유아가 앞으로 나와 세탁기가 돌아가는 모습을 자유롭게 신체로 표현해 본다.
• 세탁기가 돌아가는 모습을 우리 몸으로 어떻게 표현해 볼 수 있을까?
• 내가 빨래라면 어떻게 움직일 것 같니?
• 어떤 모습을 표현하고 싶니?
④ (교사 이야기를 들으며) 세탁기가 움직이는 모습을 몸으로 표현해 본다.
〈빨래가 되어보아요〉
빨래들이 세탁기 안으로 들어가요. 세탁기에 세제를 넣었어요. 시작 버튼을 누르자 쏴쏴 세탁기에서 물이 나오고 있어요. 물이 차오르자 윙윙 세탁기가 돌아가기 시작했어요. 윙윙 세탁기가 천천히 돌아가고 있어요. 이번에는 반대로 돌아가네요. 윙윙윙 세탁기가 점점 빨리 돌아가고 있어요. 빨래에서 보글보글 거품이 나기 시작했어요. 보글보글 거품이 천천히 나오고 있어요. 보글보글 보글거품이 빨리 나오고 있어</td></tr>
</table>

		요. 윙윙 세탁기가 돌아가자 빨래에서 물이 나오고 있어요. 이리 비틀 저리 비틀 빨래들이 춤을 추고 있어요. 물이 빠져나오자 빨래들이 점점 아래로 가라앉으며 축 처지고 있어요. 물이 점점 빠지고 있어요. 더 힘차게 돌아가요. 이제 멈췄어요. 깨끗이 빨아진 빨래들이 세탁기 속에서 나와 착착! 소리 내며 펴지고 있어요. 빨랫줄에 하나 둘 살랑살랑 바람을 맞으며 옹기종기 모여있어요. 즐거운 빨래 끝! 우리 빨래들은 어떻게 되었을까요?
활동내용	마무리	⑤ 활동을 마친 후 느낌에 대해 함께 이야기 나누어 본다. • 빨래가 되어 가장 재미있었던 부분은 무엇이었니? • 어떤 빨래가 되어보고 싶니? • 빨래가 깨끗해지니 기분이 어떠니?
활동사진		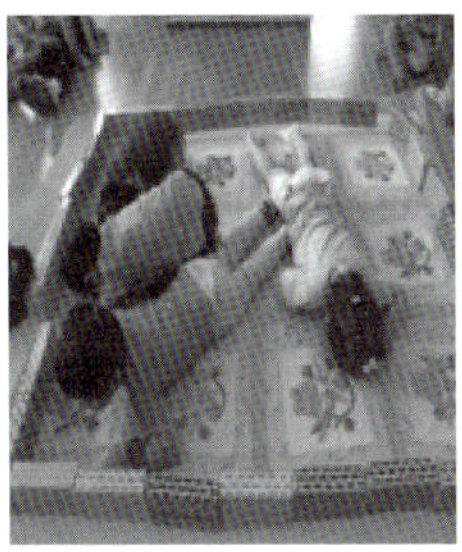 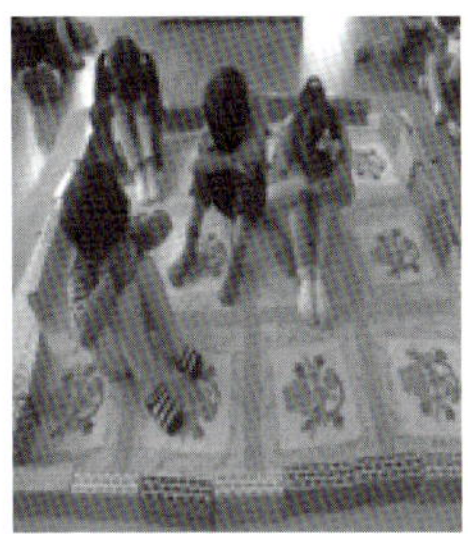 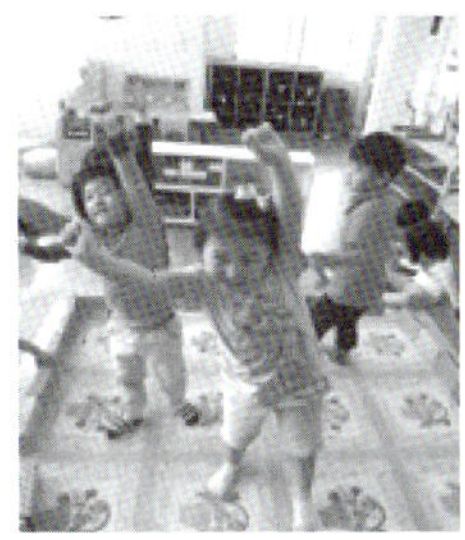

2) 안전교육

(1) 안전한 놀이와 생활 – 약물오남용 예방

활동명	여러 가지 약이 있어요	대상연령	만 3세
활동목표	• 여러 가지 약의 종류와 사용방법에 관심을 가진다. • 먹는 약과 먹을 수 없는 약을 구분한다. • 자신의 생각을 적절한 단어와 문장으로 표현한다.		
준비물	'여러 가지 약이 있어요' PPT 자료		

<table>
<tr><td rowspan="3">활동내용</td><td>도 입</td><td>① 아팠던 경험에 대해 이야기를 나눈다.
• (그림을 보며) 이 그림은 무슨 그림일까?
• 그림 속 유아처럼 기침을 심하게 한 적이 있었니?
• 어떤 약이 필요하니?
• 또 다른 약에는 어떤 종류가 있는지, 언제 쓰이는지 함께 살펴보기로 하자.</td></tr>
<tr><td>전 개</td><td>② 여러 가지 용도에 따른 약에 대해 이야기를 나눈다.
• 그림 속에 있는 유아는 왜 그런 것일까?
• 어디가 아픈 것일까?
• 아프지 않으려면 어떤 약이 필요할까?
• 이 약은 어떻게 먹는 것일까?
• 이 약은 어떻게 사용하는 것일까?</td></tr>
<tr><td>마무리</td><td>③ 여러 그림을 다시 살펴본 후 마무리를 한다.
• 어떤 약이 필요한지 그림을 보면서 다시 한번 살펴볼까?
• 어떤 느낌이 들었니?
• 약은 어떻게 사용해야 할까?</td></tr>
<tr><td colspan="2">활동사진</td><td>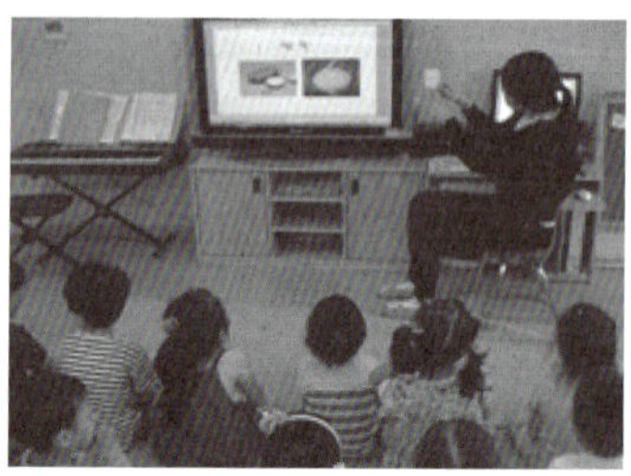 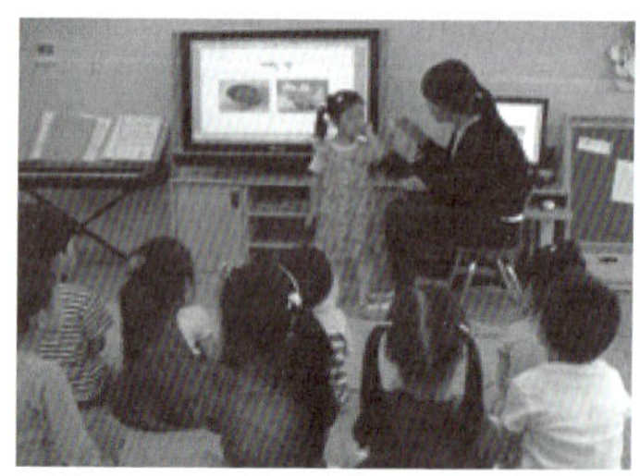</td></tr>
</table>

(2) 안전한 놀이와 생활 – 일상생활

<table>
<tr><td colspan="2">활동명</td><td>위험한 물건 건네주기</td><td>대상연령</td><td>만 3세</td></tr>
<tr><td colspan="2">활동목표</td><td colspan="3">• 위험한 물건을 건네주는 법을 익힌다.
• 타인에 대한 배려와 조심성을 익힌다.
• 질서감, 협응력, 집중력, 독립심을 기른다.</td></tr>
<tr><td colspan="2">준비물</td><td colspan="3">가위, 연필, 쟁반</td></tr>
<tr><td rowspan="3">활동내용</td><td>도 입</td><td colspan="3">① 유아를 초대하여 활동명을 알려준다.
• 우리가 위험한 물건을 주고받을 때 어떻게 해야 하는지 알아보자.</td></tr>
<tr><td>전 개</td><td colspan="3">② 끝이 뾰족한 부분을 자기에게 향하게 하고 받는 상대가 받아서 바로 사용할 수 있도록 건넨다.
③ 상대방과 일정한 거리를 유지하고 오른손으로 건네주는 물건을 잡고 왼손으로 오른손을 받쳐 비스듬히 앞에서 건네준다.
가위 : 날을 잡고 손잡이 부분을 상대방에게 건네준다.
칼 : 손잡이의 윗부분을 비스듬히 잡고 날이 상대방에게 향하지 않게 주의해서 손잡이를 건네준다.
연필 : 연필의 심이 자기를 향하게 연필의 아래로 잡고 상대방에게 건네준다.</td></tr>
<tr><td>마무리</td><td colspan="3">④ 아이들과 위험한 물건을 건네줄 때 바르게 건네주는 약속을 한다.</td></tr>
<tr><td colspan="2">활동사진</td><td colspan="3">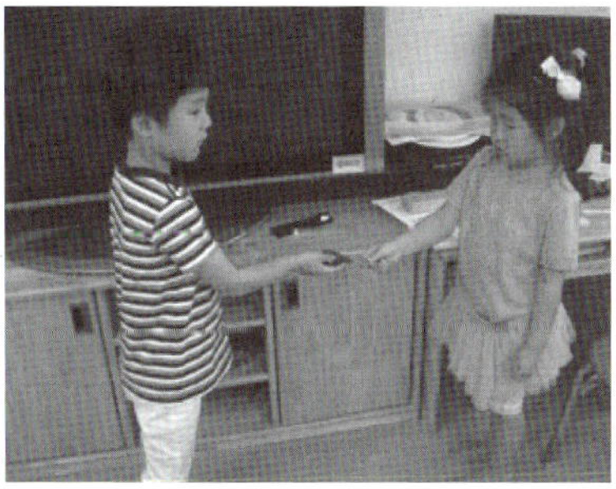 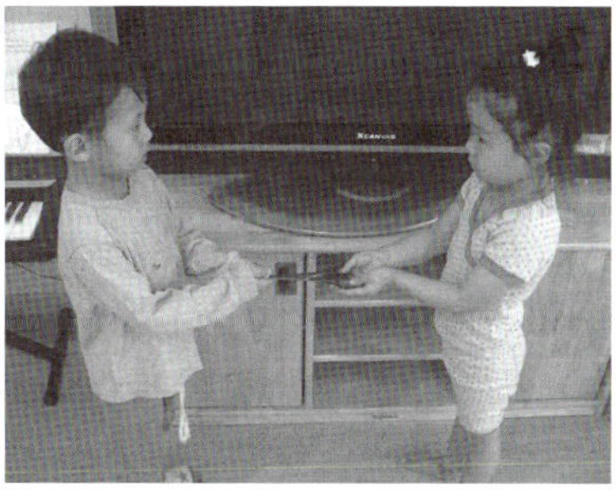</td></tr>
</table>

(3) 안전한 상황 대처하기

<table>
<tr><th colspan="2">활동명</th><td>천천히 침착하게</td><th>대상연령</th><td>만 3세</td></tr>
<tr><th colspan="2">활동목표</th><td colspan="3">• 화재의 위험에 대해 안다.
• 화재 발생 시 안전하게 대피하는 방법을 안다.</td></tr>
<tr><th colspan="2">준비물</th><td colspan="3">사이렌 소리</td></tr>
<tr><th rowspan="3">활동내용</th><th>도입</th><td colspan="3">① 불이 났을 때 어떻게 해야 하는지 이야기 나누어 본다.
• 불이 난 것을 본 적이 있나요?
• 어떤 기분이 들었나요?
• 만약 우리 교실에서 불이 난다면 어떻게 될까요?
• 우리 반 친구들은 어떻게 해야 할까요?</td></tr>
<tr><th>전개</th><td colspan="3">② 소방대피훈련에 대해 알아본다.
• 소방대피라는 말을 들어본 적이 있나요?
• 소방대피는 무엇일까요?
• 불이 났을 때 어떻게 해야 하는지 알아본다.
– 사이렌 소리가 들리면 '불이야 불이야' 외친다.
– 입과 코를 가리고 낮은 자세로 나간다.
– 나갈 때 비상대피도를 보고 만나기로 한 장소로 선생님과 나가거나, 비상구를 보고 나간다.
– 모이기로 한 곳에 모여 선생님 말씀을 듣는다.
• 사이렌 소리를 들려준다.
• 만약 불이 난 곳을 발견했을 시 장난감을 정리하지 말고 신발을 신지 않은 채 나가는 것을 이야기한다.
• 나갈 때 입과 코를 가리고 낮은 자세로 나가는 이유를 알아본다.</td></tr>
<tr><th>마무리</th><td colspan="3">③ 각 반의 비상대피로에 대해 다시 한번 알려준 뒤에 활동을 마무리한다.
• 화재가 발생하면 놀라지 않기로 해요.</td></tr>
<tr><th colspan="2">활동사진</th><td colspan="3">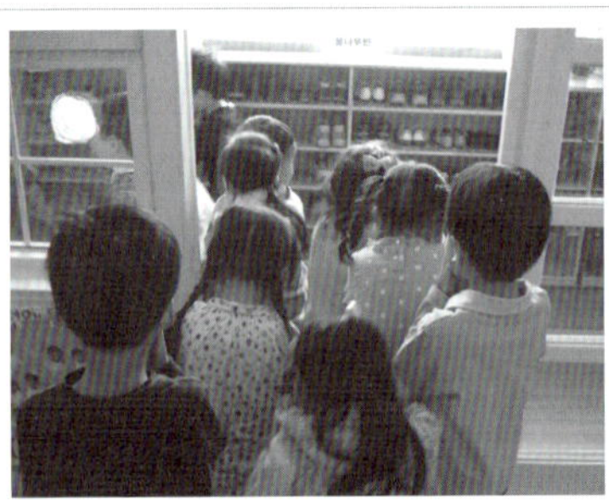 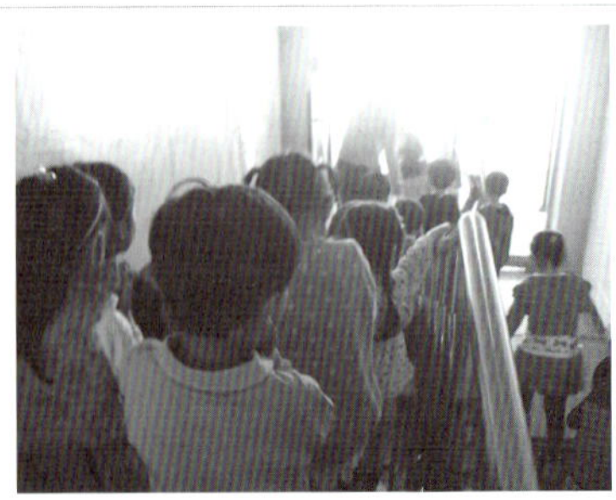</td></tr>
</table>

(4) 성폭력 안전

<table>
<tr><th colspan="2">활동명</th><td>좋은 느낌, 싫은 느낌</td><th>대상연령</th><td>만 3세</td></tr>
<tr><th colspan="2">활동목표</th><td colspan="3">• 자신의 느낌과 감정의 변화를 인식한다.
• 기분 좋은 접촉과 나쁜 접촉을 구별할 수 있다.</td></tr>
<tr><th colspan="2">준비물</th><td colspan="3">PPT 자료, 게임판(얼굴 그림판), 주사위, 얼굴에 있는 기관(눈, 코, 입, 눈썹) 그림자석 자료</td></tr>
<tr><th rowspan="3">활동내용</th><th>도 입</th><td colspan="3">① PPT 자료를 보면서 좋은 느낌의 신체접촉에 대해 이야기 나눈다.
• 너희들은 엄마, 아빠가 어떻게 해줄 때 기분이 좋으니?
• 엄마가 안아줄 때의 기분은 어떠니?
• 친구와 어깨동무할 때의 기분은 어떠니?</td></tr>
<tr><th>전 개</th><td colspan="3">② PPT 자료를 보면서 싫은 느낌의 신체접촉에 대해 이야기 나눈다.
• 다른 사람이 몸을 만졌을 때 기분이 나쁜 적이 있었니?
③ 원하지 않는 상황에서 신체접촉이 있을 때 어떻게 해야 하는지 이야기 나눈다.
• 모르는 사람이 내 몸을 만질 때는 어떻게 해야 할까?
• 잘 알고 있는 어른(언니, 오빠, 누나, 형 등)이지만 내가 원하지 않는 상황에서 내 몸을 만지려고 할 때는 어떻게 해야 할까?
④ 게임을 한다.
• 게임방법을 정한다.
• 두 팀으로 나누어 순서를 정한다.
• 게임판을 나누어 갖는다.
• 주사위를 던져 나온 그림을 보고 좋은 느낌인지 나쁜 느낌인지 이야기한 후 좋은 느낌의 그림이 나오면 게임판에 얼굴의 신체기관(눈, 코, 입 등)을 한 개씩 붙인다.
• 게임판에 웃는 얼굴 표정이 완성되면 게임이 끝난다.</td></tr>
<tr><th>마무리</th><td colspan="3">⑤ 게임을 평가해 본다.</td></tr>
<tr><th colspan="2">활동사진</th><td colspan="3">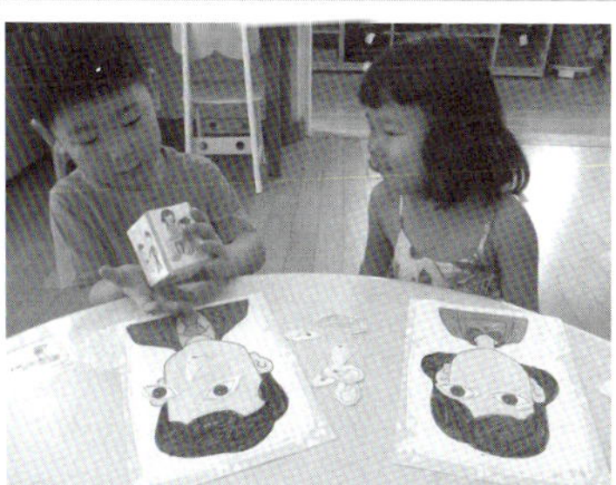 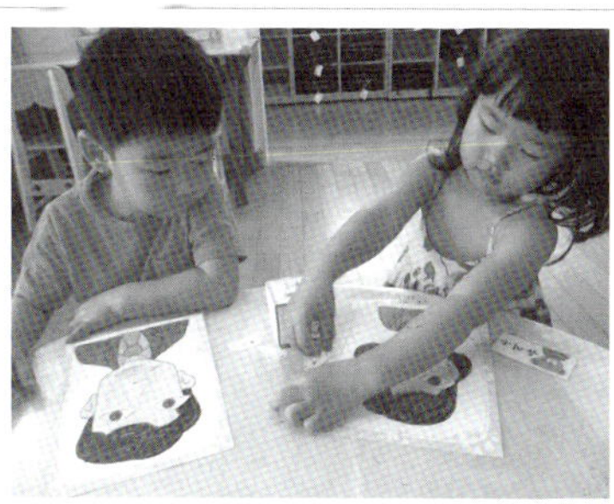</td></tr>
</table>

(5) 놀이 안전

<table>
<tr><th colspan="2">활동명</th><td>안전한 놀잇감을 찾아요</td><th>대상연령</th><td>만 3세</td></tr>
<tr><th colspan="2">활동목표</th><td colspan="3">• 안전한 놀잇감에 대해 안다.</td></tr>
<tr><th colspan="2">준비물</th><td colspan="3">놀잇감 사진카드(다양한 놀잇감과 물건의 사진을 찍어 카드를 만든다), 카드상자, 바구니 3개</td></tr>
<tr><th rowspan="3">활동내용</th><th>도 입</th><td colspan="3">① 실물자료를 함께 보며 평소 사용하는 놀잇감과 물건에 대해 이야기 나눈다.
• 우리가 사용하는 놀잇감에는 어떤 것들이 있을까?
• 너희들은 어떤 놀잇감을 좋아하니?
• 너희들은 어떤 놀잇감을 자주 사용하니?</td></tr>
<tr><th>전 개</th><td colspan="3">② 게임을 한다.
• 게임방법을 정한다.
• 순서를 정한다.
• 차례대로 비밀상자 안에서 사진카드를 한 장씩 뽑는다.
• 각 유아가 자신이 뽑은 카드 속 놀잇감 및 물건의 사용법과 주의 사항에 대해 이야기한다.
• 카드를 "선생님(부모님)과 함께 사용해요", "혼자서 사용해요", "사용하면 안 돼요"라고 쓰여진 각 바구니에 알맞게 넣는다.</td></tr>
<tr><th>마무리</th><td colspan="3">③ 게임이 끝나면 각 바구니에 들어있는 물건카드가 알맞게 분류되었는지 확인하고 안전하게 사용하는 방법에 대해 이야기 나눈다.</td></tr>
<tr><th colspan="2">활동사진</th><td colspan="3">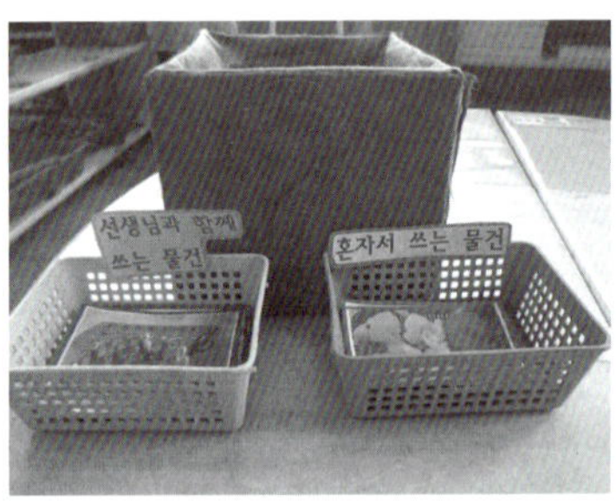 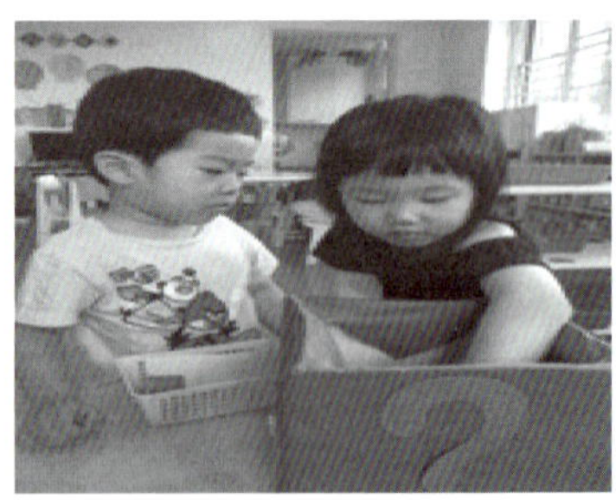</td></tr>
</table>

3) 영양교육

(1) 맛있는 음식과 영양 – 골고루 먹기

활동명	내가 차린 밥상	대상연령	만 3세
활동목표	• 몸을 건강하게 해주는 음식이 있음을 알고 관심을 갖는다. • 음식점에 대한 경험을 놀이로 표현한다.		
준비물	몸에 좋은 음식사진(채소샐러드, 과일, 생선구이, 멸치볶음, 계란말이 등), 밀가루 색반죽, 반죽놀이(찍기틀, 밀대, 도마, 칼 등), 역할놀이 영역 기본 소품(과일, 채소 모형, 접시, 앞치마, 위생모자, 전화 등), 배달가방, 계산기, 종이, 색연필		
활동내용 도입	① 역할놀이 영역 벽면에 게시된 음식사진을 보면서 몸에 좋은 음식에 대해 이야기 나눈다. • 이런 음식을 먹어본 적이 있니? 어떤 음식을 좋아하니? • 우리 몸을 튼튼하게 해주는 음식에는 어떤 것들이 있을까? • 이 음식을 먹으면 우리 몸에 어떻게 좋을까? • ○○ 음식은 우리 몸에 좋은 음식일까요? 그 음식을 많이 먹으면 어떻게 될까? • 초콜릿이나 사탕을 많이 먹으면 어떻게 될까?		
활동내용 전개	② 밀가루 색반죽과 과일, 채소 모형으로 우리 몸에 좋은 음식을 만들어 본다. • 우리 몸을 튼튼하게 해줄 수 있는 음식들을 만들어 볼까? • 음식을 만들려면 먼저 무엇을 입어야 할까? • 어떤 재료를 넣으면 우리 몸에 좋을까? • 채소를 많이 먹으면 어떻게 될까? • 이런 음식을 만들려면 어떻게 만들면 좋을까? ③ 몸에 좋은 음식을 파는 음식점 놀이를 한다. • 우리 몸을 튼튼하게 해주는 음식점 이름을 뭐하고 하면 좋을까? • 손님들이 음식점 이름을 알 수 있게 하려면 어떻게 해야 할까? • 어떤 음식을 판다고 할까? • 계산은 어디서 할까? ④ 음식점 놀이를 한다. • 친구들에게 음식점이 열렸다고 어떻게 알려줄 수 있을까?		

활동내용	마무리	⑤ 쌓기놀이 영역에 음식배달차를 만들어 배달놀이와 연계한다. • 음식 배달도 되니? • 배달하려면 어떻게 해야 할까?
활동사진		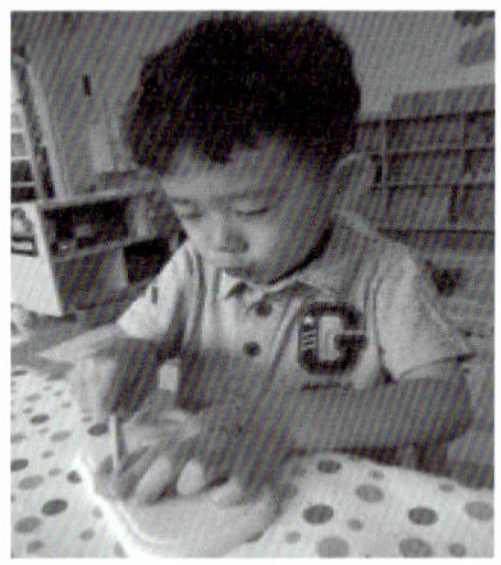 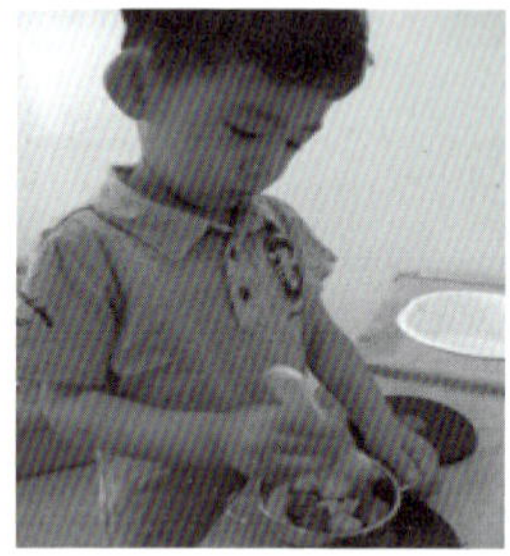 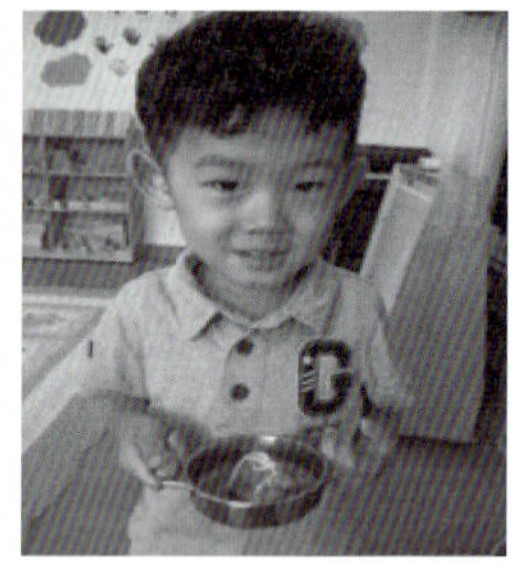

(2) 영양교육 – 모양 주먹밥

활동명	모양 주먹밥	대상연령	만 3세
활동목표	• 모양틀에 따른 주먹밥의 형태 변화를 관찰한다. • 여러 가지 재료를 이용하여 주먹밥을 만들어본다.		
준비물	밥, 참치, 슬라이스햄, 김, 마요네즈, 오렌지주스, 파프리카, 버섯, 당근, 호박, 밥이랑 안에 들어있는 재료 소개		
활동내용	도 입	① 주먹밥을 먹어본 경험에 대해 이야기 나눈다.	

활동내용	전 개	② 주먹밥을 만들기 위한 재료를 알아본다. ③ 요리 활동 시 주의해야 할 점에 대해 알아본다. ④ 그룹으로 나누어 요리활동을 하는 유아들은 손을 씻고 활동이 준비된 책상에 앉는다. ⑤ 접시에 놓여진 재료를 만져보며 촉각, 냄새, 생김새 등을 탐색한다. • 김을 손으로 만져보자. 어떤 느낌이 드니? • 냄새를 맡아보자. 냄새가 어떻게 다르니? ⑥ 김, 참치, 햄을 잘라 밥에 넣는다. ⑦ 마요네즈를 뿌리고 숟가락으로 섞는다. ⑧ 주먹밥을 모양틀에 넣어 숟가락으로 눌러준다. • 주먹밥을 여러 가지 모양을 만들려면 어떻게 하면 될까? • 모양틀을 살펴보자. 어떤 모양들이 있니? ⑨ 모양틀을 뒤집어 모양 주먹밥을 완성한다. • 모양틀에 넣은 밥은 어떤 모양이 될까? • 주먹밥의 모양을 살펴보자. 모양이 서로 어떻게 다르니?
	마무리	⑩ 요리활동에 대한 평가를 하고 완성된 모양 주먹밥을 맛있게 먹는다.
활동사진		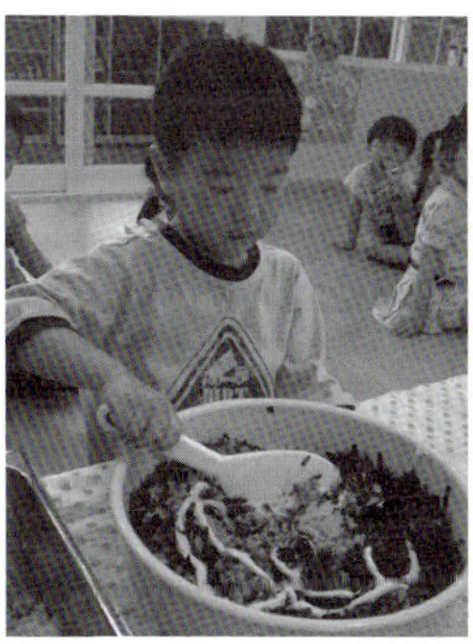 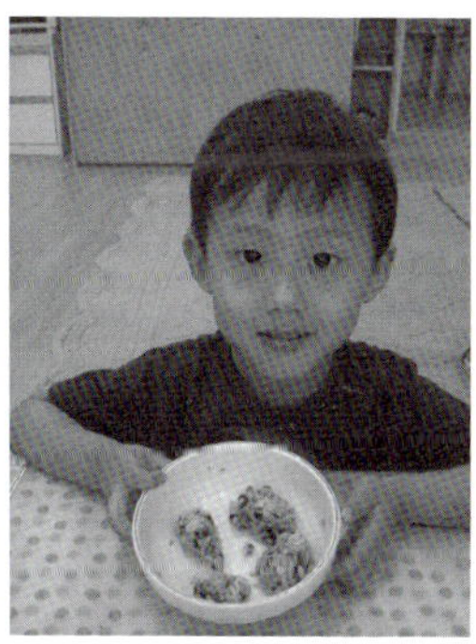 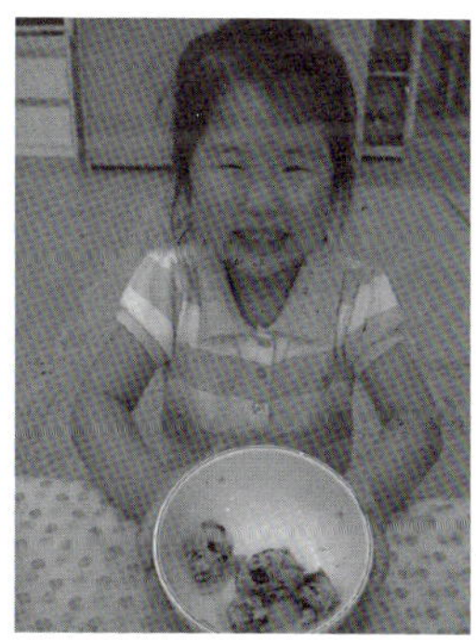

(3) 식습관 지도

<table>
<tr><td colspan="2">활동명</td><td>어디에 좋을까요?</td><td>대상연령</td><td>만 3세</td></tr>
<tr><td colspan="2">활동목표</td><td colspan="3">• 몸에 좋은 음식의 종류를 말할 수 있다.
• 몸에 좋은 음식을 먹을 수 있다.</td></tr>
<tr><td colspan="2">준비물</td><td colspan="3">머리가 좋아지는 음식 그림, 몸을 만들어 주는 음식 그림, 변을 잘 볼 수 있게 해주는 음식 그림, 장을 튼튼하게 하는 음식 그림</td></tr>
<tr><td rowspan="3">활동내용</td><td>도 입</td><td colspan="3">① 제시된 음식 그림에서 좋아하는 음식을 선택하도록 하고, 그 음식이 좋은 이유를 말해보도록 한다.</td></tr>
<tr><td>전 개</td><td colspan="3">② 몸에 좋은 음식
• 머리가 좋아지는 음식의 종류 제시하기
– 꽁치, 고등어, 호두, 땅콩이 머리가 좋아지는 음식임을 안다.
• 몸을 만들어 주는 음식의 종류 제시하기
– 콩조림, 계란, 두부, 고기가 몸을 만들어 주는 음식임을 안다.
• 변을 잘 볼 수 있게 해주는 음식의 종류 제시하기
– 당근, 사과, 고구마, 시금치 등이 변을 잘 볼 수 있게 하는 음식임을 안다.
• 장을 튼튼하게 해주는 음식의 종류 제시하기
– 배추김치, 깍두기, 나박김치, 요구르트가 장을 튼튼하게 해주는 음식임을 안다.
③ 몸에 좋은 음식 중에서 비슷한 역할을 하는 것끼리 연결하기
• 머리가 좋아지는 음식, 몸을 만들어 주는 음식, 변을 잘 볼 수 있게 해주는 음식, 장을 튼튼하게 하는 음식을 구분하여 선으로 연결한다.</td></tr>
<tr><td>마무리</td><td colspan="3">④ 평소에 몸에 좋은 음식을 먹을 것을 다짐하면서 구호를 외친다.
• "건강도 짱! 맛도 짱!" 외친다.</td></tr>
<tr><td colspan="2">활동사진</td><td colspan="3">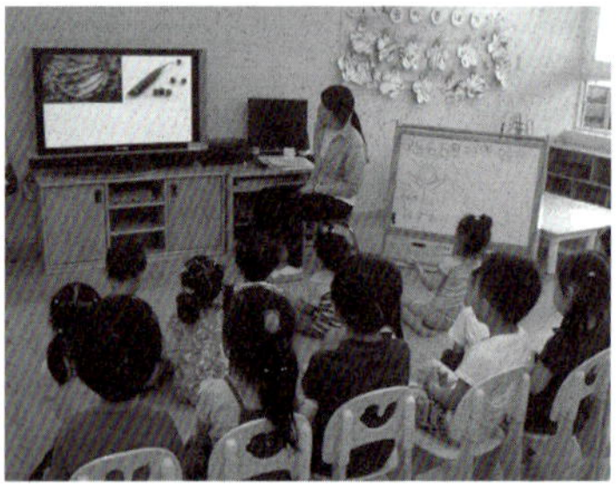 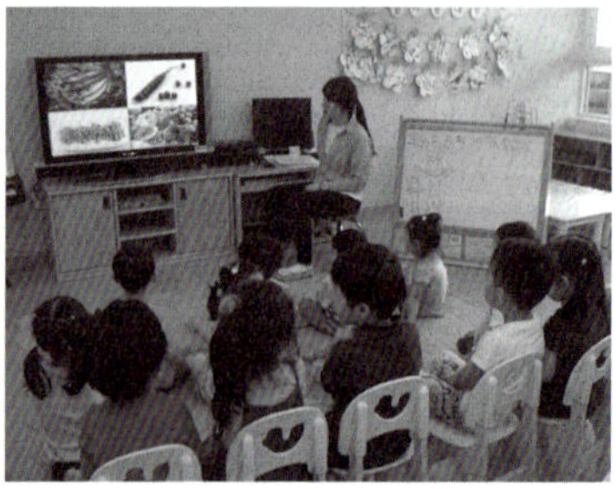</td></tr>
</table>

(4) 질병예방과 관리 – 질병예방

<table>
<tr><th colspan="2">활동명</th><td>변비를 예방해요</td><th>대상연령</th><td>만 3세</td></tr>
<tr><th colspan="2">활동목표</th><td colspan="3">• 변비를 예방하는 방법에 관심을 가진다.
• 들려주는 이야기를 듣고 이해한다.</td></tr>
<tr><th colspan="2">준비물</th><td colspan="3">PPT 자료</td></tr>
<tr><th rowspan="3">활동내용</th><th>도 입</th><td colspan="3">① 변기에 앉아 있는 유아에 대해 이야기를 나눈다.
• 두 친구는 지금 화장실에서 무엇을 하고 있을까?
• 두 친구의 표정이 어떻게 다르니?
• 대변이 나오지 않아 힘들었던 경험이 있니?
• 며칠 동안 대변이 안 나오는 것을 '변비'라고 해.</td></tr>
<tr><th>전 개</th><td colspan="3">② 변기가 생기는 이유에 대해 이야기를 나눈다.
• 변비는 왜 생기는 것일까?
• 대변을 참으면 어떻게 될까?
• 잘 먹지 않는다면 어떻게 될까?
③ 변비를 예방하는 방법에 대해 이야기를 나눈다.
• 규칙적으로 운동을 하면 어떤 점이 좋을까?
• 물을 자주 마시는 것은 왜 좋을까?
• 어떤 음식을 먹는 것이 좋을까?</td></tr>
<tr><th>마무리</th><td colspan="3">④ 활동 후 느낀 점에 대해 이야기를 나눈다.</td></tr>
<tr><th colspan="2">활동사진</th><td colspan="3">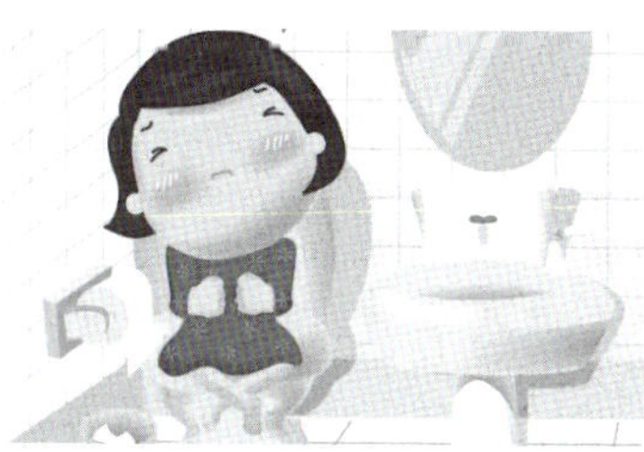 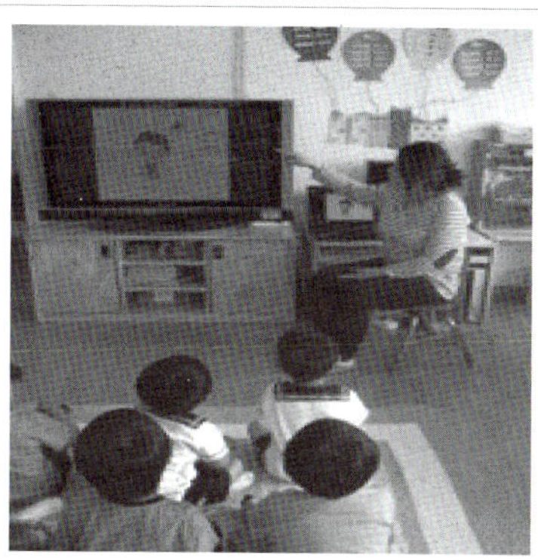</td></tr>
</table>

(5) 맛있는 음식과 영양 – 바르게 먹기

<table>
<tr><th colspan="2">활동명</th><td>바르게 식사해요</td><th>대상연령</th><td>만 3세</td></tr>
<tr><th colspan="2">활동목표</th><td colspan="3">• 식생활 예절에 대해 관심을 가지며 바른 식생활 태도를 기른다.
• 놀이규칙을 이해하며 즐겁게 활동에 참여한다.</td></tr>
<tr><th colspan="2">준비물</th><td colspan="3">놀이판 1개, 말 2개, 말세움대 2개, 그림카드 18개, 놀이규칙판 1개</td></tr>
<tr><th rowspan="3">활동내용</th><th>도 입</th><td colspan="3">① 놀이판, 그림카드를 보면서 이야기를 나눈다.
• 어떤 그림들이 있나요?
• 바르게 음식을 먹는 모습은 어떤 것일까?</td></tr>
<tr><th>전 개</th><td colspan="3">② 놀이규칙판을 보면서 활동방법을 알아본다.
• 어떤 규칙을 지켜야 하는지 알아보자.
③ 순서를 정하고 활동을 시작한다.
• 가장 위에 있는 그림카드 한 장을 뒤집어 보자.
• 어떤 그림카드가 나왔니? 앞으로 (뒤로) 몇 칸 움직여야 할까?</td></tr>
<tr><th>마무리</th><td colspan="3">④ 활동 후 아이들과 평가해 본다.</td></tr>
<tr><th colspan="2">활동사진</th><td colspan="3">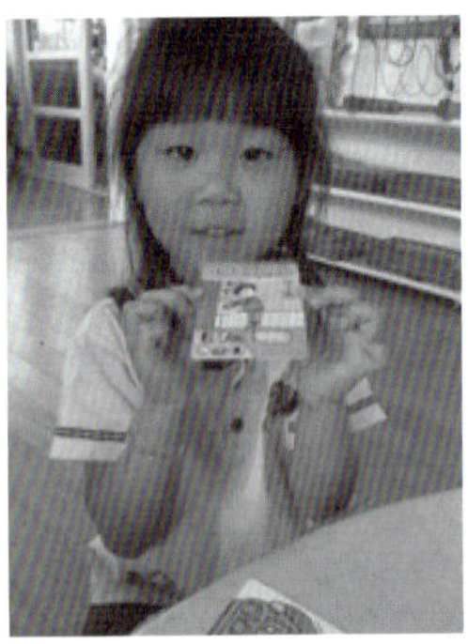 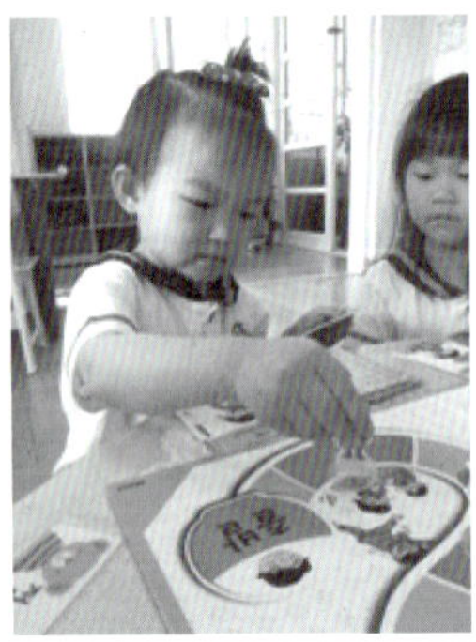 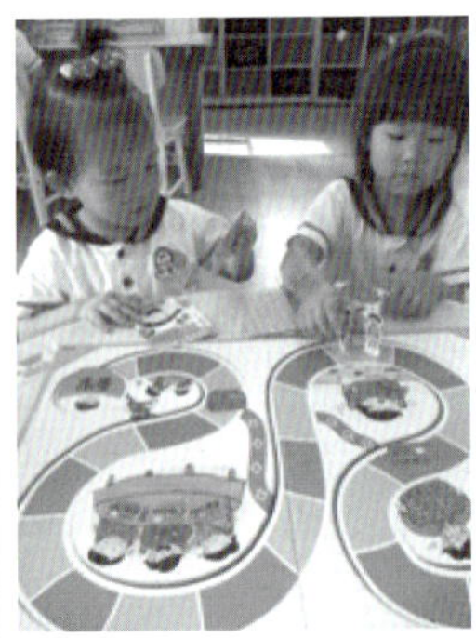</td></tr>
</table>

3 만 4세

1) 건강교육

(1) 즐거운 운동과 휴식 – 규칙적으로 생활하기

<table>
<tr><th colspan="2">활동명</th><td>건강해지려면</td><th>대상연령</th><td>만 4세</td></tr>
<tr><th colspan="2">활동목표</th><td colspan="3">• 내가 할 수 있는 운동에 참여한다.
• 신체를 튼튼하게 할 수 있다.</td></tr>
<tr><th colspan="2">준비물</th><td colspan="3">요가사진</td></tr>
<tr><th rowspan="3">활동내용</th><th>도 입</th><td colspan="3">① 튼튼해지기 위해 우리가 교실에서 할 수 있는 운동에 대해 이야기 나눈다.
• 운동은 왜 하는 것일까?
• 운동은 어떻게 하는 것일까?
• 운동을 하면 어떤 점이 좋을까?</td></tr>
<tr><th>전 개</th><td colspan="3">② 요가사진을 보며 이야기 나눈다.
• 무엇을 하고 있는 것 같니?
• 이 사진의 모습은 요가라는 운동이에요.
• 요가라는 운동의 이름을 들어보았니?
③ 요가사진을 보며 몸으로 표현해 본다.
• 사진을 보며 몸으로 표현해 볼까?
• 여러 명의 친구가 나와서 시범을 보인다.
• 사진을 골라 요가의 동작을 몸으로 표현한다.
④ 음악을 들으며 교사가 보여준 요가사진을 보며 신체를 표현한다.
• 사진을 바꿔준다.</td></tr>
<tr><th>마무리</th><td colspan="3">⑤ 운동을 해본 느낌이 어떤지 이야기 나눈다.</td></tr>
<tr><th colspan="2">활동사진</th><td colspan="3">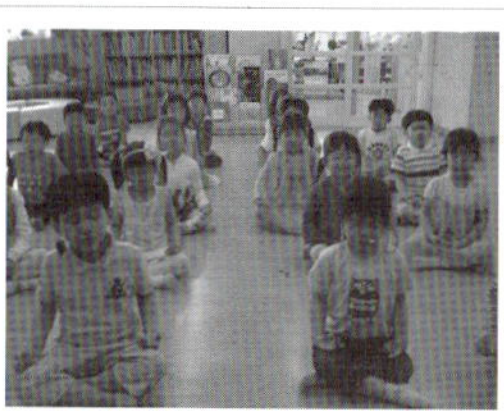 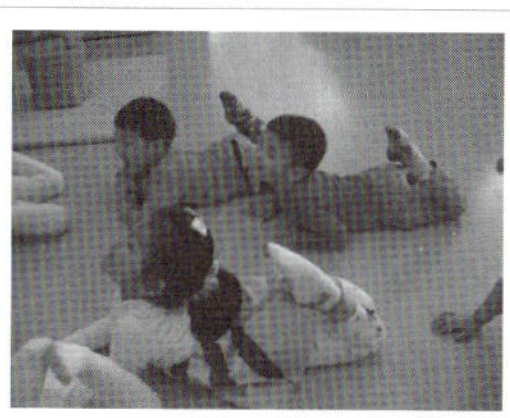 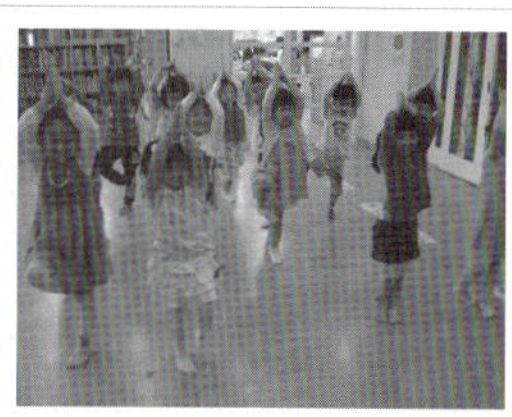</td></tr>
</table>

(2) 깨끗한 나와 환경 – 나를 깨끗이 하기

<table>
<tr><th colspan="2">활동명</th><td>깨끗하고 튼튼하게</td><th>대상연령</th><td>만 4세</td></tr>
<tr><th colspan="2">활동목표</th><td colspan="3">• 병을 예방하기 위해 몸을 깨끗이 한다.
• 즐거운 마음으로 노래를 부른다.</td></tr>
<tr><th colspan="2">준비물</th><td colspan="3">피아노, 우리 모두 다같이 PPT, 융판</td></tr>
<tr><th rowspan="3">활동내용</th><th>도 입</th><td colspan="3">① 우리 모두 다 같이 PPT를 보며 양치질에 대해 이야기 나눈다.
• 무엇을 하고 있는 모습이니?
• 언제 이를 닦니?
• 이를 닦지 않으면 어떻게 될까?
• 깨끗한 이를 만들려면 어떻게 양치질을 해야 할까?</td></tr>
<tr><th>전 개</th><td colspan="3">② 우리 모두 다같이 노래를 불러본다.
③ 노랫말을 바꾸어 불러본다.
• '손뼉을' 대신 어떤 말을 넣어볼까?
• 양치하는 모습은 '치카치카' 소리를 낼까?
④ 노랫말대로 몸을 움직여 본다.
• 예 양치해 – 양치질 하는 동작, 샤워해 – 샤워하는 동작
⑤ 완성된 노래를 다함께 불러본다.
⑥ 익숙해지면 다양한 동작을 만들어 본다.</td></tr>
<tr><th>마무리</th><td colspan="3">⑦ 노래를 바꿔 불러본 느낌을 이야기 나눈다.
• 우리 모두 다같이 노래를 불러보니 어떤 느낌이었니?
• 노래를 개사한 대로 몸을 깨끗이 할 수 있겠니?</td></tr>
<tr><th colspan="2">활동사진</th><td colspan="3">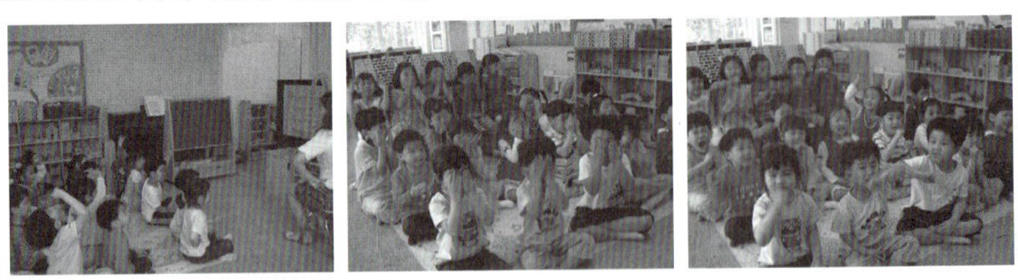</td></tr>
</table>

(3) 깨끗한 나와 환경 – 주변을 깨끗이 하기

활동명		화장실 사용예절	대상연령	만 4세
활동목표		• 화장실에서 지켜야 할 예절에 대해 안다. • 화장실을 깨끗하고 안전하게 사용하는 방법을 알고 실천한다.		
준비물		화장실 사용예절(10마리의 동물이 전하는 화장실 예절) PPT		
활동내용	도입	① 화장실에서 실수했던 일을 이야기 나눈다. • 화장실을 사용하면서 실수를 했던 일을 이야기해 볼까? • 화장실에 다녀온 뒤 놀이를 해야 되는데 계속 놀다가 너무 늦게 화장실에 가는 바람에 옷을 버리는 일도 있었지.		
	전개	② 화장실 사용예절 PPT를 보며 이야기 나눈다. • 따라쟁이 원숭이는 지금 무얼 하고 있는 것 같니? • 우리에게 뭘 알려주려는 것일까? • 꾀쟁이 여우는 화장실에서 슬리퍼를 신으라고 알려주는데 꼭 그래야 하는 것일까? 왜 그렇게 생각했니? 사용하고 난 슬리퍼는 어떻게 하면 좋을까? (신발을 정리해 본다) • 대변을 본 다음에는 깨끗이 휴지로 닦는 방법을 알려주는 꽥꽥이 오리처럼 너희들도 해볼 수 있겠니? (앞에서 뒤로 엉덩이 닦는 것을 함께 해본다) • 화장실에서 용변을 본 후에는 왜 꼭 손을 씻어야 할까? (손 씻는 방법대로 손을 씻어본다)		
	마무리	③ 규칙적인 배변습관을 가질 수 있는 방법에 대해 이야기 나눈다. • 화장실에 가고 싶은데 오래 참으면 어떤 일이 일어날까? • 화장실에 미리 가야 할 때는 언제일까?		
활동사진		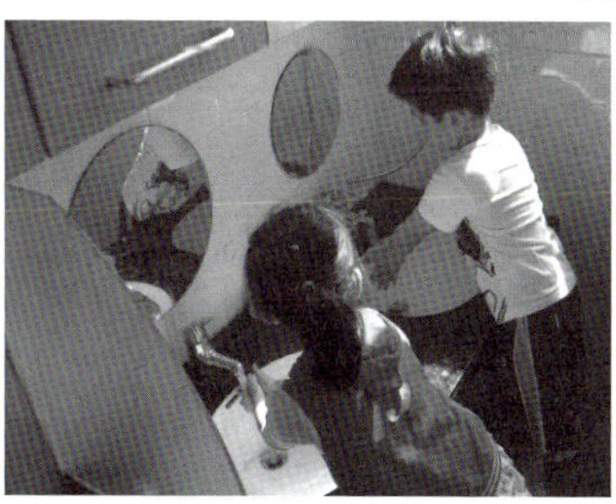 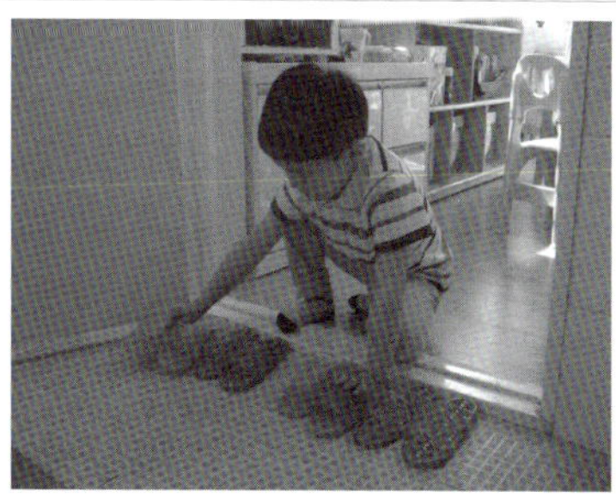		

(4) 맛있는 음식과 영양 – 즐겁게 먹기

<table>
<tr><th colspan="2">활동명</th><td>계란 배 샐러드</td><th>대상연령</th><td>만 4세</td></tr>
<tr><th colspan="2">활동목표</th><td colspan="3">• 음식을 골고루 먹는다.
• 몸에 좋은 음식을 알아보고 음식을 소중히 여긴다.</td></tr>
<tr><th colspan="2">준비물</th><td colspan="3">삶은 달걀, 마요네즈, 양파, 파프리카, 볼, 스푼, 접시</td></tr>
<tr><th rowspan="3">활동내용</th><th>도 입</th><td colspan="3">① 수수께끼를 낸다.
• “나는 누구일까요?”라고 하면 대답해 주세요.
• 나는 두 글자예요.
• 나는 아주 맛있고 영양이 많아요.
• 나를 익히면 겉에는 흰색이 속에는 노란 색이 있어요.
• 나를 익히지 않고 떨어뜨리면 먹을 수가 없어요. 나는 누구일까요?</td></tr>
<tr><th>전 개</th><td colspan="3">② 달걀로 할 수 있는 요리에 대해 이야기 나눈다.
• 달걀로 어떤 요리를 할 수 있을까?
③ 달걀 배 샐러드를 소개한 후 요리활동에 들어갈 재료와 요리순서도를 살펴보며 요리방법을 알아본다.
• 자료 : 삶은 달걀, 마요네즈, 양파, 파프리카, 볼, 스푼, 접시
• 요리순서도
– 익힌 달걀을 반으로 자른다.
– 노른자를 뺀다.
– 커다란 볼에 노른자와 마요네즈, 양파, 파프리카를 섞어 샐러드를 만든다.
– 노른자를 뺀 흰 달걀 속에 샐러드를 넣는다.
• 완성된 달걀 배 샐러드는 맛있게 먹는다.</td></tr>
<tr><th>마무리</th><td colspan="3">④ 요리활동을 평가한다.
• 여러 가지 음식재료를 이용하여 만든 달걀 배 샐러드의 맛이 어땠니?
• 음식을 골고루 먹었을 때 우리 몸은 어떻게 될까?</td></tr>
<tr><th colspan="2">활동사진</th><td colspan="3">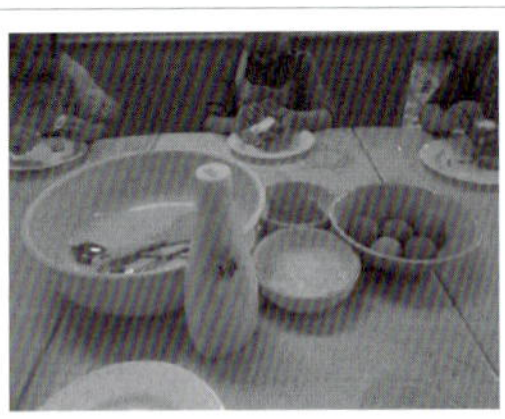 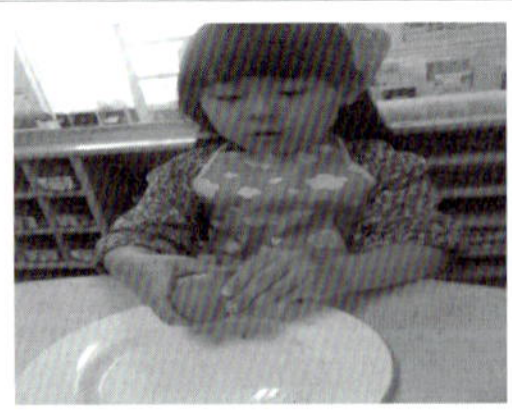 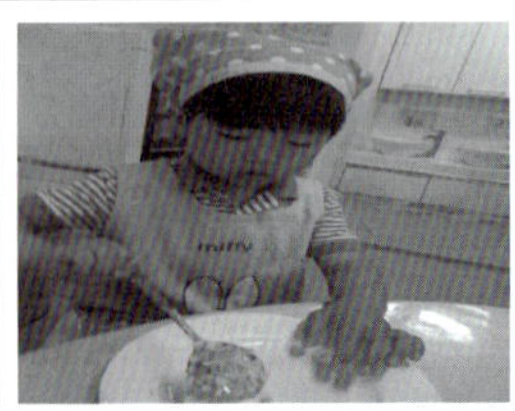</td></tr>
</table>

(5) 맛있는 음식과 영양 – 골고루 먹기

<table>
<tr><th colspan="2">활동명</th><td>음식의 색과 친구 영양소</td><th>대상연령</th><td>만 4세</td></tr>
<tr><th colspan="2">활동목표</th><td colspan="3">• 다양한 음식에 관심을 가진다.
• 음식의 색과 영양에 관심을 가진다.</td></tr>
<tr><th colspan="2">준비물</th><td colspan="3">'어떤 색깔을 먹을까?' PPT, 색접시 5개(빨강, 주황, 초록, 검정, 보라),
음식그림(오렌지, 토마토, 딸기, 고구마, 시금치, 검정콩, 포도, 가지 등)</td></tr>
<tr><th rowspan="3">활동내용</th><th>도 입</th><td colspan="3">① 과일과 채소의 다양한 색에 대해 이야기 나눈다.
• 너희들이 좋아하는 과일과 채소는 무엇이 있을까?
• 과일과 채소의 다양한 색에 대해 이야기해 보자.
② '어떤 색깔을 먹을까?' PPT를 보며 이야기 나눈다.
• 빨간색 음식은 우리 몸 어디에 좋다고 했었니?
• 초록색 음식 중에 좋아하는 음식은 어떤 것이니?
• 검은색 음식은 어떤 영양이 있니?</td></tr>
<tr><th>전 개</th><td colspan="3">③ 게임방법을 알아본다.
• 이제 너희들이 좋아하는 음식을 준비한 색접시에 같은 색의 음식끼리 나누어 담아볼까?
• 두 팀으로 나누어 앉는다.
• 각 팀에서 한명씩 나와 출발선에 선다.
• 교사가 하나의 색접시를 보여준다.
• 접시와 같은 색의 음식을 융판에 떼어서 교사에게 먼저 가져다주는 팀이 승리하게 된다.
④ 게임의 규칙과 약속을 정한다.
⑤ 게임을 한다.
⑥ 게임을 평가한다.</td></tr>
<tr><th>마무리</th><td colspan="3">⑦ 다양한 색의 음식을 골고루 먹어야 하는 이유에 대해 이야기한다.
• 우리 친구들이 좋아하는 음식만 먹으면 어떤 일이 일어날까?
• 앞으로 편식하지 않고 골고루 음식을 먹기로 약속한다.</td></tr>
<tr><th colspan="2">활동사진</th><td colspan="3">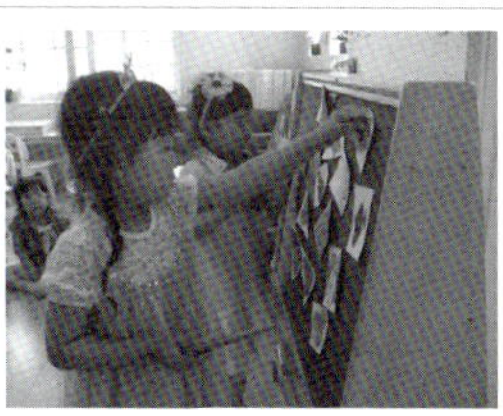 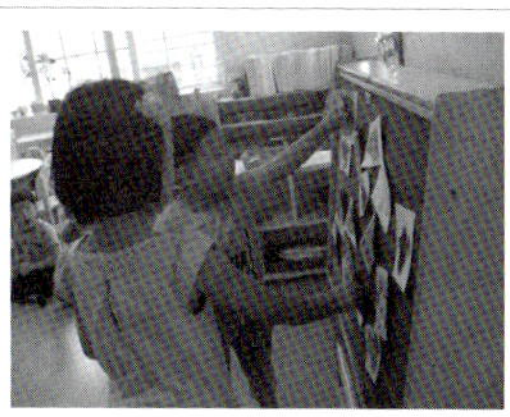 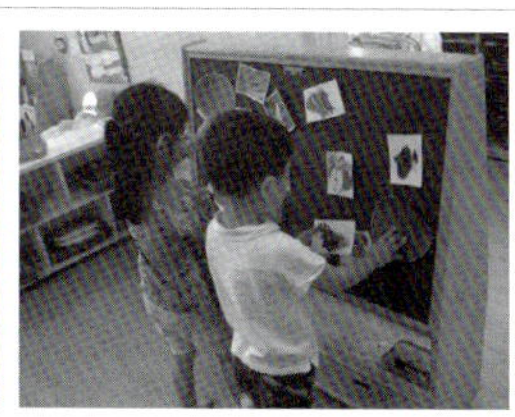</td></tr>
</table>

2) 안전교육

(1) 안전한 놀이와 생활 – 안전하게 놀이하기

<table>
<tr><th colspan="2">활동명</th><td>내가 볼 수 있는 프로그램</td><th>대상연령</th><td>만 4세</td></tr>
<tr><th colspan="2">활동목표</th><td colspan="3">• 텔레비전 프로그램의 좋은 점과 좋지 않은 점을 구분한다.
• TV를 바르게 시청하는 태도를 가진다.</td></tr>
<tr><th colspan="2">준비물</th><td colspan="3">텔레비전 프로그램 사진, 색 테이프</td></tr>
<tr><th rowspan="3">활동내용</th><th>도 입</th><td colspan="3">① 유아들과 다양한 텔레비전 프로그램 사진을 보며 이야기 나눈다.
• 텔레비전에서 어떤 프로그램을 볼 수 있니?
• 좋아하는 프로그램은 무엇이니?
• 우리가 시청하기에 좋지 않은 프로그램도 있을까?</td></tr>
<tr><th>전 개</th><td colspan="3">② 유아들과 방송 시청 가능 연령이 나와있는 프로그램 화면(시청 연령 고지 화면) 사진자료를 보며 이야기 나눈다.
• 숫자가 적혀있는 화면은 몇 살이 되어야 볼 수 있는 화면일까?
• 왜 이렇게 프로그램을 볼 수 있는 나이를 정해두었을까?
③ 친구들이 볼 수 있는 프로그램을 나누어 본다.
• 이 중에 우리가 볼 수 있는 프로그램은 무엇일까?
• 우리가 볼 수 있는 프로그램은 다른 화면들과 어떤 점이 다를까?
④ O, X 퀴즈활동을 소개한다.
• 우리가 볼 수 있는 프로그램은 색테이프가 O로 표시된 곳에, 우리가 보기에 좋지 않은 프로그램은 색테이프가 X로 표시된 곳에 이동해요.
⑤ 텔레비전 프로그램 사진을 보고 유아들과 O, X 퀴즈활동을 한다.
• 이 프로그램은 우리가 볼 수 있는 프로그램일까?</td></tr>
<tr><th>마무리</th><td colspan="3">⑥ 게임활동한 사진자료를 나누어 보고 정답을 확인한다.
⑦ 활동을 평가한다.
• TV를 언제 시청하면 좋을까?
• TV를 볼 때 어떤 자세로 시청해야 할까?</td></tr>
</table>

활동사진	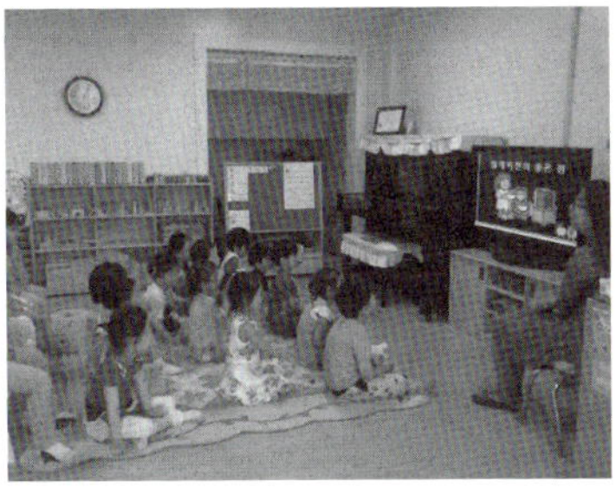 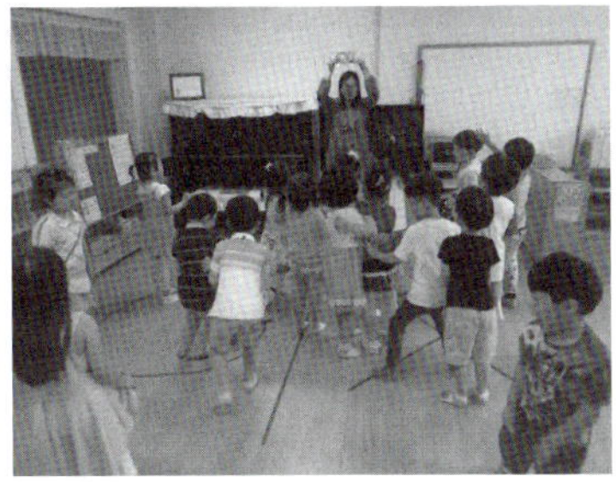

(2) 안전한 놀이와 생활 – 교통안전 생활화하기

<table>
<tr><th colspan="2">활동명</th><td>현수는 교통안전박사</td><th>대상연령</th><td>만 4세</td></tr>
<tr><th colspan="2">활동목표</th><td colspan="3">• 위험한 행동과 안전한 행동을 구분할 수 있다.
• 교통안전 규칙을 알고 지킨다.</td></tr>
<tr><th colspan="2">준비물</th><td colspan="3">동화『현수는 교통안전박사(김은중, 2016)』, 사진자료(무단횡단을 하고 있는 어린이)</td></tr>
<tr><th rowspan="2">활동 내용</th><th>도 입</th><td colspan="3">① 동화『현수는 교통안전박사』를 감상한다.
• 바른 자세로 앉아 동화를 감상해 보자.
② 『현수는 교통안전박사』의 장면을 보며 동화의 내용을 회상한다.
• 현수는 엄마에게 무엇이 갖고 싶다고 이야기했니?
• 현수는 엄마와 함께 무엇을 공부해 보았니?
• 길을 다닐 때에는 무엇을 조심해야 할까?</td></tr>
<tr><th>전 개</th><td colspan="3">③ 소그룹으로 나누어 앉는다.
④ 동화에 나온 내용 중 한 가지를 골라 토의한다.
• 어떤 그림이니?
• 그림 속 어린이는 어떻게 행동해서 큰 사고가 났을까?
• 횡단보도를 안전하게 건너는 방법은 무엇일까?
• 버스에서 내릴 때는 어떻게 해야 할까?
• 밖에서 놀이할 때는 어느 장소에서 놀이를 해야 할까?
• 한 가지 주제를 정하여 유아들끼리 토의한 후 관련된 그림을 그린다.
⑤ 토의를 한 후 친구들에게 소개를 한다.
• 횡단보도를 건널 때는 옆을 잘 살피고 손을 들고 건너요.</td></tr>
</table>

활동내용	마무리	⑥ 꼭 알아야 할 교통안전 규칙을 회상해 본다. • 길을 건널 때에는 횡단보도, 육교, 지하도를 이용해요. • 찻길로 뛰어들지 않아요. • 차에 타면 반드시 안전벨트를 매요.
활동사진		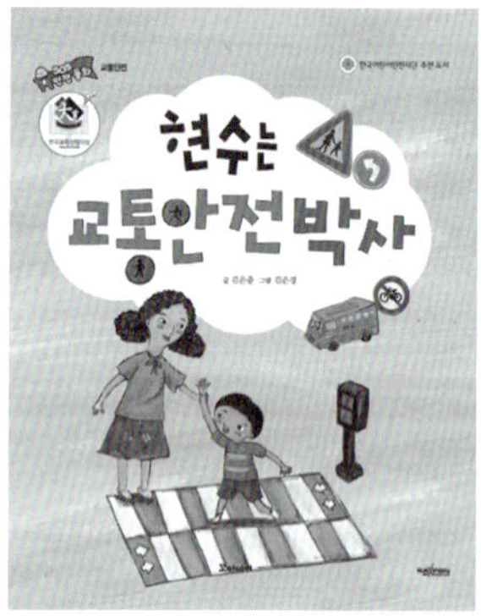 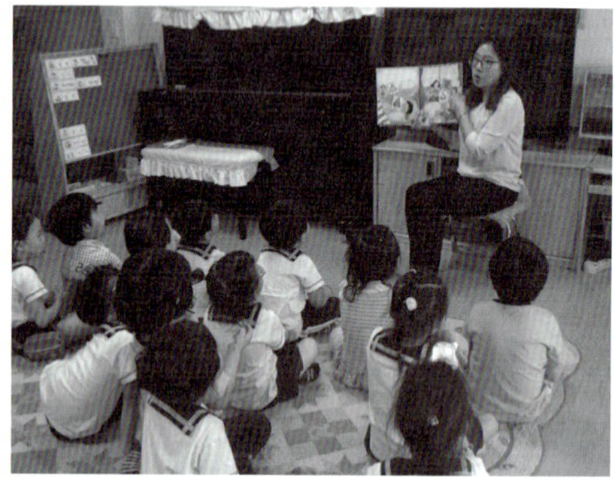

(3) 안전한 놀이와 생활 – 위험한 상황 대처하기

활동명		위험을 알리는 호루라기	대상연령	만 4세
활동목표		• 위험한 상황을 알리는 도구가 있음을 안다. • 나만의 호루라기를 창의적으로 표현한다.		
준비물		그림카드 2장(유괴하는 장면, 유아의 물건을 빼앗아 가는 장면), 호루라기 사진, 요구르트병, 중간에 주름이 있는 빨대, 테이프, 가위, 매직펜, 호루라기, 꾸미기 재료		
활동내용	도 입	① 위험한 상황 그림카드를 보며 이야기 나눈다. • 이 그림은 어떤 상황인 것 같니? • 위험한 상황임을 알릴 수 있는 방법은 어떤 것들이 있을까? • 위험한 상황이라는 것을 알릴 수 있는 도구가 있을까?		

<table>
<tr><td rowspan="2">활동내용</td><td>전 개</td><td>② 위험한 상황을 알리는 도구 중 호루라기 만들어 보기를 제안한다.
• 호루라기를 본 적 있니?
• 어떤 소리가 나는지 불어볼까?
③ 여러 가지 호루라기 모양을 함께 탐색한다.
④ 호루라기를 만들기 위한 재료와 만들기 방법을 소개한다.
• 호루라기를 만들기 위해서는 어떤 것들이 필요한지 찾아볼까?
• 나만의 호루라기를 만들려면 어떻게 하면 될까?
㉠ 빨대 끝을 눌러 납작하게 만든다.
㉡ 빨대를 요구르트병의 직사각형 구멍 가장자리에 올려놓는다.
㉢ 입으로 빨대를 불며 소리가 나는 위치를 찾는다.
㉣ 소리가 가장 크게 나는 위치에 빨대를 놓고 테이프로 붙인다.
㉤ 다양한 재료를 이용하여 꾸민다.</td></tr>
<tr><td>마무리</td><td>⑤ 친구와 서로의 작품을 감상한다.
• 친구와 나의 호루라기가 어떻게 다른지 서로 관찰해 보도록 할까?
⑥ 호루라기를 만든 후 자신의 느낌을 이야기 나눈다.
• 우리가 직접 호루라기를 만들어 보았는데 어땠니?</td></tr>
<tr><td colspan="2">활동사진</td><td>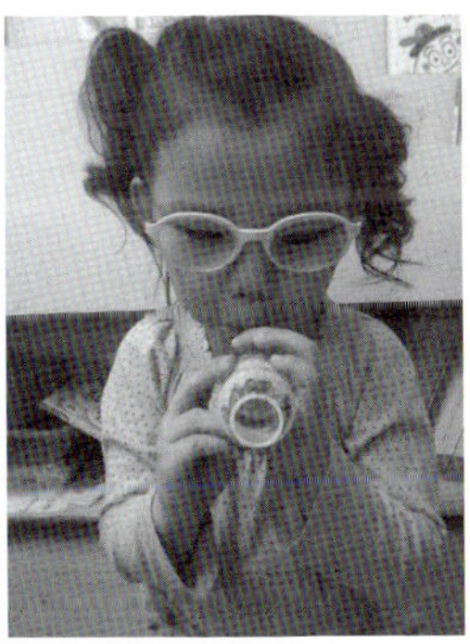 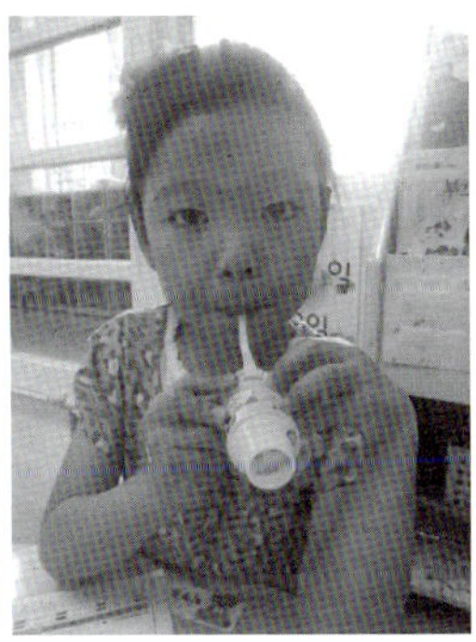 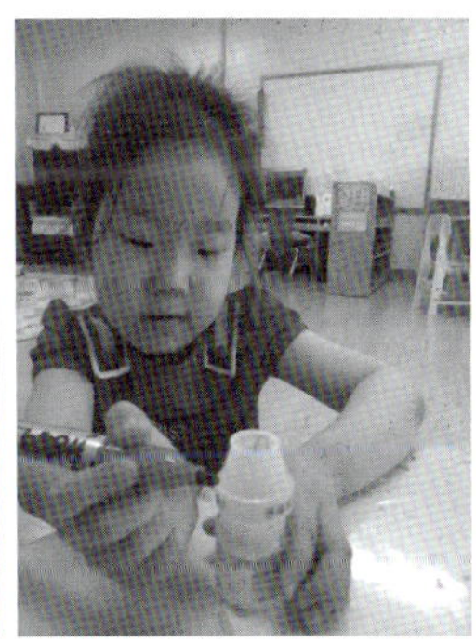</td></tr>
</table>

(4) 안전한 놀이와 생활 – 위험한 상황 대처하기

<table>
<tr><td colspan="2">활동명</td><td>그렇지 않아</td><td>대상연령</td><td>만 4세</td></tr>
<tr><td colspan="2">활동목표</td><td colspan="3">• 위험한 상황에서 자신을 보호하는 방법을 안다.
• 동시를 감상한다.</td></tr>
<tr><td colspan="2">준비물</td><td colspan="3">동시 '그렇지 않아' 플래시, 사람 얼굴 그림카드, 도화지, 색연필</td></tr>
<tr><td rowspan="3">활동내용</td><td>도 입</td><td colspan="3">① '낯선 사람'이라는 단어를 듣고 그 말의 의미에 대해 이야기 나눈다.
• 낯선 사람이라는 말을 들어본 적 있니?
• 낯선 사람이란 어떤 사람을 말하는 것일까?
• (사람 얼굴 그림카드 제시하며) 얼굴 그림카드 중에 어떤 사람이 낯선 사람일 것 같니?</td></tr>
<tr><td>전 개</td><td colspan="3">② 교사와 유아가 함께 동시자료를 감상한다.
• 동시 속의 낯선 사람은 어떤 모습인지 생각하면서 감상해 보자.
• 동시에서 낯선 사람 모습이 어떻다고 했니?
• 낯선 사람이 도와달라고 했을 때 어떻게 하면 좋을까?
• 우리에게 도움을 부탁하는 어른이 있다고 했니?
③ 유아들과 함께 여러 가지 방법으로 동시를 읊어본다.
• 다 같이 동시를 읊어볼까?
• 또 어떤 방법으로 읊어볼 수 있을까?
④ 몽타주 그리기를 소개한다.
• 선생님이 보여주는 문장을 보고 너희들이 생각하는 낯선 사람의 모습을 그림으로 그려보자.
예 네모난 얼굴이에요./ 삐죽빼죽 갈색 머리카락이에요./ 동그란 안경을 썼어요.</td></tr>
<tr><td>마무리</td><td colspan="3">⑤ 친구들과 서로 그린 몽타주를 보며 활동을 평가한다.
• 친구들과 내가 그린 몽타주의 모습이 같은 것 같니?</td></tr>
<tr><td colspan="2">활동사진</td><td colspan="3">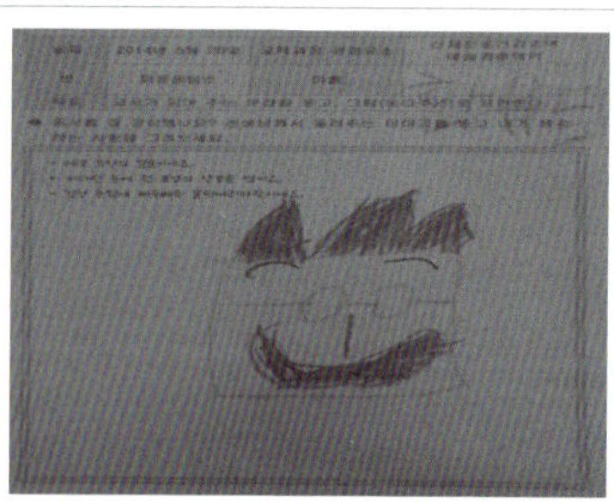 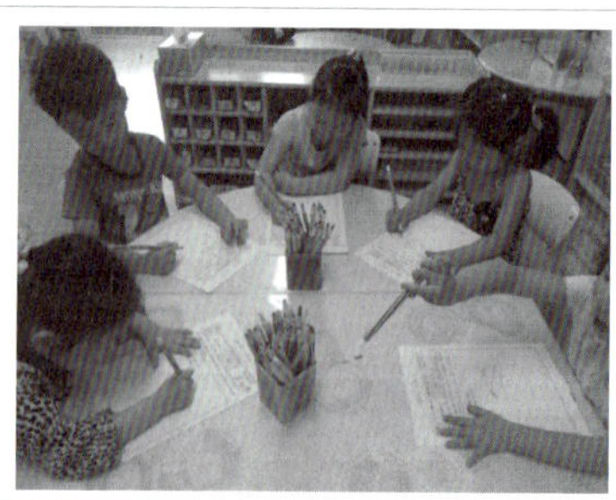</td></tr>
</table>

(5) 건강하게 생활하기 – 건강한 일상생활하기

<table>
<tr><th colspan="2">활동명</th><td>유치원 내 생활규칙
지키기 캠페인 활동</td><th>대상연령</th><td>만 4세</td></tr>
<tr><th colspan="2">활동목표</th><td colspan="3">• 유치원 내에 지켜야 할 생활규칙을 안다.
• 다른 사람 앞에서 나의 생각을 표현하고 주장할 수 있는 자신감을 갖는다.</td></tr>
<tr><th colspan="2">준비물</th><td colspan="3">도화지, 사인펜, 색연필, 포스터 종이, 표어 종이</td></tr>
<tr><th rowspan="3">활동내용</th><th>도 입</th><td colspan="3">① 유치원 내에서 지켜야 할 생활규칙에 대해 이야기 나눈다.
• 유치원 안에서 우리는 어떤 규칙을 지키며 생활하고 있니?
• 규칙은 왜 지켜야 할까?</td></tr>
<tr><th>전 개</th><td colspan="3">② 캠페인에 활동에 대해 소개하고 어떤 규칙을 알리면 좋을지 선정한다.
• 누구에게 알리고 싶니?
• 어떤 구호를 외치면 좋을까?
• 어떤 생활규칙을 알리면 좋을까?
③ 모둠별로 도화지에 친구들과 함께 정한 생활규칙에 대해 이야기 나눈다.
• 어떤 글자를 적으면 좋을까?
• 동생들에게는 어떻게 소개해 주면 좋을까?
• 어떤 그림을 그려넣으면 더 잘 알 수 있을까?
④ 모둠별로 역할을 나누어 글과 그림으로 표현한다.
• 이 그림에는 어떤 구호를 외치면 좋을까?</td></tr>
<tr><th>마무리</th><td colspan="3">⑤ 유치원 내를 이동하며 캠페인 활동을 한다.
• 구호를 씩씩히게 외치며, 동생, 형님들에게 캠페인을 알려요.
⑥ 캠페인을 하고 난 느낌을 이야기 나눈다.
• 캠페인을 하며 직접 우리 유치워의 규칙을 알려보았는데 이떴니?</td></tr>
<tr><th colspan="2">활동사진</th><td colspan="3">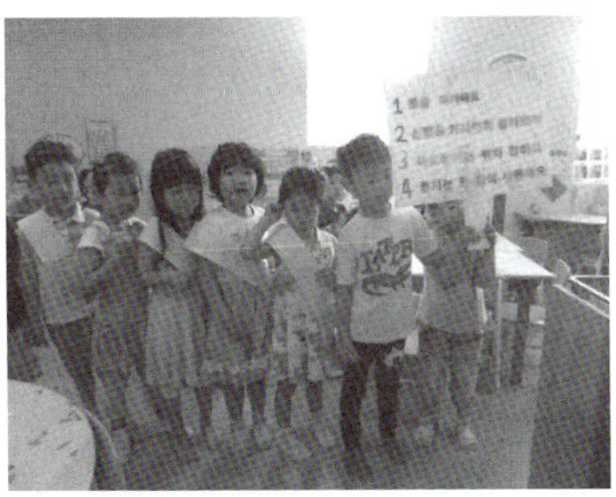 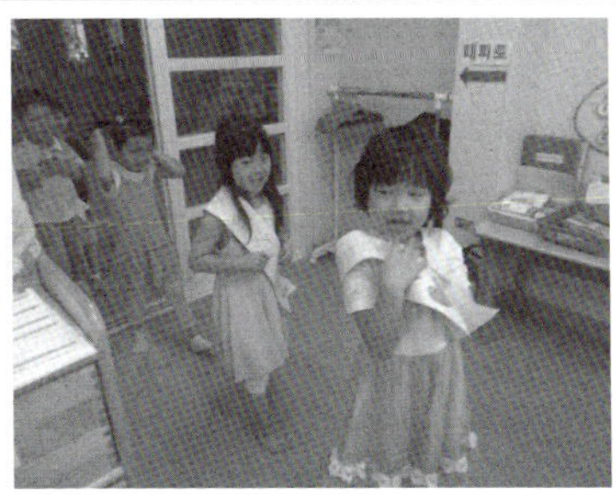</td></tr>
</table>

3) 영양교육

(1) 건강하게 생활하기 – 질병 예방하기

<table>
<tr><th colspan="2">활동명</th><td>식중독은 무서워요</td><th>대상연령</th><td>만 4세</td></tr>
<tr><th colspan="2">활동목표</th><td colspan="3">• 식중독이 발생하는 이유에 대해 안다.
• 식중독을 예방하는 방법을 알고 실천하려는 태도를 가진다.</td></tr>
<tr><th colspan="2">준비물</th><td colspan="3">사진자료(식중독은 무서워요), '뽀글뽀글 지글지글' 동영상(식품의약품안전청), 식중독 그림(식품의약품안전청), 배가 아파 움켜쥐고 있는 아이 그림이나 사진</td></tr>
<tr><th rowspan="3">활동내용</th><th>도 입</th><td colspan="3">① '식중독이란 무엇일까?'에 대해 이야기 나눈다.
• 이 친구는 어디가 아픈 것일까? 배가 아픈 이유는 무엇일까?
• 식중독은 나쁜 세균들이 우리 몸속에 들어와 배도 아프고 머리도 아프고 설사도 하고 열도 나고 구토도 하게 되는 질병이란다. 너희들 중에도 식중독에 걸려본 친구가 있었니?</td></tr>
<tr><th>전 개</th><td colspan="3">② '식중독을 예방해요'를 보며 식중독은 왜 걸리는지에 대해 이야기 나눈다.
• 식중독은 왜 걸리게 되는 것일까?
• 상한 음식을 먹으면 식중독에 걸린다고 하던데 상한 음식인지 아닌지 어떻게 알 수 있을까?
③ 식중독을 예방하는 방법에 대해 이야기 나눈다.
• 유통기한을 확인해요. 음식을 함부로 먹지 않아요.
• 색소가 들어간 음식이나 불량식품은 먹지 않아요. 음식은 꼭 익혀서 먹어요.
• 물은 끓여서 먹어요. 손은 깨끗이 씻어요.
④ 식중독 예방에 관한 뽀로로 동영상을 보며 다시 한번 식중독에 대해 생각해 본다.
• 우리는 오늘 식중독에 대해 알게 된 사실을 누구에게 알려주면 좋을까?</td></tr>
<tr><th>마무리</th><td colspan="3">⑤ 식중독을 예방하는 방법 중 바른 손 씻기를 해본다.
• 손에 물을 묻히고, 비누칠을 하여 손가락 사이사이를 비벼 씻는다.
• 손끝을 손바닥에 올려놓고 비벼 씻는다.</td></tr>
<tr><th colspan="2">활동사진</th><td colspan="3">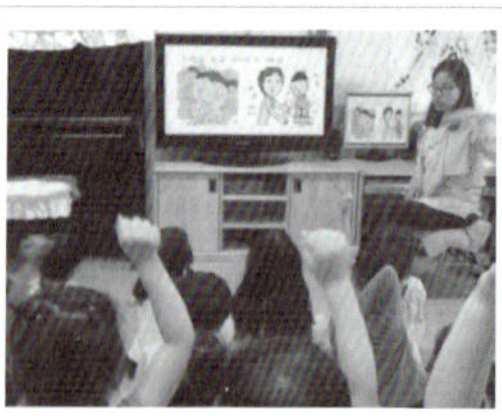 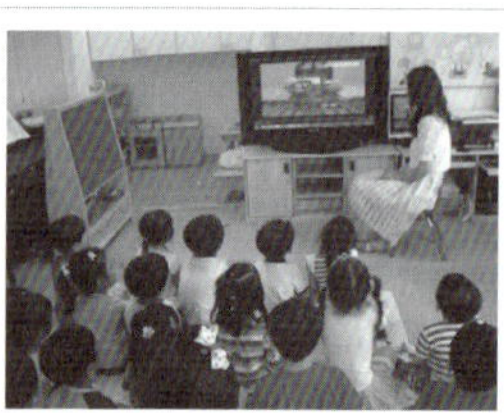 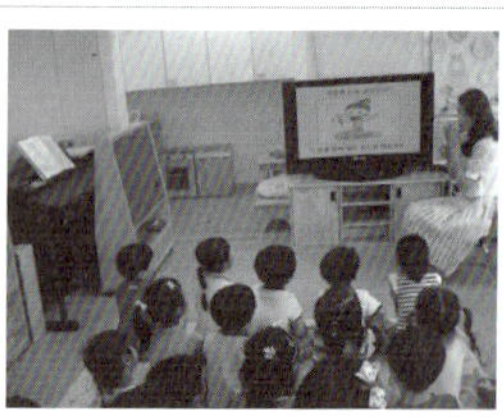</td></tr>
</table>

(2) 건강하게 생활하기 – 바른 식생활하기

<table>
<tr><th colspan="2">활동명</th><td>과일이 좋아, 채소가 좋아</td><th>대상연령</th><td>만 4세</td></tr>
<tr><th colspan="2">활동목표</th><td colspan="3">• 올바른 식습관 형성의 중요성을 알고 바른 식습관을 형성한다.
• 건강한 식습관에 관심을 갖는다.</td></tr>
<tr><th colspan="2">준비물</th><td colspan="3">동극 머리띠(포도, 고추, 당근, 사과, 참외, 배추), 사진자료(PPT), 대본</td></tr>
<tr><th rowspan="3">활동내용</th><th>도입</th><td colspan="3">① 내가 알고 있는 과일과 채소에 대해 이야기 나눈다.
• 과일 중에는 어떤 과일이 있을까?
• 채소 중에는 어떤 채소가 있을까?
• 이 중에서 너희들이 좋아하는 과일(채소)은 무엇이니?</td></tr>
<tr><th>전개</th><td colspan="3">② 교사가 들려주는 창작동화(내가 제일 맛있어)를 듣는다.
• 동화 내용
– 제목 : 내가 제일 맛있어
– 하늘마트가 갑자기 시끄러워졌어요. “너희들 무슨 일이니?” 마트 아주머니가 이야기했어요. 그때 사과가 이야기했어요. “나는 과일과 채소 중에 제일 영양이 많고 제일 맛있어요.” 그러자 고추가 이야기했어요. “과일과 채소 중에 비타민이 가장 많은 건 나야!” 그러자 당근이 이야기했어요. “호호호 나는 주황색을 가지고 있기 때문에 아이들이 나를 좋아하고, 눈 건강에도 좋다고!” 그러자 옆에 있던 포도가 이야기했어요. “아니야 과일과 채소 중에 몸에 좋은 건 바로 나야. 얼마나 맛있다고!” (… 생략)
“아니야. 아니야. 과일과 채소 모두가 있어야 사람들이 몸에 필요한 영양소를 골고루 가질 수 있어. 그래서 너희 모두 소중해” 마트 아주머니가 이야기했어요. “아! 그렇구나!” 채소와 과일들이 서로를 바라보고 웃으며 이야기했어요.
③ 동화 내용을 회상하고 동화 속 등장인물에 대해 이야기 나눈다.
• 등장인물에는 어떤 과일과 채소들이 나왔니?
• 과일과 채소들은 뭐라고 이야기 했니?
④ 유아들과 동극의 등장인물을 정하고, 동극을 시작한다.
• 햇살반 동극을 시작하겠습니다.
⑤ 유아들은 바른 자세로 동극을 감상한다.</td></tr>
<tr><th>마무리</th><td colspan="3">⑥ 동극을 감상한 느낌을 친구들과 이야기 나눈다.
• 아주머니는 왜 과일과 채소 모두가 필요하다고 이야기했니?</td></tr>
</table>

활동사진	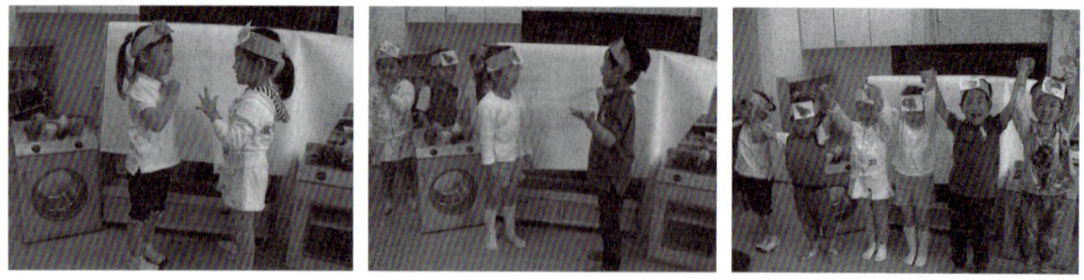

(3) 건강하게 생활하기 – 바른 식생활 하기

활동명		소중한 음식을 잘 먹어요	대상연령	만 4세
활동목표		• 음식을 남기지 않고 먹을 수 있는 방법을 알고 실천한다. • 음식의 소중함을 알고 음식물 쓰레기 줄이는 방법에 관심을 가진다.		
준비물		동영상 '음식물 남기지 않고 잘 먹어요', 게임자료(지렁이, 음식물 쓰레기 그림)		
활동내용	도 입	① 동영상을 보며 이야기 나눈다. • 우리 반에서 음식을 남기지 않고 잘 먹는 사람은 누구일까? • 우리가 남긴 음식은 어떻게 될지 생각해 볼까? • 음식물 쓰레기를 남기면 어떤 일이 일어나는지 알아보자. • 음식물 쓰레기는 우리에게 어떤 피해를 줄까? ② 음식물 쓰레기를 줄이는 방법에 대해 알아본다. • 음식물 쓰레기 줄이는 방법이 있을까? 누가 그런 일을 해야 할까?		
	전 개	③ 게임에 대해 알아본다. • (그림자료를 보며) 지렁이는 무엇을 하고 있는 것 같니? • 밭에 어떤 음식물 쓰레기가 있니? • 지렁이가 음식물 쓰레기 줄이는 것을 도와주는 역할을 하는 것을 안다. ④ 게임방법에 대해 알아본다. • 두 팀으로 나누어 앉는다. • 각 팀의 한 명의 유아가 나와 출발선에 서서 지렁이 그림을 들고 출발 신호음에 맞춰 반환점으로 뛰어간다. • 음식물 쓰레기가 있는 밭에 지렁이를 붙이고 출발선으로 돌아온다. ⑤ 게임규칙을 정하고 게임을 시작한다. • 게임을 즐겁게 하는 데 어떤 규칙들이 필요할 것 같니? • 게임을 시작한다.		

활동내용	마무리	⑥ 게임을 평가한다. • 지렁이가 하는 일은 무엇이니? • 게임하며 힘이 들었던 점은 무엇이니?
활동사진		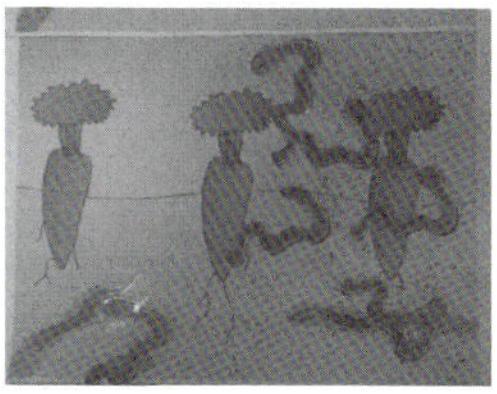 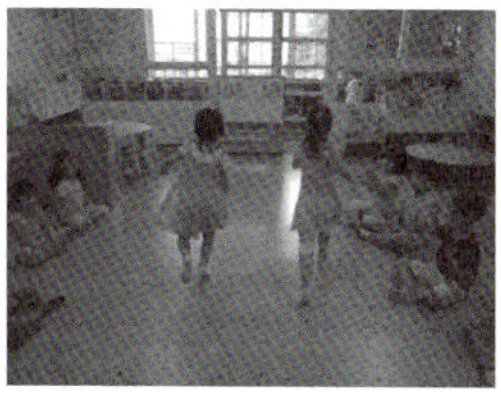 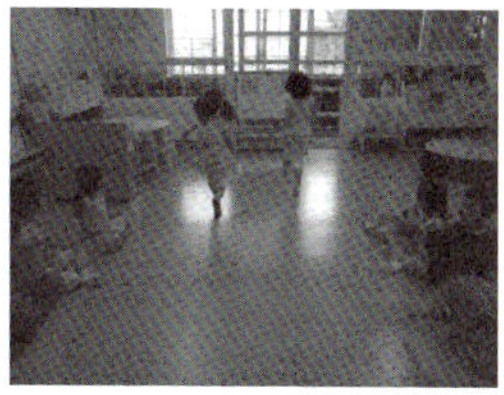

(4) 건강하게 생활하기 – 바른 식생활 하기

활동명		난 토마토 절대 안 먹어	대상연령	만 4세
활동목표		• 바른 식습관 형성에 관심을 가진다. • 편식하지 않고, 음식을 골고루 먹는다.		
준비물		동화책『난 토마토 절대 안 먹어(로렌 차일드, 2007)』, 종이, 쓰기도구		
활동내용	도입	① 동화 표지를 보고 탐색한다. • 동화의 겉표지에 어떤 그림들이 있니? • 어떤 제목일 것 같니? • 동화 속에서 누가 나올 것 같니?		
	전개	② 바른 자세로 동화를 감상한다. ③ 동화 내용을 회상한다. • 어떤 음식이 나왔니? • 롤라는 무엇을 싫어했니? • 오빠는 롤라에게 감자를 뭐라고 이야기해 주었니? • 토마토의 다른 이름은 무엇이었니? ④ 음식 이름 바꾸기 활동을 소개한다. • 만약 너희가 오빠라면 롤라에게 음식들의 이름을 어떻게 소개해 주고 싶니? • 롤라에게 당근의 이름을 무엇이라고 바꾸어 말해주고 싶니? • 내가 생각하는 음식의 이름을 소개해 볼까? ⑤ 종이에 내가 생각하는 음식의 이름을 적어본다.		

활동내용	마무리	⑥ 내가 만든 음식의 이름을 친구들 앞에서 소개한다. • 내가 생각하는 콩의 이름을 무엇이라고 바꾸어 보았니? 친구들에게 소개해 보자.
활동사진		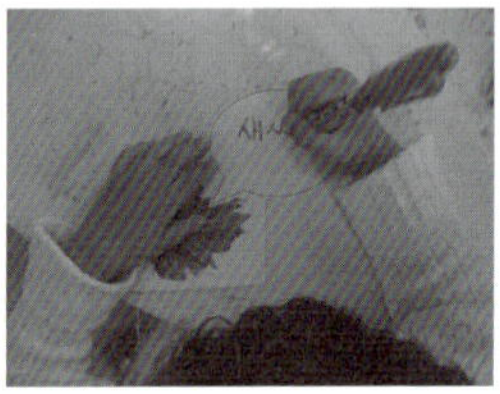 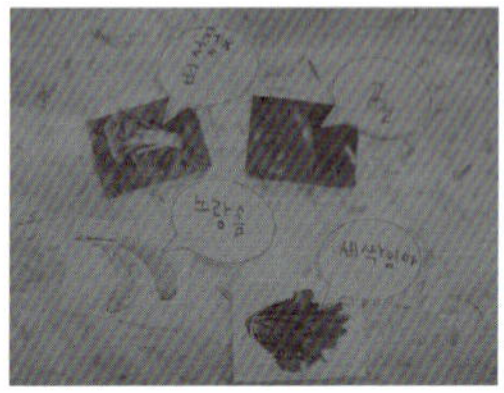 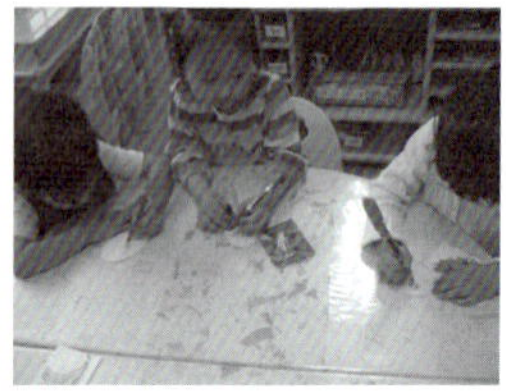

(5) 건강하게 생활하기 – 건강한 일상생활하기/ 바른 식생활 하기

활동명		6대 영양소 탑 쌓기	대상연령	만 4세
활동목표		• 음식에 따라 구성된 영양소가 다름을 안다. • 게임을 통해 식품구성탑을 이해한다.		
준비물		종이컵, 사진자료		
활동내용	도입	① 영양소에 대해 이야기 나눈다. • 영양소라는 말을 들어본 적이 있니? • 영양소는 무엇을 말하는 걸까? • 영양소는 음식 속에 있는 우리 몸을 건강하게 만들기 위한 에너지를 말해요.		

<table>
<tr><td rowspan="2">활동내용</td><td>전 개</td><td>② 식품구성탑을 알아본다.
• 구성탑은 1층에서 5층까지로 이루어져 있어요.
• 1층에는 어떤 음식들이 있니?
• 가장 밑에 층에는 어떤 음식들이 있니?
• 파란색 종이컵에는 어떤 음식들이 붙여져 있니? 이 음식들은 조금 어려운 말로 탄수화물이라고 해요.
• 노란색 종이컵에는 어떤 음식들이 붙여져 있니? 이 음식들은 조금 어려운 말로 비타민이라고 해요.
③ 게임에 대해 알아본다.
• 두 팀으로 나누어 앉는다.
• 첫 번째 유아는 탄수화물, 두 번째 유아는 비타민, 세 번째 유아는 단백질, 네 번째 유아는 칼슘, 다섯 번째 유아는 지방 순으로 식품탑을 쌓는다.
• 출발선에 서서 반환점으로 뛰어가 자신이 구성해야 될 식품탑의 1층을 쌓고 출발선으로 돌아온다.
④ 게임규칙을 이야기 나눈다.
• 게임을 할 때 지켜야 하는 약속은 무엇이 있을까?
⑤ 게임을 시작한다.</td></tr>
<tr><td>마무리</td><td>⑥ 게임을 평가한다.
• 어떤 영양소가 있니?
• 첫 번째 영양소는 무엇이니?
• 우리가 제일 적게 먹어야 하는 음식에는 어떤 것이 있을까?
⑦ 편식을 하지 않고 음식을 골고루 먹도록 약속한다.</td></tr>
<tr><td colspan="2">활동사진</td><td>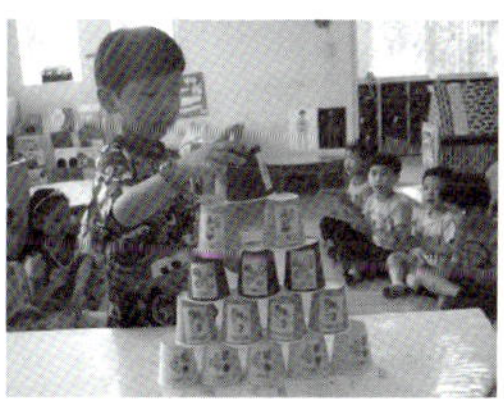 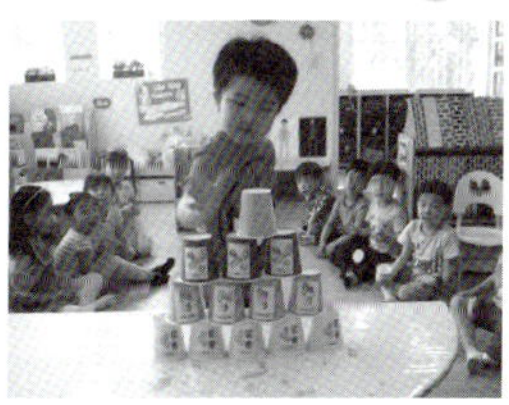 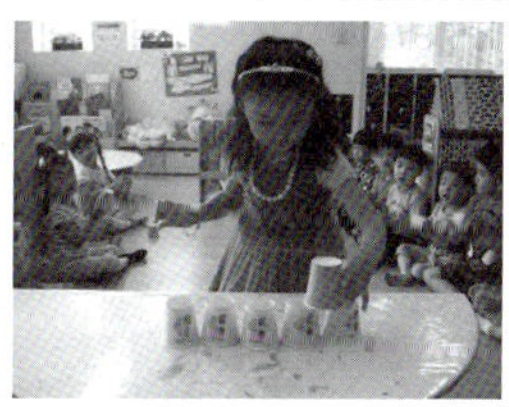</td></tr>
</table>

4 만 5세

1) 건강교육

(1) 즐거운 운동과 휴식 – 규칙적으로 생활하기

<table>
<tr><th colspan="2">활동명</th><td>건강체조 만들기</td><th>대상연령</th><td>만 5세</td></tr>
<tr><th colspan="2">활동목표</th><td colspan="3">• 여러 가지 동작을 이용하여 체조를 만든다.
• 몸을 건강하게 하기 위해 운동이 필요함을 안다.</td></tr>
<tr><th colspan="2">준비물</th><td colspan="3">건강체조 플래시 또는 다양한 리듬과 템포가 있는 체조음악, CD플레이어, 체조선수 동영상</td></tr>
<tr><th rowspan="3">활동내용</th><th>도 입</th><td colspan="3">① 몸을 튼튼하고 건강하게 해줄 수 있는 체조에 대해 이야기 나눈다.
• 체조를 해본 적 있니?</td></tr>
<tr><th>전 개</th><td colspan="3">② 다양한 방법으로 몸을 움직일 수 있는 방법에 대하여 이야기 나눈다.
• 팔(다리, 허리, 엉덩이, 머리)은 어떻게 움직일 수 있을까?
③ 음악을 듣고 음악에 맞추어 몸을 움직여 보고 체조를 만들어 본다.
• 음악이 느릴 때는 우리 몸을 어떻게 움직일 수 있을까?
• 음악이 멈췄을 때는 어떤 동작을 하면 좋을까?
④ 음악에 맞추어 함께 만든 동작으로 체조를 해본다.
• 우리가 만든 체조에 이름을 붙여보면 어떻겠니?</td></tr>
<tr><th>마무리</th><td colspan="3">⑤ 활동을 해본 느낌을 이야기한다.</td></tr>
<tr><th colspan="2">활동사진</th><td colspan="3">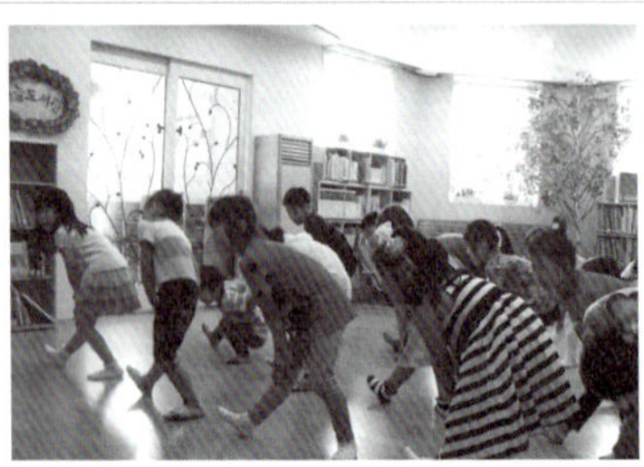 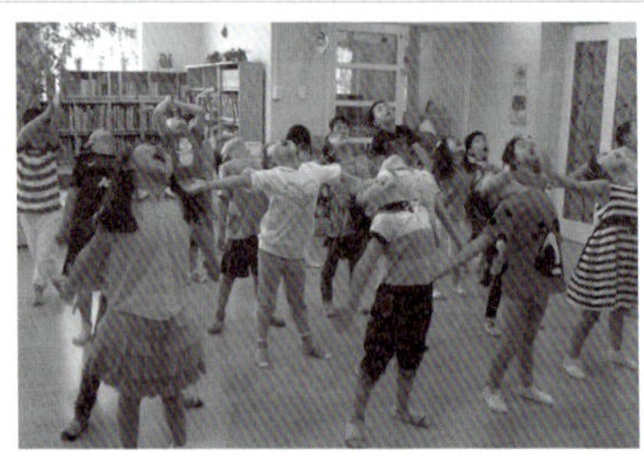</td></tr>
</table>

(2) 질병예방과 관리 – 질병예방

<table>
<tr><th colspan="2">활동명</th><td>여름철 건강퀴즈</td><th>대상연령</th><td>만 5세</td></tr>
<tr><th colspan="2">활동목표</th><td colspan="3">• 여름철 질병관리 예방법을 이해한다.
• 게임에 즐겁게 참여한다.</td></tr>
<tr><th colspan="2">준비물</th><td colspan="3">PPT, 보조자료(건강박사 상장), OX퀴즈판</td></tr>
<tr><th rowspan="3">활동내용</th><th>도 입</th><td colspan="3">① 여름철에 유아들이 건강을 지키기 위해 알아야 할 점에 대해 이야기를 나눈다.
• 여름을 건강하게 보낼 수 있는 방법에는 어떤 것이 있을까?
• 여름철에 땀을 많이 흘리게 되면 어떻게 될까?</td></tr>
<tr><th>전 개</th><td colspan="3">② '여름철 건강 OX퀴즈' 방법에 대해 이야기를 나눈다.
〈활동방법〉
• 문제의 답이 맞으면 O, 틀리면 X를 든다.
• 문제의 내용에 대해 이야기를 나눈다.
• 정답일 경우 순서에 맞게 '건강박사' 상장에 붙어 있는 종이를 제거한다.
• 모든 문제를 다 맞혔을 경우 '건강박사' 상장을 가지게 된다.
③ 게임을 실시한다.</td></tr>
<tr><th>마무리</th><td colspan="3">④ 게임을 실시한 후 상장을 읽어보며 건강박사의 의미에 대해 이야기를 나눈다.</td></tr>
<tr><th colspan="2">활동사진</th><td colspan="3">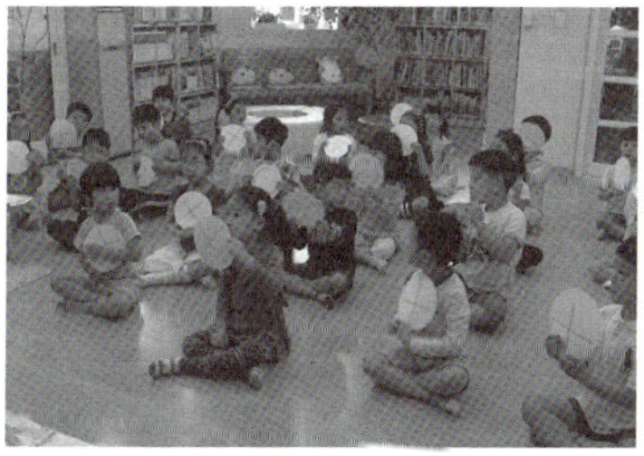 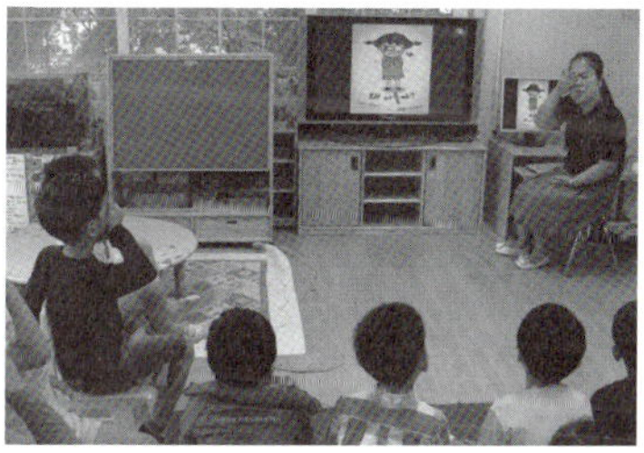</td></tr>
</table>

(3) 질병예방 – 질병예방

<table>
<tr><td colspan="2">활동주제</td><td>치아 건강관리</td><td>대상연령</td><td>만 5세</td></tr>
<tr><td colspan="2">활동목표</td><td colspan="3">• 치아를 건강하게 유지하는 방법을 안다.
• 동화 내용을 이해하고 극놀이로 표현한다.</td></tr>
<tr><td colspan="2">준비물</td><td colspan="3">PPT, 보조자료(동극소품, 애니메이션 동화)</td></tr>
<tr><td rowspan="3">활동내용</td><td>도 입</td><td colspan="3">①『치과에 간 악어돌이』 동화를 듣는다.</td></tr>
<tr><td>전 개</td><td colspan="3">② 동화의 내용을 회상해 본다.
• 악어돌이는 무엇을 귀찮아했니?
• 건강한 치아 선발대회에서 상을 받은 악어돌이의 기분이 어땠을까?
• 만약 이를 닦지 않으면 어떻게 될까?
③ 동극에 필요한 역할과 소품에 대해 알아본 뒤 소품을 이용해 무대를 만들고 역할을 맡은 친구는 무대 뒤에서 준비한다.
• 어떤 역할이 필요하니?
• 동극을 하려면 무엇이 필요할까?
• 어떻게 무대를 꾸미면 좋을까?
④ 동극 시 지켜야 할 약속에 대해 이야기를 나눈 뒤 동극공연을 한다.
• 동극을 하는 친구들은 어떤 약속이 필요할까?
⑤ 동극이 끝나면 배역을 맡은 유아가 나와서 자기소개를 한다.
⑥ 역할을 바꾸어서 동극을 한 번 더 해본다.</td></tr>
<tr><td>마무리</td><td colspan="3">⑦ 동극활동을 평가한다.</td></tr>
<tr><td colspan="2">활동사진</td><td colspan="3">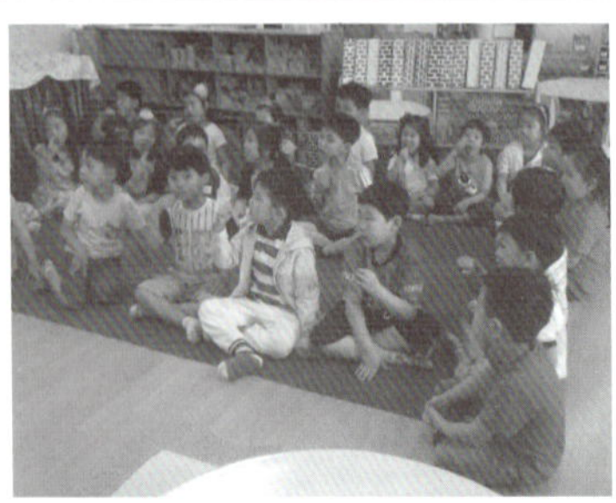 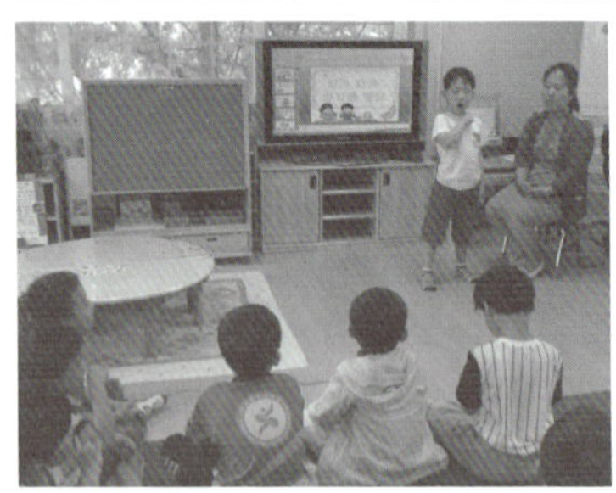</td></tr>
</table>

(4) 깨끗한 나와 환경 – 나를 깨끗이 하기

<table>
<tr><th colspan="2">활동명</th><td>손 씻기</td><th>대상연령</th><td>만 5세</td></tr>
<tr><th colspan="2">활동목표</th><td colspan="3">• 병을 예방하기 위해 손을 깨끗하게 씻어야 한다.
• 즐거운 마음으로 노래한다.</td></tr>
<tr><th colspan="2">준비물</th><td colspan="3">'손 씻기 송' 가사판, '1830 손 씻기 송'(대한영양사협회, 서울시영양사회), 음원</td></tr>
<tr><th rowspan="3">활동내용</th><th>도 입</th><td colspan="3">① 손을 씻는 경험에 대해 이야기를 나눈다.
• 너희들은 언제 손을 씻니?
• 손을 씻지 않으면 어떻게 될까?</td></tr>
<tr><th>전 개</th><td colspan="3">② '어린이 손 씻기' 동영상 자료를 보고 손동작을 해본다.
• 손을 깨끗하게 씻으려면 어떤 것들이 필요할까?
• 손을 어떤 방법으로 씻어야 하니?
• 손을 바르게 씻는 방법대로 손 씻기를 해보자.
• 우리 몸을 작게 해보자.
③ '손 씻기 송' 노랫말을 들려준다.
④ '손 씻기 송' 노래를 함께 불러본다.
⑤ 노래에 익숙해지면 유아들과 율동을 만들어 본다.</td></tr>
<tr><th>마무리</th><td colspan="3">⑥ 노래 부르기를 통해 손을 올바르게 씻는 방법을 알게 되었는지 평가한다.
• 올바르게 손을 씻는 방법을 알게 되었는가?</td></tr>
<tr><th colspan="2">활동사진</th><td colspan="3">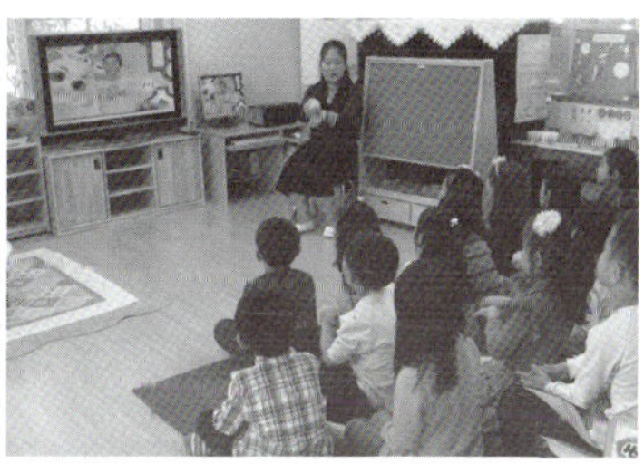 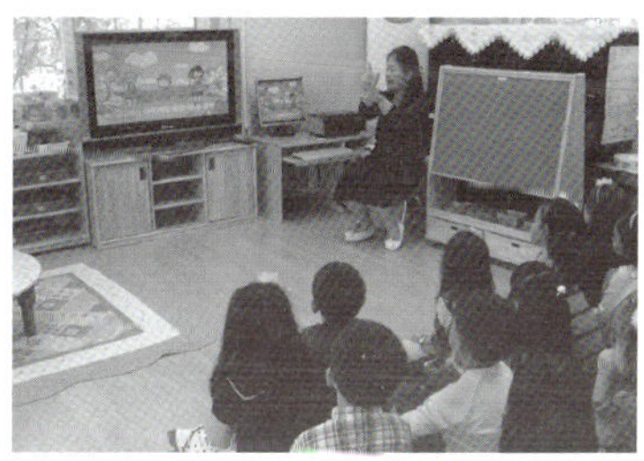</td></tr>
</table>

(5) 질병예방과 관리 – 정신건강

<table>
<tr><td colspan="2">활동명</td><td>사과나무 만들기</td><td>대상연령</td><td>만 5세</td></tr>
<tr><td colspan="2">활동목표</td><td colspan="3">• 친구의 마음을 아프지 않게 하는 방법을 안다.
• 친구를 아끼고 사랑하는 방법에 관심을 가진다.
• 친구와 사이좋게 지내는 방법을 글로 표현한다.</td></tr>
<tr><td colspan="2">준비물</td><td colspan="3">PPT, 나무틀, 편지지</td></tr>
<tr><td rowspan="3">활동내용</td><td>도 입</td><td colspan="3">① 친구의 감정에 대해 이야기를 나눈다.
• (각 그림을 보면서) 이럴 때 친구의 마음은 어땠을까?</td></tr>
<tr><td>전 개</td><td colspan="3">② 친구의 마음을 아프게 한 경험에 대해 이야기한다.
• 친구의 마음을 아프게 한 경험이 있니?
• 그때 친구의 마음은 어땠을까?
③ 친구의 마음을 아프게 하지 않는 방법에 대해 이야기를 나눈다.
• 친구의 마음을 아프지 않게 하려면 어떻게 해야 할까?
• 음악이 느릴 때는 우리 몸을 어떻게 움직일 수 있을까?
④ 친구에 대한 사과의 마음을 그림이나 글로 나타내어 본다.
• 친구에게 사과의 마음을 어떻게 표현하면 좋을까?</td></tr>
<tr><td>마무리</td><td colspan="3">⑤ 사과편지를 모아서 나무에 걸어본다.</td></tr>
<tr><td colspan="2">활동사진</td><td colspan="3">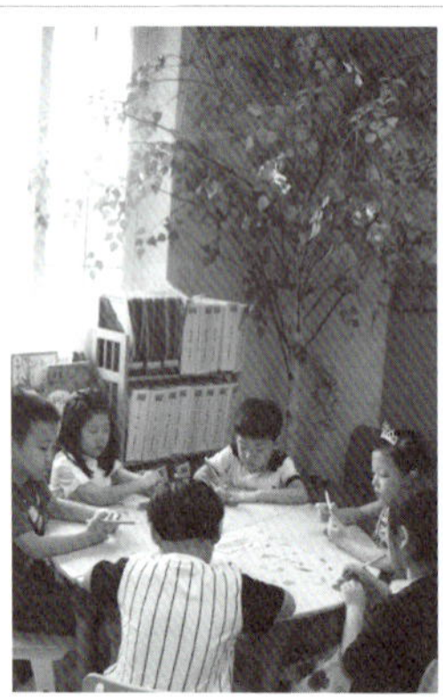 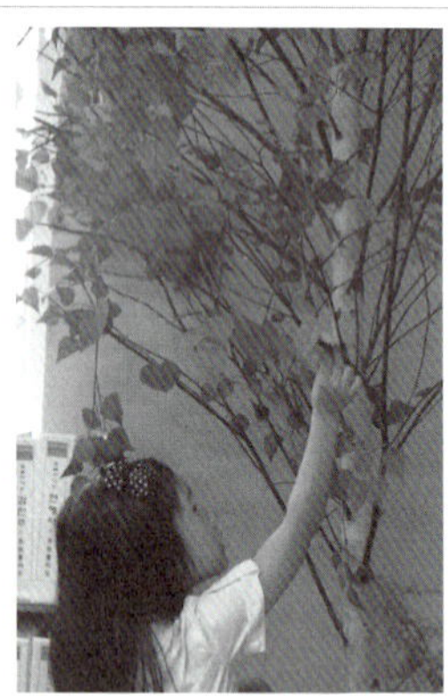</td></tr>
</table>

2) 안전교육

(1) 안전하게 놀이동산

<table>
<tr><th colspan="2">활동명</th><td>놀이안전</td><th>대상연령</th><td>만 5세</td></tr>
<tr><th colspan="2">활동목표</th><td colspan="3">• 실외 놀이기구의 안전한 사용법을 안다.
• 실외 놀이터에서 지켜야 할 약속을 안다.</td></tr>
<tr><th colspan="2">준비물</th><td colspan="3">동화자료 7장, 동극용 조각그림 9개, 동극머리띠, 그 외 동극소품</td></tr>
<tr><th rowspan="3">활동내용</th><th>도 입</th><td colspan="3">① 놀이터에서 지켜야 할 약속이 무엇이 있는지 생각해 본다.
• 놀이터에서 안전하게 놀이하기 위해 지켜야 할 약속은 무엇이 있을까?
• 만약 안전하게 놀이하지 않는다면 어떻게 될까?</td></tr>
<tr><th>전 개</th><td colspan="3">② 동화를 듣는다.
•『안전하게 놀이동산』 동화책에 놀이터가 나오는데 어떤 일이 일어났을까?
• 놀이동산에서 어떻게 놀이를 했을까?
③ 동화 내용을 회상한다.
• 동화에는 어떤 동물들이 등장했니?
• 어떤 놀이동산들이 나왔니?
• 너희라면 어디에서 어떻게 놀이하겠니?
④ 다치지 않고 안전하고 재미있게 놀 수 있는 방법에 대해 이야기 나눈다.
⑤ 동극에 필요한 소품을 소개한다.
⑥ 동극을 하기 위한 무대와 관람석을 정한다.
⑦ 배역을 정하고 동극을 해본다.
• 교실 내 소품으로 놀이기구를 구성한 뒤 동극용 머리띠를 사용하여 동극을 한다.</td></tr>
<tr><th>마무리</th><td colspan="3">⑧ 동극이 끝나면 놀이기구를 사용하여 놀이할 때 지켜야 할 안전수칙에 대해 이야기 나누며 마무리한다.</td></tr>
<tr><th colspan="2">활동사진</th><td colspan="3">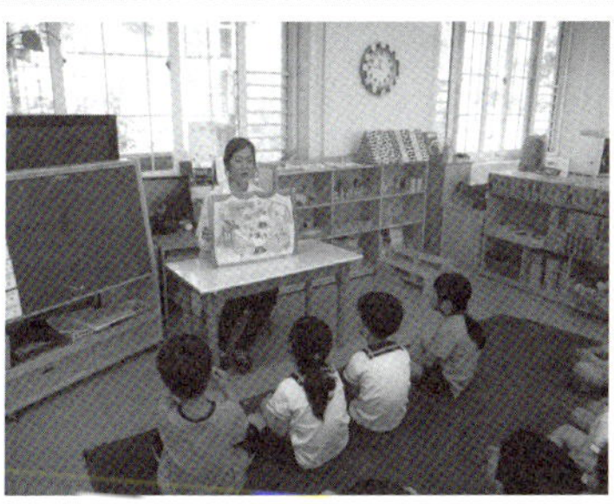 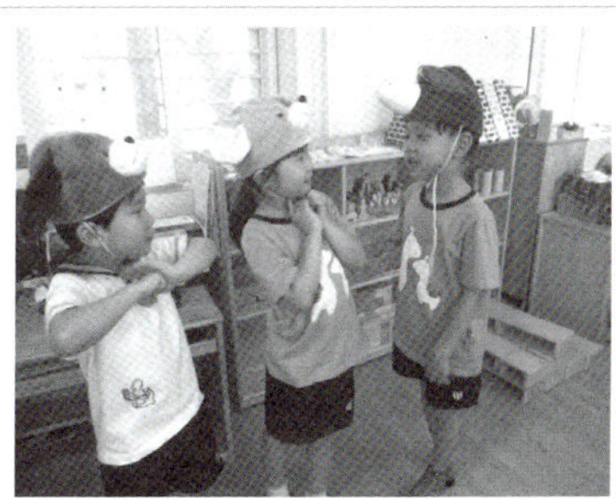</td></tr>
</table>

(2) 신변안전 – 실종 · 유괴 방지

<table>
<tr><th colspan="2">활동명</th><td>낯선 사람이 다가와요</td><th>대상연령</th><td>만 5세</td></tr>
<tr><th colspan="2">활동목표</th><td colspan="3">• 낯선 사람으로부터 나를 보호하는 방법을 안다.
• 낯선 상황, 위험한 상황으로부터 나를 지키는 방법을 안다.</td></tr>
<tr><th colspan="2">준비물</th><td colspan="3">손인형, 역할극 소품</td></tr>
<tr><th rowspan="3">활동내용</th><th>도 입</th><td colspan="3">① 유괴에 대하여 들어본 적이 있는지 이야기 나눈다.
• 유괴가 무엇인지 알고 있니?
• 텔레비전이나 어른들에게 유괴에 대한 이야기를 들어본 적이 있니?</td></tr>
<tr><th>전 개</th><td colspan="3">② (그림자료를 보며) 낯선 사람이 나의 몸을 만지려고 할 때 어떻게 해야 할까?
• 나의 몸 구조에 대해 이야기하고 소중함을 알게 한다.
• 모르는 사람이 나의 몸을 만지려고 할 때 “싫어요, 안 돼요”라고 크게 외친다.
③ 낯선 사람이나 잘 아는 사람이 차를 태워주려 할 때 어떻게 해야 할까?
• 누구인지 왜 태워주려고 하는지 물어본다.
• 알지도 못하는 사람의 차는 타지 않는다.
④ 싫다고 하는데도 억지로 내 몸을 만질 때는 어떻게 해야 할까?
• “싫어요, 안 돼요”라고 말하고 큰소리로 다른 사람이나 주변 사람에 도움을 청한다.
⑤ 집에 혼자 있을 때 낯선 사람 혹은 아는 사람이 찾아오면 어떻게 해야 할까?
• 누구인지 찾아온 용건을 물어본다.
• 집에 혼자 있다는 것을 알리지 않고 잠시 후 다시 오라고 이야기한다.
⑥ 만일 어떤 사람이 뒤따라 올 때는 어떻게 해야 할까?
• 주위 사람들이 들을 수 있도록 큰소리로 도움을 청한다.
• 빨리 도망간다(도와줄 수 있는 사람이 있는 곳으로 간다).
⑦ 낯선 사람이 나를 데리고 가려고 할 때의 상황을 역할극으로 표현해 본다.</td></tr>
<tr><th>마무리</th><td colspan="3">⑧ 친구의 역할극 상황을 보고 나라면 어떻게 해야 할지 이야기한다.</td></tr>
<tr><th colspan="2">활동사진</th><td colspan="3">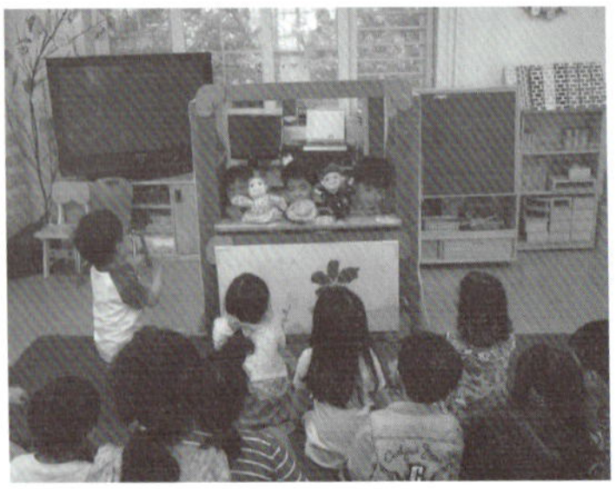 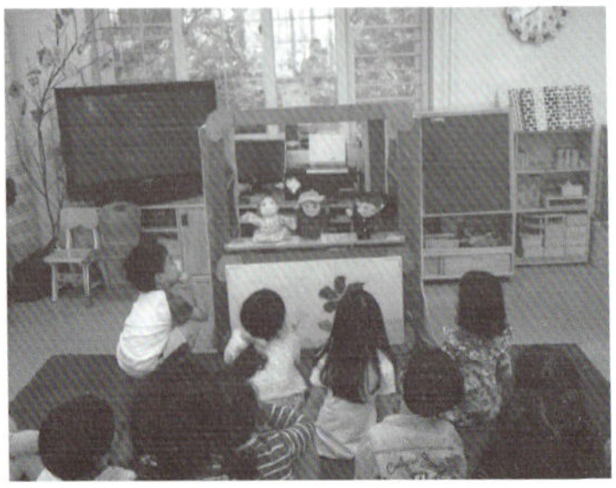</td></tr>
</table>

(3) 교통안전

<table>
<tr><th colspan="2">활동명</th><td>나는 교통안전 지킴이예요</td><th>대상연령</th><td>만 5세</td></tr>
<tr><th colspan="2">활동주제</th><td colspan="3">교통안전</td></tr>
<tr><th colspan="2">활동목표</th><td colspan="3">• 교통신호를 알리는 신호등에 대하여 안다.
• 교통안전 규칙에 대하여 안다.</td></tr>
<tr><th colspan="2">준비물</th><td colspan="3">동화자료(SOS 안전동화 『현수는 교통안전박사』), 그림자료, 보드판</td></tr>
<tr><th rowspan="3">활동내용</th><th>도 입</th><td colspan="3">① 길을 건널 때는 어떤 길을 건너야 되는지 이야기 나눈다.
• 유치원에 올 때 어떻게 길을 건너야 할까요?</td></tr>
<tr><th>전 개</th><td colspan="3">② 동화를 듣는다.
• 교통안전박사인 현수는 교통안전 규칙을 얼마나 알고 있을까?
③ SOS 안전동화 『현수는 교통안전박사』 내용을 회상한다.
• 현수는 신호등을 건널 때 어떻게 건넜니?
• 차가 있는 곳에서는 어떻게 해야 할까?
④ 신호등이 없는 길에서는 어떻게 길을 건너야 하는지 이야기 나눈다.
⑤ 차 안에서의 규칙과 안전에 대해 이야기한다.
• 차 안에서 내가 지켜야 할 일은 무엇일까?
⑥ 교통안전박사가 되어 지켜야 할 규칙에 대해 이야기 나눈다.
• 너희가 교통안전박사라면 어떤 규칙들을 세우고 싶니?
⑦ 유아들끼리 주제에 따라 토의한다.
• 유치원에 오는 길에 지킬 교통안전 규칙에는 어떤 것들이 있을까?
• 너희가 지켜야 하는 교통안전 규칙은 어떤 것들이 있을지 토의해 보자.</td></tr>
<tr><th>마무리</th><td colspan="3">⑧ 그룹별로 토의한 내용을 친구들에게 발표한다.</td></tr>
<tr><th colspan="2">활동사진</th><td colspan="3">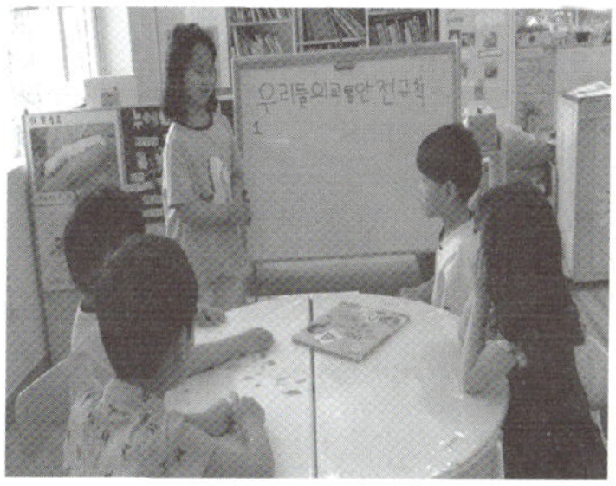 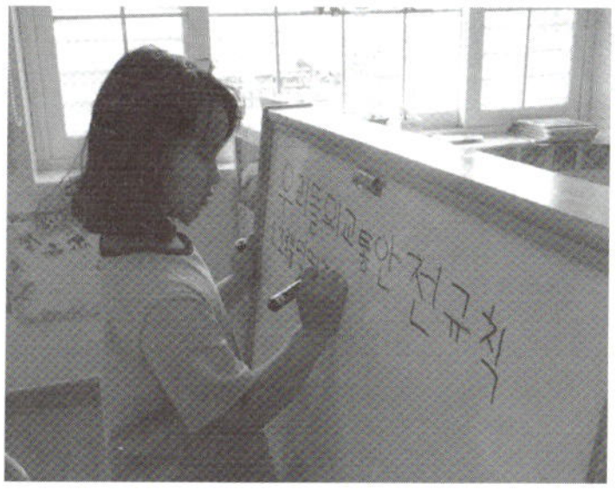</td></tr>
</table>

(4) 재난대비 안전 – 황사

<table>
<tr><th colspan="2">활동명</th><td>링링은 황사를 싫어해</td><th>대상연령</th><td>만 5세</td></tr>
<tr><th colspan="2">활동목표</th><td colspan="3">• 동화를 통해 황사에 대해 알아본다.
• 황사 현상 시 대처방법을 알고 적절한 방법으로 대피를 한다.</td></tr>
<tr><th colspan="2">준비물</th><td colspan="3">동화자료, 페트병, 모래</td></tr>
<tr><th rowspan="3">활동내용</th><th>도 입</th><td colspan="3">① 황사란 무엇인지에 대하여 이야기 나눈다.
• 황사 현상을 보거나 경험한 적이 있니?</td></tr>
<tr><th>전 개</th><td colspan="3">② 황사 현상에 대해 이해한다.
• 투명한 페트병에 모래를 넣어 흔들고 전후를 비교하여 공기 중에 모래가 섞이면 어떻게 변하는지 확인해 본다.
③『링링은 황사를 싫어해(고정욱, 2009)』동화를 듣는다.
• 링링은 황사를 왜 싫어할까?
• 황사는 어떤 모습을 하고 있는지 잘 들어보자.
④ 황사 피해에 대하여 이야기 나눈다.
• 호흡기질환(감기, 독감, 알레르기성 비염, 폐렴, 기관지 천식, 만성폐질환의 악화, 급성 폐 손상 등)이 나타날 수 있다.
⑤ 대처방법에 대해 이야기 나눈다.
• 동화 속에서 링링과 엄마는 어떻게 했니?
• 황사 발생 확인하기 : 방송매체, 기상청 홈페이지, 전화 등
⑥ 행동지침에 대하여 이야기 나눈다.
• 황사가 실내로 들어오지 못하도록 창문 등을 점검하고 실외활동을 자제한다.
• 외출 시에는 보호안경, 마스크, 긴소매의복 등을 준비하고 귀가 후 손과 발 등을 깨끗이 씻고 양치질한다.
• 황사에 노출된 채소, 과일 등 농수산물은 충분히 세척 후 섭취한다.
• 황사 후 창문을 열어 환기시킨다.
• 정화 및 가습기를 이용하여 실내의 적정습도를 유지한다.</td></tr>
<tr><th>마무리</th><td colspan="3">⑦ 황사 발생 시 대처방법을 그림카드로 확인해 본다.</td></tr>
</table>

활동사진	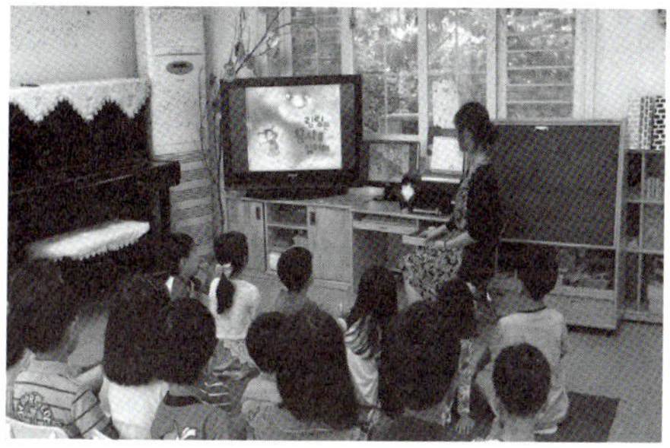

(5) 위험한 상황 대처하기

활동명		응급 전화번호부 만들기	대상연령	만 5세
활동목표		• 위급한 상황에서 전화를 걸어 도움을 요청하는 방법을 안다. • 도움을 요청할 수 있는 전화번호를 안다.		
준비물		그림자료(전화번호부 책 표지, 핸드폰, 유치원 등), 풀, 가위, 여러 가지 쓰기도구		
활동내용	도 입	① 부모님, 유치원의 전화번호를 알고 있는지 이야기 나눈다. • 전화를 걸어본 적이 있니? • 엄마, 아빠의 전화번호를 알고 있니?		
	전 개	② 여러 위급한 상황에서 어느 곳에 도움을 요청해야 하는지 이야기를 나눈다. • 불이 나면 어디로 신고해야 할까? • 길을 잃거나 누군가 나를 데려가려고 하면 어디에 신고해야 할까? ③ 도움을 요청하기 위한 방법을 알아본다. • 도움을 요청하려면 어떻게 해야 할까? • 무엇을 이야기해야 할까? • 어떤 목소리로 말하면 좋을까? ④ 우리 동네의 도움을 받을 수 있는 기관을 알아본다. • 우리 동네에 있는 기관 중 위험을 알릴 수 있는 기관은 어디일까? ⑤ 응급 전화번호부를 만드는 방법에 대하여 이야기 나눈다. • 어떤 기관의 전화번호가 필요할까? • 유치원의 전화번호는 알고 있니? ⑥ 그림자료를 오려붙인 후 전화번호를 직접 적어본다.		

활동내용	마무리	⑦ 완성된 전화번호부는 유치원의 한 영역에 걸어둔다.
활동사진		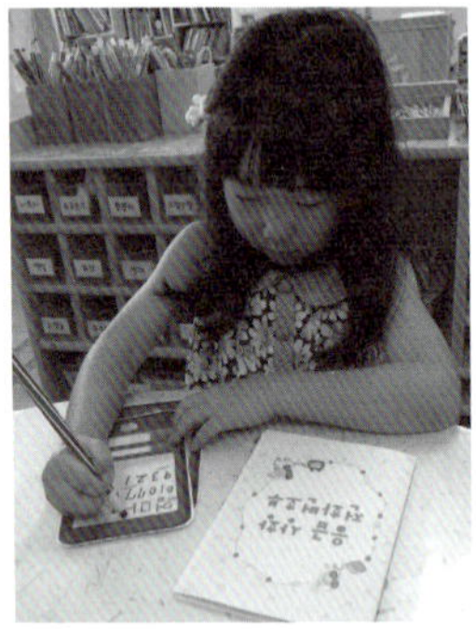 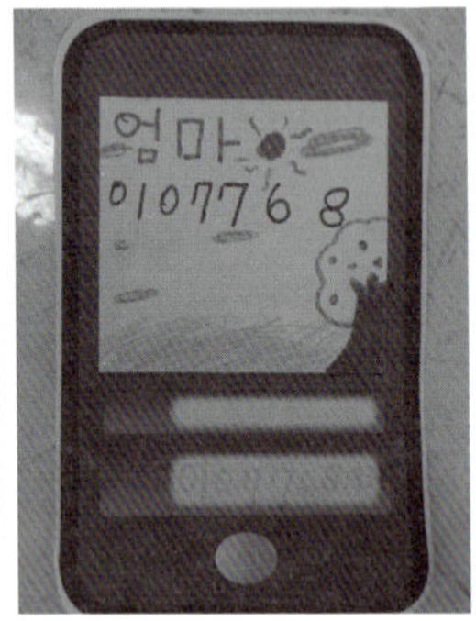 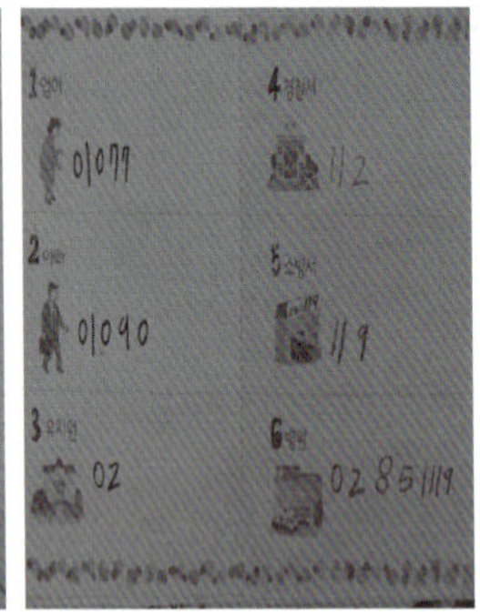

(6) 소방안전 – 소방대피 훈련

활동명	소방대피훈련	대상연령	만 3~5세
활동목표	• 소방대피훈련에 대해 알고 연습해 본다. • 소화기 사용방법을 알고 화재가 발생했을 때 침착하게 행동한다.		
준비물	안전멀티교수자료, 화재 경보기, 물 소화기, 소화기 사용방법 순서 그림자료, 불 그림자료, 소방관 옷, 소방관 모자, 에어컴프레셔		
활동내용 도입	① 유치원에 불이 났을 때 어떻게 해야 할지 유아들이 예측해 보고 이야기 나눈다. • 유치원에서 놀고 있는데 갑자기 불이 났다는 소리가 들렸어. 어떻게 해야 할까?		

<table>
<tr>
<td rowspan="2">활동내용</td>
<td>전개</td>
<td>② 소방대피에 대한 개념을 알려주고 소방대피훈련 방법을 알려준다.
• 소방대피라는 말을 들어본 적이 있니? 소방대피는 무엇일까?
③ 불이 났을 때 어떻게 해야 하는지 선생님과 알아보자.
• 사이렌 소리가 들리면 '불이야 불이야' 외친다.
• 입과 코를 가리고 낮은 자세로 나간다.
• 나갈 때 비상대피도를 보고 만나기로 한 장소로 선생님과 나가거나, 비상구를 보고 나간다.
• 모이기로 한곳에 모여 선생님의 말씀을 듣는다.
④ 소방대피훈련 방법에 따라 실제로 교사와 유아가 함께 해본다.
• 화재경보기를 울린다. "불이야, 불이야" 외친다.
• 손 또는 손수건 등으로 입과 코를 가린다.
• 모이기로 하는 장소로 낮은 자세로 빠르게 나간다.
⑤ 넓은 장소로 대피하여 소화기의 구조에 대해 이야기 나눈다.
• (안전핀을 보여주며) 이것은 무엇일까? 호스로는 무엇이 나올까?
⑥ 소화기 사용방법을 알아본다.
㉠ 불을 보면 큰 소리로 "불이야!" 외친다.
㉡ 소화기를 불이 난 곳으로 옮긴다.
㉢ 손잡이 부분의 안전핀을 뽑아야 한다.
㉣ 호스를 불이 난 쪽으로 향하게 한다(바람을 등진다).
• 이때 바람을 등진다는 것은 어떤 말일까? 등은 우리 몸 어디에 있니?
• 바람이 이쪽에서 분다면 호스를 어떻게 해야 할까? (행동으로 해본다)
㉤ 손잡이를 힘껏 움켜쥔다.
⑦ 불 그림자료를 향해 호스를 잡고 유아들이 직접 물 소화기를 사용해 보는 활동을 한다.</td>
</tr>
<tr>
<td>마무리</td>
<td>⑧ 소방대피훈련을 하고 난 뒤 유아들과 함께 느낀 점에 대해 이야기 나눈다.
• 소방대피훈련을 해보니 어땠니?
• 소방대피훈련이 꼭 필요한 이유는 무엇일까?</td>
</tr>
<tr>
<td colspan="2">활동사진</td>
<td>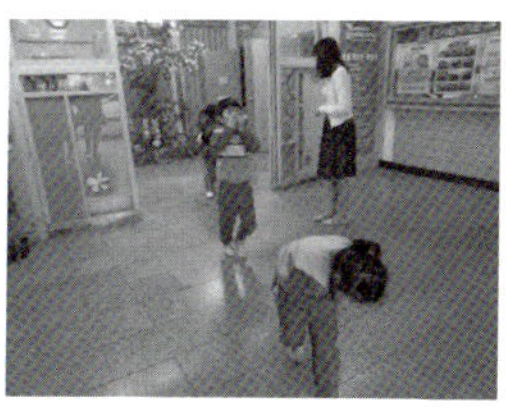 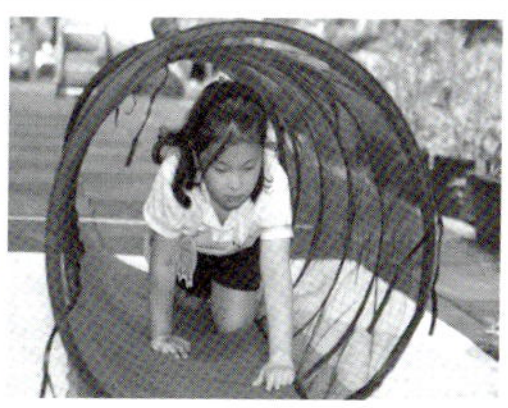 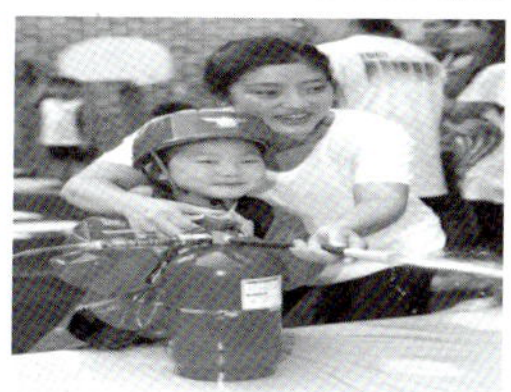</td>
</tr>
</table>

3) 영양교육

(1) 소아비만 – 비만예방

<table>
<tr><th colspan="2">활동명</th><td>적당히 먹을 수 있어요.</td><th>대상연령</th><td>만 5세</td></tr>
<tr><th colspan="2">활동목표</th><td colspan="3">• 과식과 공복일 때의 느낌을 말할 수 있다.</td></tr>
<tr><th colspan="2">준비물</th><td colspan="3">'배고파요 · 배불러요 · 그만 먹을래요' 표지판 3개, 배고픔에 지친 기아 사진, 고도비만인 사람 사진</td></tr>
<tr><th rowspan="3">활동내용</th><th>도 입</th><td colspan="3">① 배가 고팠던 경험과 배가 불렀던 경험에 대하여 이야기 나눈다.
• 배가 고팠던 적이 있었나요? 느낌이 어땠나요?
• 배가 너무 불렀던 적이 있었나요?
• 배가 부른데도 계속 먹고 나니 느낌이 어땠나요?</td></tr>
<tr><th>전 개</th><td colspan="3">② 준비한 사진을 보여주며 이야기 나눈다.
• 여기 이 사람은 몸이 왜 이렇게 말랐을까요?
• 이 사람 몸이 왜 이렇게 뚱뚱해졌을까요?
• 어떻게 하면 우리 몸이 건강해질 수 있을까요?
③ 표지판을 제시하며 이야기 나눈다.
('배고파요 · 배불러요 · 그만 먹을래요' 표지판을 제시한다)
• 오늘 아침밥을 못 먹고 나왔을 때는 어떤 표지판을 들어야 할까요?
• 음식을 적당히 맛있게 먹었을 때는 어떤 표지판을 들어야 할까요?
• 배가 너무 부를 때는 어떤 표지판을 들어야 할까요?</td></tr>
<tr><th>마무리</th><td colspan="3">④ 유아들이 개별적으로 자신들이 먹은 음식 양을 생각하고 표현할 수 있도록 과학 영역에 표지판을 둔다.</td></tr>
<tr><th colspan="2">활동사진</th><td colspan="3">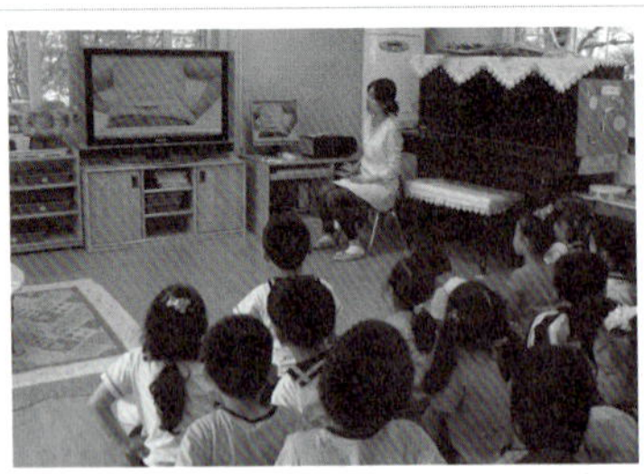 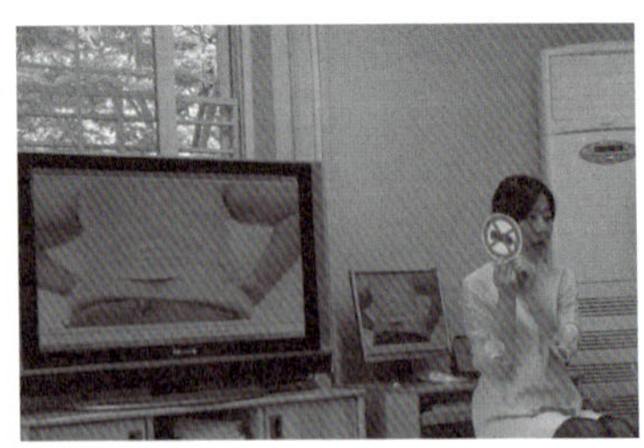</td></tr>
</table>

(2) 맛있는 음식과 영양 – 골고루 먹기

<table>
<tr><td colspan="2">활동명</td><td>음식 광고송</td><td>대상연령</td><td>만 5세</td></tr>
<tr><td colspan="2">활동목표</td><td colspan="3">• 우리 몸에 좋은 음식이 있음을 안다.
• 노래 가사를 통해 다양하게 표현한다.</td></tr>
<tr><td colspan="2">준비물</td><td colspan="3">음식 광고송(원곡 : 우유송) 노랫말 판, 음식 광고송 PPT</td></tr>
<tr><td rowspan="3">활동내용</td><td>도 입</td><td colspan="3">① 싫어하는 음식에 대하여 이야기를 나눈다.
• 우리 몸에 좋은 음식은 어떤 것이 있을까?
• 싫어하는 음식이 있니? 어떤 음식이니?
• 그 음식은 우리 몸에서 어떤 일을 할까?</td></tr>
<tr><td>전 개</td><td colspan="3">② 우리가 싫어하는 음식을 먹고 싶게 만들 수 있는 방법에 대하여 이야기를 나눈다.
• 싫어하는 음식을 좋아하게 할 방법은 없을까?
③ 싫어하는 음식을 홍보하는 광고송을 만들어 본다.
• '우유송' 노랫말을 바꾸어 광고송을 만들까?
• 어떤 음식으로 만들어 볼까?
• 그 음식의 특징은 무엇일까?
• 그 음식이 우리 몸에 어떤 이로움을 줄까?
④ 개사된 음식 광고송을 함께 불러 본다.</td></tr>
<tr><td>마무리</td><td colspan="3">⑤ 개사된 음식 광고송을 녹음하여 다시 들어보고, 유아의 흥미가 지속된다면 다른 음식 광고송도 만들어 본다.</td></tr>
<tr><td colspan="2">활동사진</td><td colspan="3">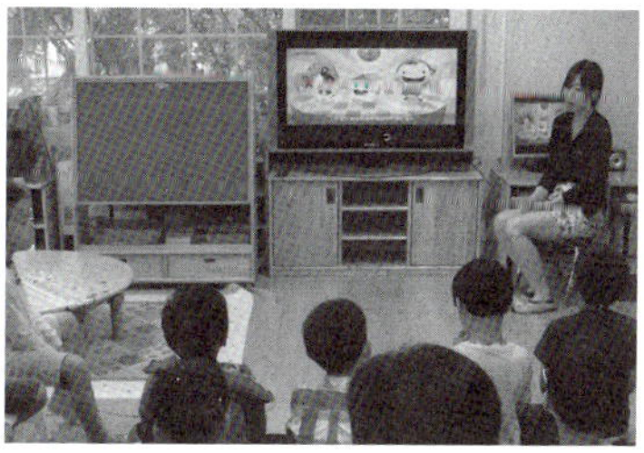 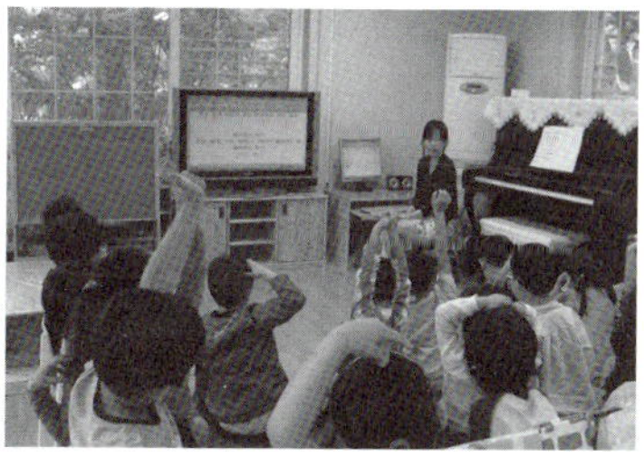</td></tr>
</table>

(3) 맛있는 음식과 영양 – 바르게 먹기

<table>
<tr><th colspan="2">활동명</th><td>국수가 춤을 춰요.</td><th>대상연령</th><td>만 5세</td></tr>
<tr><th colspan="2">활동목표</th><td colspan="3">• 국수의 변화과정을 신체로 다양하게 표현한다.
• 음의 빠르기를 느끼며 몸으로 표현한다.</td></tr>
<tr><th colspan="2">준비물</th><td colspan="3">춤추는 국수 플래시, 국수가 되기까지 동영상, 음악 테이프, 녹음기, 마스킹테이프(냄비모양), 활동 안내판</td></tr>
<tr><th rowspan="3">활동내용</th><th>도 입</th><td colspan="3">① 뻣뻣한 국수를 보며 이야기를 나눈다.
• 국수의 모양이 어떠니?
• 국수의 색깔은 어떠니?
② 국수를 먹어본 경험에 대해 이야기를 나눈다.</td></tr>
<tr><th>전 개</th><td colspan="3">③ 국수를 삶는 변화과정이 담긴 영상자료를 본 후 이야기를 나눈다.
• 삶기 전의 국수의 모습은 어땠니?
• 국수가 끓는 물에 들어가니 어떻게 변했니?
• 구부러진(흔들리는, 뛰어오르는) 국수의 모양을 팔로 표현해 볼까?
• 찬 물에 들어간 국수의 모습은 어땠는지 표현해 볼까?
• 접시 위에 동그랗게 말린 국수의 모습을 표현해 볼까?
④ '춤추는 국수' 내용을 들으면서 사용할 음악도 듣는다.
⑤ 온몸으로 국수를 표현해 본다.
⑥ 음악을 들으면서 국수를 표현해 본다.
• 음악의 빠르기에 따라 국수는 어떻게 움직일까?</td></tr>
<tr><th>마무리</th><td colspan="3">⑦ 표현과정을 캠코더로 촬영하여 감상한다.
• 국수의 여러 가지 모습을 몸으로 표현할 때 느낌이 어땠니?
• 어떤 부분이 가장 재미있었니?</td></tr>
<tr><th colspan="2">활동사진</th><td colspan="3">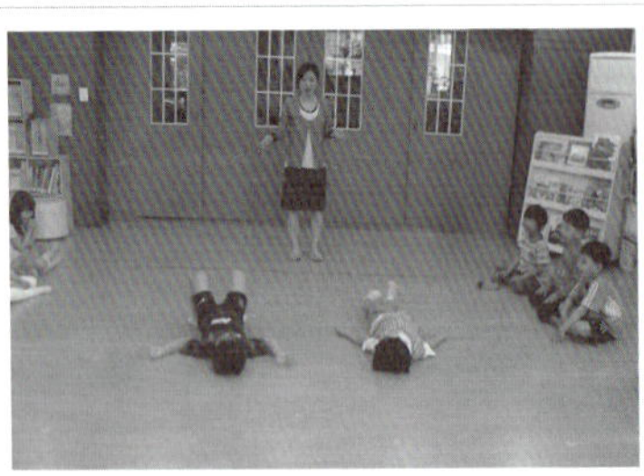 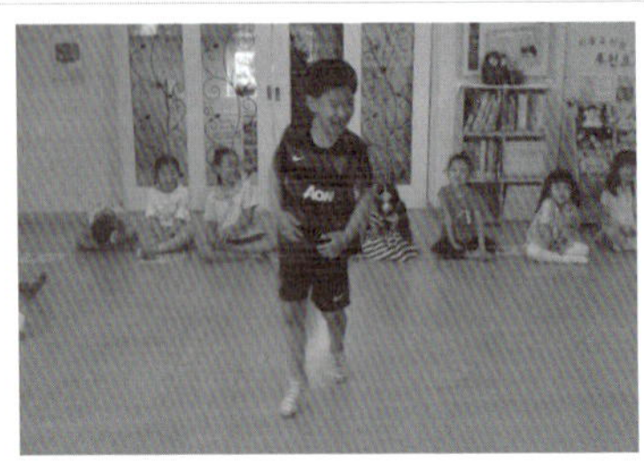</td></tr>
</table>

(4) 건강과 안전

<table>
<tr><td colspan="2">활동명</td><td>오늘 점심메뉴를 소개해요</td><td>대상연령</td><td>만 5세</td></tr>
<tr><td colspan="2">활동목표</td><td colspan="3">• 점심메뉴에 대하여 관심을 가진다.
• 바른 자세로 음식을 먹는다.
• 자신의 생각을 언어로 표현한다.</td></tr>
<tr><td colspan="2">준비물</td><td colspan="3">교실 점심메뉴판, 점심메뉴를 쓸 카드, 필기도구, 영양과 관련된 책</td></tr>
<tr><td rowspan="3">활동내용</td><td>도 입</td><td colspan="3">① 오늘의 메뉴를 알아보는 순서를 정한다.
• 주방에 가서 오늘의 점심메뉴를 직접 알아볼까?</td></tr>
<tr><td>전 개</td><td colspan="3">② 유아가 알아온 점심메뉴를 말하거나 직접 써서 글로 표현한다.
• 오늘 어떤 음식을 먹게 되는지 알아온 내용을 말해볼까?
• 오늘 먹을 음식의 영양분에 대해 알아볼까?
③ 메뉴와 관계된 음식을 먹어본 경험에 대해 이야기 나눈다.
④ 오늘 점심은 어떤 태도로 먹을지 이야기 나눈다.
⑤ 식사예절과 연계하여 동영상을 시청한다.</td></tr>
<tr><td>마무리</td><td colspan="3">⑥ 활동 후 느낀 점에 대해 이야기를 나눈다.
• 오늘 메뉴를 직접 알아보고 친구들과 이야기를 나누어 보니 어땠니?
• 오늘 알게 된 새로운 영양분은 어떤 것이 있었니?</td></tr>
<tr><td colspan="2">활동사진</td><td colspan="3">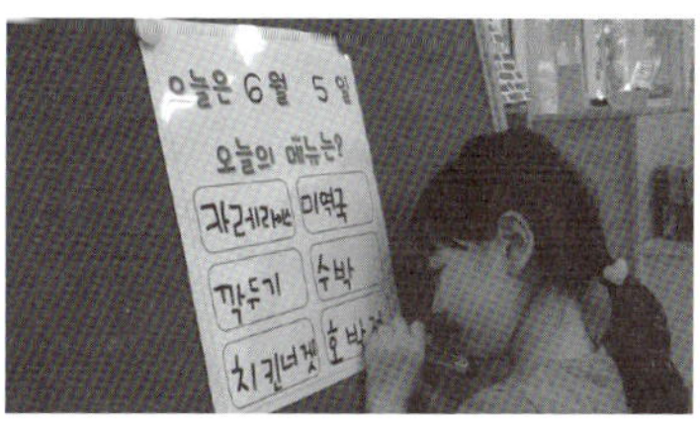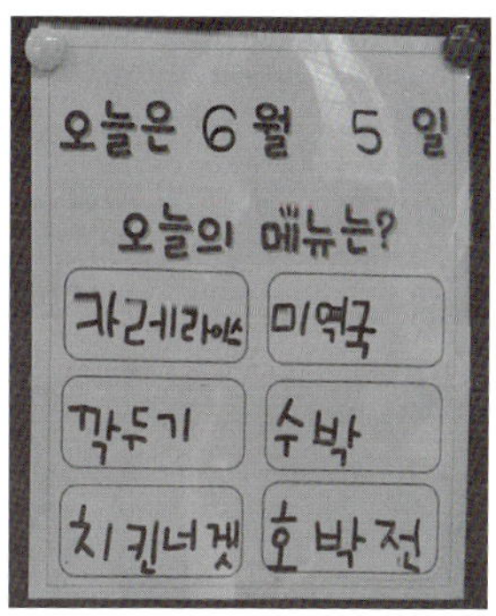
</td></tr>
</table>

(5) 식습관지도

<table>
<tr><th colspan="2">활동명</th><td>철아, 몸에 좋은 걸 먹어야지!</td><th>대상연령</th><td>만 5세</td></tr>
<tr><th colspan="2">활동목표</th><td colspan="3">• 아토피 피부염에 좋지 않은 음식이 있음을 안다.
• 바른 태도로 동화를 듣는다.</td></tr>
<tr><th colspan="2">준비물</th><td colspan="3">PPT, 보조자료(애니메이션 동화)</td></tr>
<tr><th rowspan="3">활동내용</th><th>도 입</th><td colspan="3">① 제목을 보며 어떤 내용의 동화일지 이야기 나눈다.
• 어떤 내용의 동화일까요?</td></tr>
<tr><th>전 개</th><td colspan="3">② 동화를 듣는다.
③ 동화 내용을 생각하며 이야기를 나눈다.
• 철이는 왜 몸이 가려워졌을까?
• 시장 아주머니와 아저씨들은 시골 할머니의 야채를 왜 좋아하셨지?
• 철이가 건강해진 이유는 무엇일까?
④ 동화 속에 나온 '아토피 피부염'에 대해 이야기를 나눈다.
• 아토피 피부염이 무엇인지 아니?
• 철이는 왜 이런 피부염이 생겼을까?
• 아토피 피부염에 좋지 않은 음식에는 어떤 것이 있을까?
• 아토피 피부염에 좋은 음식은 무엇이 있을까?</td></tr>
<tr><th>마무리</th><td colspan="3">⑤ 동화를 듣고 느낀 점에 대해 이야기를 나눈다.
• 철이에게 해주고 싶은 이야기가 있니?
• 우리 몸을 건강하게 해줄 수 있는 방법에는 어떤 것이 있을까?</td></tr>
<tr><th colspan="2">활동사진</th><td colspan="3">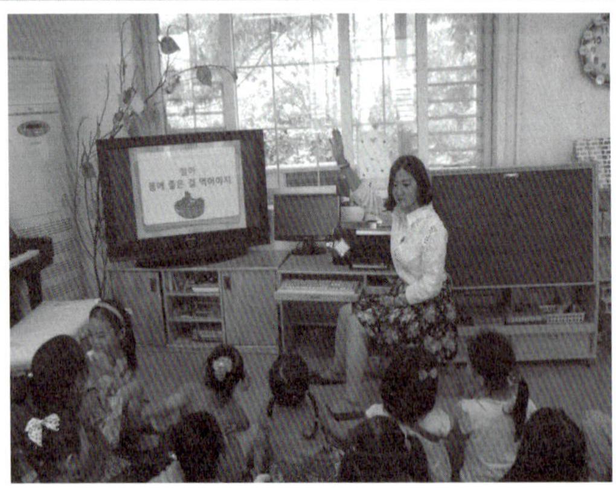</td></tr>
</table>

참고문헌

강민정 · 유희정 · 곽정인(2010). 만 3~5세 자녀를 둔 어머니의 건강지도실태. 유아교육연구, 30(5), 171-192.

경기도교육청(2014). 유치원안전교육 길라잡이.

_________(2021). 2021년 유치원급식 기본방향(안).

곽은복(2001). 영유아를 위한 안전교육 프로그램. 창지사.

_____(2008). 영유아안전관리. 학지사.

교육과학기술부. 유치원교육과정 운영지원을위한 유아재난대비 · 생활안전교육 프로그램.

교육과학기술부 · 보건복지부(2013). 누리과정해설서.

교육부(2000). 유치원 교육활동 지도자료 1 총론.

_____(2013). 누리과정 교사용지도서. 건강과 안전.

_____(2013). 유치원 재난 · 위기대응 매뉴얼.

_____(2013).유치원 현장 재난 · 위기대응 교육 매뉴얼.

교육부 · 보건복지부(2016). 유치원 · 어린이집 아동학대 조기발견 및 관리 · 대응메뉴얼.

교육인적자원부(2006). 유아를 위한 성교육 프로그램.

권혜진 · 김혜라 · 전숙영 · 정윤주 · 채진영 · 한유진(2011). 창지사.

구경선 · 김태임 · 서영희 · 홍은숙(2013). 아동안전관리. 정민사.

김경화 · 신혜경 · 이임복(2011). 아동건강 및 안전. 공동체.

________________(2012). 아동건강 및 안전. 공동체.

김민화 · 김근희 · 조경선 · 연혜민(2011). 건강, 안전, 영양교육. 교문사.

김숙이 · 손수민 · 고선옥 · 신리행(2013). 아동건강교육. 정민사.

김영실 · 윤진주 · 김정주(2013). 영유아를 위한 안전관리 및 안전교육. 공동체.

김영심 외(2012). 영유아건강교육. 창지사.

김은주(2007). 가정과 연계한 요리활동이 유아의 식습관과 편식에 미치는 영향. 중앙대학교 교육대학원 석사학위논문.

김일옥 · 강명화 · 김영애 · 박미현(2018). 아동건강교육. 양서원.

김일옥 · 최경순(2009). 아동건강교육. 양서원.

김일옥 · 이정은(2010). 아동안전관리. 양서원

김일옥 · 김경애 · 김영애 · 김종석 · 김호년 · 손현숙(2012). 아동건강교육. 양서원.

김태임 외(2012). 영유아 건강교육. 양서원.

김현지 · 김연주 · 유현숙(2020). 아동건강교육. 창지사.

도로교통공단(2013). 유치원교사용 교통안전길라잡이.

류경화 · 정명순 · 지주영(2008). 영유아건강교육의 이론 및 실제. 동문사.

문혁준 · 권희경 · 김명애 · 김상희 · 김정희 · 김혜금 · 김혜연 · 안효진 · 이경옥 · 이윤경 · 이희선(2013). 아동건강교육. 창지사.

박선환 · 박숙희 · 이주희 · 정미경 · 김혜숙(2008). 정신건강론. 양서원.

박성연(2006). 아동발달. 교문사.

박성옥 외(2003). 영유아의 건강과 안전. 창지사.

박성옥 외(2008). 영유아의 건강과 안전. 창지사.

박응임 · 김지신 · 김상희(2002). 좋은 부모 행복한 아이. 교문사.

보건복지부(2009). 2009 보육사업안내.

________(2013). 보육사업안내서식. 보육사업안내.

________(2012). 어린이집 건강관리매뉴얼.

________(2015). 영유아 건강검진 검진 매뉴얼.

________(2020). 제4차 어린이집 표준보육과정 해설서.

________(2021). 건강검진사업안내.

________(2021). 보육사업안내.

보건복지부 · 중앙육아종합지원센터(2016). 어린이집 표준보육과정 및 0~2세 영아보육 프로그램 운영의 이해.

보건복지부 · 질병관리본부 · 국민건강보험(2015). 2015 영유아 건강검진 매뉴얼.

보건복지부 · 질병관리본부 · 대한소아과학회(2015). 예방접종안내문.

보건복지부 · 한국영양학회(2015). 2015 한국인 영양소 섭취기준.

서울탑동유치원(2008). 유아의 안전대처능력 향상을 위한 안전교육활동의 통합적 운영 방안. 서울특별시교육청 시범유치원 운영자료.

선음률놀이교육심리 연구원(2018). 어린이집보수교육자료집 보육교사 일반직무교육.

____________(2018). 어린이집보수교육자료집 원장 사전직무교육.

성미영 · 민미희 · 정현심(2014). **아동안전관리**. 학지사.

소방방재청(2006). 놀잇감 구입 및 관리요령.

소비자보호원(2007b). 우리는 안전 어린이(유아용).

송태희 · 곽현주 · 우인애 · 김용선 · 이현옥 · 백성희(2010). **아동 영양과 건강 교육**. 교문사.

신동주 · 강금지 · 이용수 · 정춘식(2005). **영유아의 영양, 건강, 안전**. 정민사.

설진화(2009). **정신건강론**. 학현사.

심성경 · 고경미 · 이선경 · 변길희 · 강 진 · 류경희(2020). **아동건강교육**. 양서원.

여성가족부 · 한국건강가정진흥원(2013). 영유아돌보미 양성교육.

여성부(2009). 아동성폭력대응 매뉴얼(학부모용).

영남대학교부설약품개발연구소(2002). **약과 건강**. 영남대학교출판부.

오경숙 · 강영식 · 박창옥 · 고윤희(2017). **영유아 건강교육**. 어가.

유경희(2009). 학령 전 아동의 식습관, 신체발달 및 영양상태에 관한 연구. **한국영양학회지, 42**(1), 23-37.

육아정책연구소(2017). 영유아건강관리가이드북.

윤선화(2002). 어린이 미아 및 유괴 사고 예방을 위한 신변안전교육 프로그램 개발 : 어린이 미아 및 유괴사고와 신변안전교육 학술세미나 자료집. 숙명여대아동연구소. 한국안전생활교육회.

______(2007). 유치원 안전사고 대비 응급처치 매뉴얼. 경상남도유아교육원.

윤선화 · 이경선 · 나미혜(2004). 낯선 사람에 대한 안전 : 유괴예방교육 비디오 교사용 지도서. 한국생활안전연합.

윤선화 · 정윤경 · 이경선(2010b). 영유아안전교육과 안전교육 프로그램. 한국생활안전연합.

이선경 · 고은님(2009). 아동건강교육. 교육아카데미.

이연숙 · 엄현숙 · 안홍석 · 장남수(2003). 생애주기영양학. 교문사.

이순례 · 조인숙(2004). 유아의 건강생활과 관련한 일상생활 습관에 대한 연구. 한국아체육학회지, 5(1), 75-94.

이경숙 · 박미현 · 박진아(2008). 유아의 수면행동 양상과 성차 및 관련 변인에 관한 연구. 한국심리학회 연차학술발표대회 논문집, 474-475.

이경애(2009). 동화를 활용한 토의활동이 유아의 안전지식 및 안전문제해결사고에 미치는 영향. 전남대학교 교육대학원 석사학위논문.

임미혜 · 정정옥(2010). 유아교육기관에서의 영유아 건강교육. 창지사.

이진아(2000). 환경초점2 : 아동의 건강과 환경문제. 환경과 생명, 24, 130-141.

임미혜 외(2006). 영유아건강 및 안전교육. 양서원.

임미혜 · 채혜선 · 이순자 · 안경일 · 심은희(2013). 아동건강교육. 양서원

이기숙 외(1996). 유아를 위한 안전교육. 양서원.

이기숙 · 장영희 · 정미라 · 윤선화(2012). 영유아안전교육. 양서원.

이명희 · 정은정 · 황혜신 · 김정현 · 성미영(2013). 아동건강영양교육. 수학사.

이선애 · 이채호 · 조순임 · 천재현 · 양화숙(2014). 아동건강교육. 창지사.

이선애(2014). 재난대비교육. 창지사.

이선애 · 이채호 · 조순임 · 천재현 · 양화숙(2014). 아동건강교육. 창지사

이순형 외(2013). 영유아 건강교육. 학지사.

이순형 · 이성옥 · 민하영 · 이영미 · 한유진 · 장영은 · 최나야 · 김지현 · 김진경 · 정현심(2008). 영유아건강교육. 학지사.

임정아 역(2007). 상한 영의 치유 1. 순전한나드.

이한용(2001). 어린이수준에 맞는 소방안전교육 프로그램 개발로 안전에 대한 바른 의식을 심어주자. 소방안전, 119, 10–13.

이화영(2008). 유아교육기관의 놀이안전교육을 위한 기초조사 및 프로그램 개발. 덕성여자대학교 대학원 박사학위논문.

이희선 · 최미란(2007). 유아교육기관 실외놀이 시설 · 설비 실태와 안전평가에 관한 연구. 대한가정학회지, 45(10), 97–111.

전남련 · 권인양 · 한혜선 · 송영선 · 황연옥(2014). 아동건강교육. 정민사.

정미라 · 배소연 · 이영미(2007). 영유아를 위한 건강 및 영양교육. 양서원

________________(2017). 영유아를 위한 건강 및 영양교육. 양서원.

정아란(2011). 아동건강 및 안전. 공동체.

정영희 · 신현미(2009). 유아 및 초등학생을 위한 구강보건 교육활동 적용효과. 미래유아교육학회지, 16(2), 171–191.

정원근(1995). 약과 건강. 서울대학교출판부.

조경자 · 이현숙(2010). 유아건강교육. 학지사.

조미환(2019). 영유아 건강교육. 정민사.

조희연 · 조경자 · 김진선 · 정동희(2012). 아동안전관리. 동문사.

좌승화 · 엄세진 · 이해정 · 윤정진 · 강현영 · 서현아(2018). 영유아 건강교육. 창지사.

중앙보육정보센터(2009). 보육시설 운영 문서 자료집.

질병관리본부(2009). 질병관리백서.

최민수 · 정영희(2014). 아동건강교육. 학지사.

최혜순 · 양은호 · 김계중 · 이미현(2013). 표준보육과정 · 누리과정을 적용한 현장중심 영유아 안전교육. 신정.

한경자(2001). 영유아 건강과 보육 : 간호 역할. 부모자녀교육학회지, 4(1), 98–102.

한국미래교육센터(2017). 아동성폭력 예방교육.

한국산업안전공단(2003). 안전교육교사연수.

한국소비자보호원(2005). 어린이 안전정책 포럼 자료집.

한국여성개발원(2004). 성폭력피해아동 보호대책에 관한 연구. 한학문화.

한국영양학회(2010). 한국인의 영양섭취기준 개정판.

허혜경 · 김성희(2009). 영유아 건강교육. 창지사.

Allen & Schwartz(2001). *The Exceptional Child : Inclusion in early childhood education*(4th ed.). Albany, NY : Delmar.

Briggs, F.(1995). *Developing Personal Safety Skills in Children with Disabilities*. London : Jessica Kingsley Pub.

Chadesworth, R.(2000). *Undersstanding Child Development*(5th ed.). Albany, NY : Delmar.

Davies, M.(1996). Outdoor : An important context for young children's development. *Early Child Development and Care, 115*, 37–49.

Shin, D., & Frost, J. L.(1995). Preschool children's symbolic play indoors. *International Play Journal, 3*, 83–96.

Signorielli & Leats(1992). Television and children's conceptions of nutrition : Unhealthy messages. *Health Communication, 4*(4), 245–257.

Frost, J. L.(1992). *Play and Playscapes*. Albany, NY : Delmar.

인터넷 사이트

국민건강보험. http://www.nhis.or.kr

보건복지부. http://www.mohw.go.kr

세이프키즈코리아. http://www.safekids.or.kr

식생활종합지원센터. http://www.seoulnutri.co.kr

식품의약품안전처. http://www.mfds.go.kr

어린이급식관리지원센터. http://ccfsm.foodnara.go.kr

어린이안전학교(2010). http://www.go119.org

어린이집안전공제회. http://www.csia.or.kr

연합뉴스(2006. 12. 6). http://blog.yonhapnews.co.kr/scoopkim

중앙육아종합지원센터. http://central.childcare.go.kr

질병관리본부 예방접종 도우미. http://nip.kdca.go.kr

질병관리청. http://www.kdca.go.kr

키즈오토파크. http://kidsautopark.org

한국생활안전연합. https://safia.org

| 찾아보기 |

저자소개

오미경
덕성여자대학교 대학원 유아교육과 졸업(교육학 박사)
현 대림대학교 아동보육과 교수

이은미
덕성여자대학교 교육대학원 유아교육과 졸업(교육학 석사)
현 도담유치원 원장
전 대림대학교 겸임교수

아동건강교육

| 공저자 | 오미경 이은미

| 1판 1쇄 | 발행 2024년 5월 30일

| 발행인 | 김동훈
| 발행처 | **공동체**

| 주소 | 경기도 고양시 일산동구 호수로 358-39 동문타워 I 905호(백석동)
| 전화 | 031)814-3000(대표)
| 팩스 | 031)814-3100

| 홈페이지 | http://www.compub.co.kr
| 전자우편 | compub@naver.com
| 출판등록 | 2005년 10월 6일
| 등록번호 | 제396-2005-6호

| ISBN | 979-11-6725-753-6
정가 20,000원